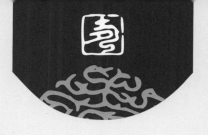

这样活过一百岁

——寻访南粤百位百岁老人的长寿秘密

月同 著

南方出版传媒
花城出版社
中国·广州

图书在版编目（CIP）数据

这样活过一百岁 ： 寻访南粤百位百岁老人的长寿秘
密 / 月同著. -- 广州 ： 花城出版社，2021.9
ISBN 978-7-5360-9504-5

Ⅰ．①这… Ⅱ．①月… Ⅲ．①长寿－保健－经验－广
东 Ⅳ．①R161.7

中国版本图书馆CIP数据核字(2021)第179969号

出 版 人：肖延兵
策划编辑：张 懿
责任编辑：陈诗泳
技术编辑：林佳莹
封面设计：王玉美 齐 力

书 名	这样活过一百岁：寻访南粤百位百岁老人的长寿秘密
	ZHEYANG HUOGUO YIBAI SUI XUNFANG NANYUE BAIWEI BAISUI
	LAOREN DE CHANGSHOU MIMI
出版发行	花城出版社
	（广州市环市东路水荫路 11 号）
经 销	全国新华书店
印 刷	深圳市福圣印刷有限公司
	（深圳市龙华区龙华街道龙苑大道联华工业区）
开 本	787 毫米 ×1092 毫米 16 开
印 张	30.25 1 插页
字 数	580,000 字
版 次	2021 年 9 月第 1 版 2021 年 9 月第 1 次印刷
定 价	138.00 元

如发现印装质量问题，请直接与印刷厂联系调换。
购书热线：020-37604658 37602954
花城出版社网站：http ://www.fcph.com.cn

打开一扇南粤百岁寿星之窗

杨新洪

　　2020年11月1日，在第七次全国人口普查（简称"七人普"）零点开启之时，广东省统计局局长杨新洪同志带领南粤普查工作者，在精心组织总体任务的同时，把目光聚焦到100岁及以上老人的数据核实上，并以此为切入口，开启了踏访百岁老人的"觅百密"之旅。

　　这是广东统计在"七人普"大背景下一次十分有益的探索性行动，是适应我国人口发展规律的积极尝试，颇具敢为人先的首创精神，饱含寻根溯源的科学思考，彰显浓郁向上的人文情怀。此举成为广东统计改革又一创新点，值得全国统计同人们学习借鉴，大家共同努力进一步挖掘人口普查数据背后蕴藏的价值。

　　从哲学维度探寻生命意义。生命的渊源与意义，本就是一个冗长而复杂的命题。广东统计工作者从岭南大地撷取180多位百岁老人，跨越21个地市的辗转奔波，穿越三个季节十个节气的寻觅踏访，在一场场时间与空间的错落交叠中，邂逅生命进行时的非凡意义。从摩登现代的花园社区到鸡犬桑麻的田园农舍，从舒适规范的敬老院所到文明整洁的宜居乡村，从葱茏叠翠的晨曦山麓到沃野千里的禾田暮色，从日新月异的大湾区核心到远离尘世喧嚣的静谧村落，处处都有普查人的脚步和身影。众里寻他千百度，蓦然回首的那阑珊灯火，原是尊重和享受生命的过程。在哲学的维度里，广东统计工作者终于找到了答案。

　　从统计角度诠释人口规律。全国人口普查，十年一次，此番契机难觅。百岁老人松寿遐龄，活至期颐之年，更是人中难求。广东作为中国第一人口大省，百岁老人逾6 000人，从全省年龄结构的金字塔尖，选取180多个"生动活泼"的样本，用统计的角度和专业的眼光，挖掘人口学蕴含的深层次规律，既做精准细致的定量分析，也做包罗万象的定性解构。在难求的时点中造访难觅之人，在时间无涯的荒野里捕捉生命规律，应当肯定，这是一件源于统计却高于统计之事，做得很成功。

从个体视角讲述长寿密码。从山林到滨海，从城市到田园，从朝露到日暮，从月圆到月缺，在一场场家长里短的寒暄之后，在一次次百岁之手的抚触加持之后，长寿的密码便丰富而有趣起来。这里面有我们所默认熟知的颐养之道：布帛菽粟、粗茶淡饭的滋养，有条不紊、健康规律的作息，平静安逸、向上向善的心态，宠辱不惊、去留随意的舍得。也浮现了一些标新立异的长寿密码：一些老人烟不离身，饮酒啖肉，随性自在；有的乐善好施，抚养孤孩，大爱无边；更有潮流达人玩转抖音平台，粉丝上万。这一个个鲜活丰满的密码，无时无刻不在讲述着生命的韧性与厚重，阐述着人性的至纯与至善。

历遍华夏大地，看山河璀璨、春满人间。在"十三五"规划圆满收官、"十四五"规划开局起步的历史节点上，放眼岭南，春天的第一番花信涌动。且让我们轻轻推开南粤百岁寿星之窗，去领略岭南丰美的地物风貌、人文情怀和社会活力吧。

（宁吉喆，国家发展和改革委员会副主任兼国家统计局局长、党组书记）

目录

觅百密

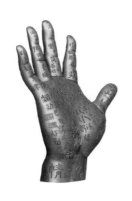

人，最复杂也最善变。岁月之长，涉因之多，符码之密，贯穿生命始终。探寻百岁老人成长、家庭、饮食习惯及其内心世界，成为我的职守与职守之外的附加值：不失时机去寻觅广东百岁老人的长寿之密，去揭开一个个活生生的千人千面的生命画卷，让人感慨万千、荡气回肠、启迪当下，思量充盈生命的意义。

迈出踏访之脚

2020年11月1日，第七次全国人口普查零点开启之后，我把注意力从抓好全面普查，聚焦到100岁及以上老人的数据核实上来。以核实百岁老人为小切口，不断去剥开生命内核，马不停蹄实地探访，成为我快乐工作的一个重要组成部分。

我从岭南的版图中摘选一座充满佛系与禅意的城市——佛山禅城作为迈出踏访之起点。在这片可以诗意地栖居的城市，我惊叹于一盏茗茶的时光魅力，清丽淡雅的甘醇茶香在悠悠岁月中经久回味，也接驳延续了我踏访的首位老人梁松的生命动力。

我的脚步不曾停驻，一双陈旧的鞋遍历广东全省21个地市。总有一种内生的动力在牵引着我，指引着我。我奔赴广东西南角的湛江市，作为全省百岁老人最多的地级市，我在那里窥探到一对"双百夫妇"何就珍、柯桂兰老人的长寿长爱之道，琴瑟和鸣、比翼连枝不易、长命百岁、龟鹤遐寿更难，而夫妻一起相守白头，更是弥足珍贵的缘分和命数。我的足迹继续一路向北，在清远市清新区，我寻访了1900年出生的刘执老人，这也是"觅百密"之行中最高寿的一位。岁月蹉跎里，刘老历经了两个世纪的沧海桑田，从风雨飘摇的清朝到军阀割据的民国，再到欣欣向荣的中华人民共和国，大道至简，生命无涯，在给人生不断地做减法之中，她捕获了生命的真谛。其间我也去了东边的潮汕地区，在稀薄的晨雾中，看冬日的第一缕霞光倾泻到葱茏的茶林间，吴直老人在莲花山脚自垦良田，种植茶树，敬畏自然之时被自然哺养，毫无私心杂念，乐得逍遥自在；然后兜兜转转，回到省会广州，在这个跃动的心脏城市，我拜访了蕙质兰心、坚韧刚毅的陈文慧老人。老人曾是东江纵队的一员，亲历了榴花塔战役，早年艰苦卓绝干革命，暮年潜心教育事业，一辈子矢志向党、以梦为马，镌写了一段熠熠生辉、如诗如歌的人生篇章。

我的时间不曾停摆，山一程、水一程走过三个季节、十个节气，从层林尽染、橙黄橘绿的秋天，穿越到北风凛冽、山寒水冷的暮冬，即使靠近年关岁尾，我仍旧

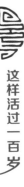

前往粤北韶关；待到春日万物复苏、惠风和畅，我又马不停蹄地奔走东莞，紧锣密鼓地前往肇庆等地市。

我的脚步不曾停歇，从摩登现代的花园社区到怡然自得的田园农舍，从规范舒适的敬老院所到整洁宜居的美丽乡村，从重峦叠嶂的南岭山麓到逶迤起伏的滨海一线，从举世瞩目的大湾区核心到逃离尘世纷繁的古朴村落。拜访百岁老人是一个入口，踏访之后的所见所闻、地物风貌、人情世俗让我心境愉悦，豁然开朗。

看到人生千面

每次见到百岁老人，我都充满着崇敬、感叹：人生千姿百态，而能活到百岁，就是最大的幸福与胜利。

我所拜访的180多位百岁老人，他们在同一社会背景的时间轴上生活着，却各自有着不同的纵坐标，撷取独一无二的纵坐标，挖掘他们在同一时域不同空域里漫长人生的特质。每个人都是一部壮阔无声的史诗。

他们的相貌各不相同。你以为他是期颐之年，然而他鹤发童颜、精神矍铄、神采奕奕，说话掷地有声，走路健步如飞，是时光格外怜惜于他吗？你认为她应该老态龙钟，然而她皮肤白皙、霞飞双颊，时而低眉垂眼，时而娇羞捂嘴，这难道不是一位104岁的"老年少女"吗？当然，芸芸众生包罗万象，也有些老人黄发鲐背，步履蹒跚，声音低沉沙哑，思绪游离飘忽；有的更甚，枯瘦嶙峋，气若游丝，常年卧病在床，浑浑噩噩不知窗外事。人生千面，我一直在追寻答案。

他们的职业也不尽相同。大部分的百岁老人年轻时从事简单的体力劳动，或灰头土脸地用肩膀扛起一担担水泥石沙，蓬头垢面地在污泥浊水中深一脚浅一脚地劳动；或日出而作，日落而息，在广袤辽阔的庄稼田野里脊背朝天，面朝黄土，辛勤耕耘，挥汗如雨；或在烹煮洗扫之余提针引线，挑灯织锦，抽纱绣花，用女人柔弱的肩膀挑起生活的重担。还有少部分的百岁老人从事脑力劳动，这其中有妙手仁心、积德行善的赤脚村医；有新中国成立前英勇革命、浴血奋战，新中国成立后在税务、银行系统继续为党和人民奉献力量的离休干部；有春风化雨、诲人不倦、桃李满天下的教师。世间百态，我一直在追寻答案。

他们的性格更是迥然不同。她在慢节奏的生活里享受心灵的平静。慢是一张娓娓道来的信笺，是一坛缓缓发酵的陈年老酿，是一种慵懒放松的处世态度。她可以躺在竹藤椅上，戴着黑框老花镜，消磨冬日一个下午的时光去看一份旧报纸，直到夕阳的金色余晖铺到柔软的毛毯上。而他在快节奏的紧迫里把握时间的刻度，风风火火地来，匆匆忙忙地去，急性子的人，即使到了百岁，都是走路带风的吧！

人生千面，世间百态，我一直在追寻答案。在与180多位百岁老人沧桑之手的触握后，我凝视着自己这双手，它们好像有了"万岁"的加持而更加宽柔厚重。

访谈生命密码

一村一居，有一老，无疑是个宝。

带着疑问，解惑长寿之诀，我得到的是没有统一答案。百岁，有百诀。百诀之中有同诀，更有每个百岁老人的独诀。

在同诀中，平常心的"平"、粗茶淡饭的"粗""淡"、开心快乐的"开""乐"、自律的"律"、慈祥宽厚的"慈""宽"、"劳""动"等这些字诀，都是出现频率比较高的。在共性的长寿之道中，我看到了规律作息、简单饮食、营养均衡、良好心态、精进常勤的作用。

在独诀中，又有很多五光十色、颇具意味的存在。韶关新丰的张齐娇老人拉住我的手，给我看相预测人生。听闻她看手相挺准，在十里八乡小有名气，根据手相趋吉避凶，才活过百岁。"预"是她的标签。在汕尾城区，李彬老人年轻时手握钢枪参加过淮海战役，复员后到供销社工作，中年领养孩子，离休后下棋看戏活络思维，人生传奇起伏有如棋局对弈。"棋"是他的符号。揭阳市的王桂珍老人，曾经日子贫瘠清苦，宁愿自己饥肠辘辘也要施舍别人，她好心收养孤儿，用瘦弱的身躯支撑起了自己三个孩子和四个孤儿的天。"舍"是她的大爱写照。汕头龙湖的杨剑孜老人，是个不折不扣的潮流达人，有自己的抖音号"潮汕奶奶"，定期更新，粉丝上万，每天悠闲地喝咖啡，品下午茶，夏日饮啤酒，冬天尝白酒和洋酒，精致新潮地度过每一天。"潮"是她的代码。在河源源城，和古亚球老人拉家常时，两位八九十岁的邻居也过来凑热闹，三位老姐妹一见面，一个劲儿地畅聊起来，并不受周围环境气氛的影响，她们一脸的忘我投入，相互嘘寒问暖，倾诉心事，俨然一副青春期少女在聊天讲八卦的模样。在湛江坡头，陈秀华老人寿享遐龄，仍旧心灵手巧。她穿针引线，自织衣帽，临别还赠予一顶帽子给我。戴着老人亲手织的线帽，我感怀着百年巧手传递给我的温度和馈赠给我的福寿绵长。

这些沧桑而富有灵气的百年生命，汇聚成一条蜿蜒曲折、水草丰美的万岁河流。万岁之河锲而不舍、生生不息地流淌，静谧隐忍而又自强温柔，我有幸踏入其中，流水淙淙投我以笃定坚韧，河水汤汤报我以清凉甘醇。是的，我在这里窥探到生命最真实的力量。

感悟人生哲理

拜访超过一百位百岁老人之后，我慢慢地由个体见全体，以小道理去悟大道理。

大道至简，行之将至。一只表皮沾满湿润泥土的番薯、一碗寡淡只有些许梅干菜的白粥、一碟甜鲜相宜的水煮青菜、一张昏暗祖宅里的简易板床、一间避世山水里的幽静村屋、一双单薄褪色的老式解放鞋，这些极其简单的布帛菽粟、极其简陋的起居物件，无时无刻不在泄露着天机。我是幸运的，如此近距离地靠近这些"极简"的秘密，一番跋山涉水、躬身实践将它们苦苦觅得。

一动一静，相得益彰。动，有劳动和运动。他们年轻时勤勉质朴，不管是体力劳动还是脑力劳动，都任劳任怨、踏踏实实，年纪大了以一己之身尽力做所能及之事。一些老人有运动的习惯，打太极、八段锦，练气功，坚持了数十年，运动成了他们嵌入骨髓的生活内容。这是百岁老人的生"动"写照。静，有心静和性静。大部分的老人心态平和安宁，他们与人为善、宽宥待物、宅心仁厚，有的一辈子都不曾和人争执。还有很多性格温和安静的老人，不急不忙、不争不抢，他们平日里喜好读报和睡觉，一言一行都缓慢悠然、安闲自在。这是百岁老人"静"的剪影。

随方就圆，自由自在。我所踏访的一些百岁老人，他们追随本心，不拘小节，如鱼在水，自由自在。有的把廉价粗糙的烟丝卷起来，装进烟斗里，用微黄的指甲拨弄一下，点火轻抿一口，一口随性就是一辈子逍遥。有的大口吃肉，大碗喝酒，并不在乎养生云云，一口肥肉的油腻和一盏酒酿的回辛之间，获得随方就圆、自由自在的快乐。

亦正亦反，亦显精神力量。纵观一部部百年史诗，之所以波澜壮阔、百转千回，正向和反向的精神力量彼此交织渗透，相辅相成。在顺境中，社会的福祉，几世同堂的和睦，含饴弄孙、承欢膝下的乐趣，这一桩一件都是增加幸福长寿指数的精神筹码；在逆境中，动荡不安的旧时局、一贫如洗的家境、相继离去的亲人、食不果腹的三餐、养家糊口的重担，这些刻骨铭心的苦难，像触底反弹的皮球，衍生激发了强大的精神力量，也铸就了他们坚韧不拔、刚毅顽强的长寿品格。

传播生命进行时意义非凡

人生，从结果看过程，轨迹不同，生命的初心却相同。在生命面前，尊重别人，善待自己，就是对人生的最好诠释。

我每拜访一位百岁老人，都会觅得一个字，形成百寿诀。虽说是觅求，但也是我苦心孤诣，跨越路途遥遥、山水迢迢，日夜兼程、披星戴月前往踏访而得到的。在我跟每位老人家长里短之后，这些一个个的秘诀，在离程的车上，便同窗外浮动的光影一起，自然而然流露出来，不需苦思冥想。

踏访完180多位百岁老人，我突然发现，第一位和最后一位老人的长寿秘诀都是茶，冥冥之中好像有一个首尾呼应的衔接、一个充满禅意的循环。生命不正是这样周而复始、循环往复吗？你一路溯流而上，路过芙蓉千朵，路过岸芷汀兰，路过朦胧的山月，路过清澄明澈的细泉，你珍惜每一次简短的相遇，呵护每一缕幽微的存在。于是，触达源头时，你发现河流还是那条河流，但河流又不再是那条河流；

你还是那个纯粹的你，而你又不再只是你。

所以，我是不会停下脚步的，且让山风拂我，让山月照我，让日头晒我，让春雨吻我，尊重和享受生命的过程，本就是传播生命进行时的最大意义啊！

我会一直走下去！

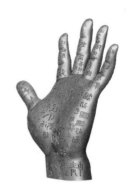

引子

每十年一次的人口普查，大国点名，没你不行。

十年一轮回，站在这个庚子与辛丑年交替、"十三五"与"十四五"交会的百年之变局时刻，我有幸作为参与调查者和见证者，看到了一批老人跨进百岁寿星行列，感受到了生命的非凡力量。

总有一股莫名的原动力，连接你我他，去寻觅那一个个经历过无数个漫长岁月或岁月静好的生命之谜，去寻找生命意义的每个秘诀。

长命百岁，寿至期颐，是人类千百年来一直不断追寻的美好愿望。人们希望从他们身上学到更为鲜活的健康长寿经验，因为他们身体力行践行着生命的长寿之道，他们才是生活中名副其实的养生之师。

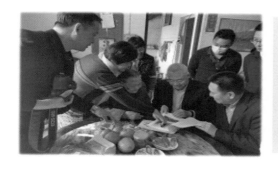

针织衣帽，心灵手巧，还练脑，这是生命的另一种诠释。戴上百岁老人刚刚织成的帽子，有一种百年的穿越感。让她摸摸头，当地人说，可以驱邪扶正。

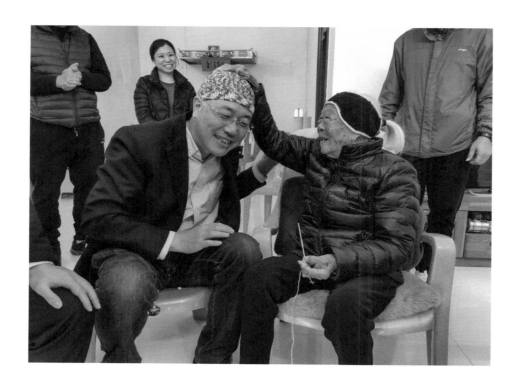

1 诀/茶

百寿之诀 茶

佛山市禅城区祖庙街道

二〇二〇年十二月三日

一茶，一人生。深饮浅尝未必究，却见伴随百岁来。品茗，百寿之诀。

我之所以第一站选择佛山市禅城区作为探寻百岁老人生命密码之地，不仅仅因为这座城市、这个区，名字冠以佛教之禅，充满着佛系与禅意，更因为结合其他工作起而行之，会见并完成佛山市鲁毅书记、朱伟市长之任务。

2020年12月3日上午10点半，我与蔡家华常务副市长驱车前往拜访百岁老人。

车上，我与蔡家华聊起拜访百名百岁寿星之计划："百岁老人是个特殊的群体，研究这一群体，可以总结出很多有规律性的长寿秘诀。"

"这个有意义，可以倡导一种生活方式和生活习惯。"蔡家华说。

我首站拜访的是禅城区祖庙街道升平路的百岁老人，叫梁松，是位男性。

见到我们，老人74岁的儿子把他扶起来。我看到他正襟危坐，如同一尊佛。

我问老人长寿秘诀，他儿子充当粤语翻译说，喝茶，一喝就喝了80多年。喝茶已经成为老人雷打不动的生活习惯。他儿子指着桌上泡好的一壶茶："这就是我父亲爱喝的茶。"

我端起茶壶，轻轻揭开茶壶盖，一闻，只有淡淡的茶香味，这只是品质一般的普通茶叶，并非名贵茶叶。

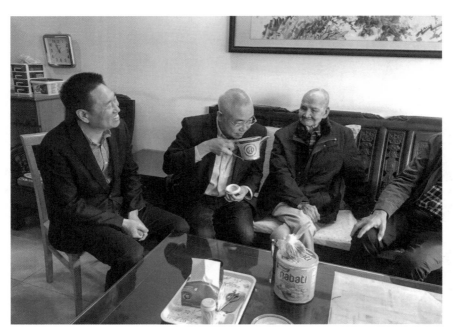

"我父亲一生最爱喝茶，年轻的时候每天都要去老字号茶楼喝茶，与朋友叙旧聊天。"他儿子说，"我父亲喝茶并不讲究，只要是茶叶，他都能泡着喝，喝茶已经成为我父亲生活的重要部分。"

我问询起老人的职业。"我爷爷是位红木家具工，我父亲是位钳工工人，二十几岁就去韶关做工，在那里的工厂一干就是40多年。他一辈子勤勤恳恳干活，一直到80多岁才退休，生活很平淡，心态很平和。"他儿子继续说。

做钳工之前，他还是木工，制作的罗汉床与躺椅都还在，还可用。我踱步过去抚触着床与椅，仿佛看到是梁老长寿的百年史。

"家里有没有长寿的基因？"我不禁问。

"我还没有出生，爷爷就已经去世了。"他儿子告诉我。

"老人家身体还好吗？"我关怀地问。

"身体各项指标比我还好，带我父亲去医院检查，医生都说没有什么大碍就把我们打发回家了，血压也正常。"他儿子告诉我们，老人身体状况一直保持良好，一生中没有什么重大疾病。

"活到100多岁最大的收获是什么？"我又问。

"我父亲一生劳作，从事钳工70多年，练就了强健的体魄，也许这也是父亲健康长寿的重要原因吧。"

我与他儿子聊天时，梁老表现得十分安静，不问不答，也许是失聪的缘故，也许是因秉性寡言。

老人长着一副慈祥和善的面孔，虽然听力下降，但思维依然清晰，举止间让人感觉到他正常的思维能力。我起身与老人告别时，老人要起身相送，我请他坐着，老人挥手告别，始终保持安详的神态，如同一尊佛。

老人爱喝茶，这也是一种平静的心态，正是这种平静的心态伴随百岁老人能顺利地走过百年。

老人小『资』卡	姓名：梁松
	性别：男
	出生年月：1919 年 8 月
	民族：汉族
	户口登记地：佛山市禅城区

百寿之诀　睦

佛山市禅城区石湾镇街道

二〇二〇年十二月三日

2　诀/睦

和睦，乃生命力。一睦，几代同堂。人生在世总不如意，谁能与之谈得来，修得百年不是梦。

离开梁松老人家，我们前往禅城区石湾镇街道和平社区建国路探访百岁老人罗焕，她是位女性。刚一入门，我就已经感受到浓浓的家庭氛围，老人与家里排行倒数第二的儿子、儿媳、孙子、曾孙同住，四代同堂，家庭和睦。

"您好！我们来看望您啦，祝您老人家身体健康！"罗焕老人虽是101岁高龄，但身体硬朗，口齿清晰，腿脚麻利，见到我来，她起身与我握手。老人家头发白中见黑，精神矍铄。

老人有6个儿子、两个女儿，子孙加起来有20多个。8个子女孝顺、团结，轮流照顾老人，孙辈们也个个友爱孝顺。老人记忆力好，可以清晰地叫出每个子孙的名字。

交谈中，老人说得最多的是"我能长寿，多亏了政府的关心，我一定要好好保重身体，珍惜现在的幸福生活"，老人现在每个月有4000多元的退休金，感到非常满足和开心。

我与老人一家看照片，叙往事，相谈甚欢。

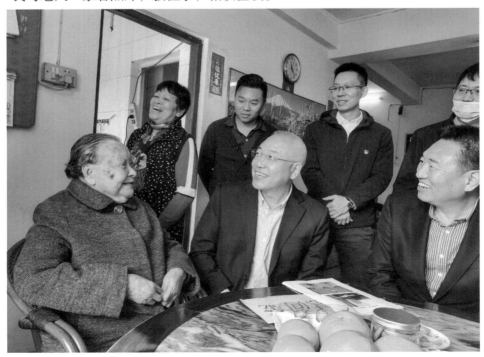

儿子一边仔细翻阅，一边细心地讲解每一张照片背后的故事："这张是前两个星期，老太太跟子孙们聚会的照片，老太太那天特别高兴，一整天都笑得合不拢嘴。还有这张是老太太100岁生日时照的，亲朋邻居都来家中帮老太太庆祝生日，场面非常热闹……"家庭其乐融融，让老人自然更长寿。

老太太不仅生活可以自理，而且手脚麻利灵活，闲时还与子孙制作本地特色小吃石湾鱼腐。

"老人家，您现在生活最大的困难是什么？"老人有点耳背，她儿子在老人耳边大声重复了一遍。

"现在身体挺好的，但以后就不知道了。"老人说罢，哈哈大笑。

在老人家里半刻钟，欢声笑语一直环绕耳边。

常言道："家有一老，如有一宝。"

四代同堂的良好氛围和环境赋予了一个家庭特有的长寿气场。四代同堂的老人享受儿孙绕膝的天伦之乐，能保持愉悦的心情和满足感，此乃一剂良药，促进了老人的身心健康。

老人小『资』卡	姓名：罗焕
	性别：女
	出生年月：1919 年 8 月
	民族：汉族
	户口登记地：佛山市禅城区

拳	好	国	究	潮	辣
早	进	葆	定	净	绿
寡	觉	诉	平	方	戒

3 诀/态

态，为态度，更是心态。内心深处的处世哲学，可远度岁月，延伸生命百年。

2020年12月8日下午，我尽管行程满满，手头工作千丝万缕，然而还是在紧锣密鼓之中，抽空和广州市统计局罗志雄副局长一同驱车前往荔湾区逢源街道拜访两位百岁老人。

冬日的羊城，阳光温柔而耀眼。高架桥上绚烂的杜鹃花，争奇斗艳，点缀着这个千万级人口的大城市的交通动脉。从宽阔的东风西路，驶入荔湾区老西关的街道。这些狭长的街道，大都冠以"长寿""多宝""文昌"等吉祥如意的名字。听闻以前老广们结婚，都会把婚车绕着这些吉祥的西关老街转上几圈以求取好兆头。

车子在长寿路旁边的逢源街道停下。据罗副局长介绍："这次'七人普'入户登记，居住在逢源街道百岁以上的老人有27人，其中户籍人口16人，长寿路成了名副其实的长寿路。"社区工作人员和人口普查员带我来到建龙大街，居住在这里的老人叫徐开，是位女性。

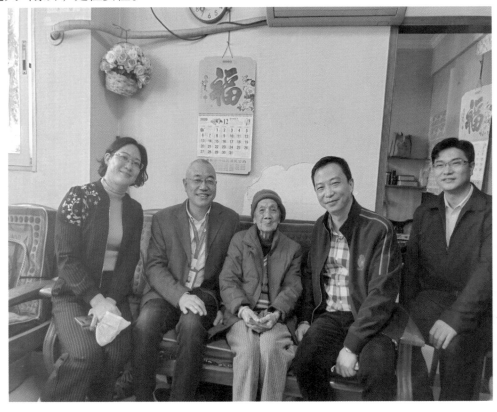

徐老祖籍佛山南海，1920年出生，年轻时读过5年书，也算是那个年代的知识分子，育有两儿一女，现在五代同堂，儿孙承欢膝下。她思路清晰，神采奕奕，讲一口地道的粤语，讲到兴致高处，她还回卧房取出自己的身份证拿给我看。这是一张有百年时光印记的身份证明，似乎比寻常的身份证也沉甸厚重了一些。

我向徐老探寻长寿的秘诀，她轻描淡写地说道："就是心态好。现在最开心的有三件事，一是每月都拿退休金，每年退休金都会涨；二是居住的老楼在政府的关怀下加装了电梯，自己每天都能坐电梯去楼下逛一逛；三是每月一次的同事聚会，老同事们虽是耄耋之年，但每每相见都饮茶吹水，相聊甚欢。"

我询问老人的职业。徐老的女儿说："我母亲年轻时在纸箱厂工作，她一直心态很好，与人为善，跟身边的人都相处得很好。"

"徐老您现在身体怎样？"我不禁问道。

徐老依旧精神矍铄："我没有基础疾病，自己的生活都能自理，还能自己做饭吃。"

徐老62岁的小儿子补充道："我母亲从来不吃补品和保健品，平常吃饭没有特别的讲究，都是粗茶淡饭，咸鱼、梅干菜也吃，而且吃了一辈子。"

徐老思维敏捷，说话抑扬顿挫，掷地有声，时不时还爽朗大笑。

临别之际，她起身送我们到电梯口，帮我们按了按键，挥手道别，还叮嘱我们得闲再来。一套动作下来行云流水，丝毫没有百岁之态。这让我不得不折服于心态的力量，正是徐老一辈子通透豁达，心态平和，向上向善，才会让时光格外疼惜怜悯于她。

老人小『资』卡	姓名：徐开
	性别：女
	出生年月：1920年4月
	民族：汉族
	户口登记地：广州市荔湾区

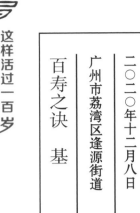

4 诀/基

基因，孕育生命。无论富贵，还是贫穷，都剥夺不去其顽强的生命力。当然，再加持孝顺，人的生命力就会被赋予新的强力。

拜访完徐老，我们来到文昌北路的一位百岁老人的家。这位老人名叫赵五，103岁，是位女性。

通过狭长逼仄的走廊，我们进入赵老的家。如同赵五这个名字，老人的家也有些许潦草，这是一间年代久远的回迁房，整个房屋大概15平方米，只有一厅一厨，客厅既是卧室，也是餐厅，一侧还强行搭建了一个鸽子笼般的阁楼，赵老一家四口三代人就蜗居在此。

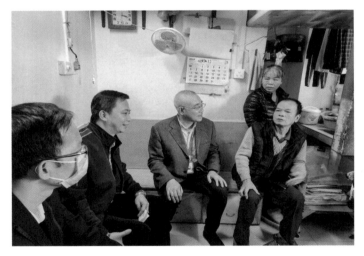

赵老安详地躺在床上睡觉，盖着厚厚的被褥。墙角的排气扇一直开着，给这个局促的空间吞吐新鲜空气。房屋的边边角角堆满了各式各样零乱的杂物，墙角供奉着朱漆红的神龛，泛黄的墙皮上张贴着几张奖状。

"老人家，我们来看望您啦！"社区的工作人员热情说道。然而赵老没有回应，或许是她睡得很熟没有听见，或许是她身子不舒服无法回答。

"老人每天下午都要这样睡觉吗？"我问老人的小儿子。

"是啊，我母亲最近十几年眼睛看不到了，她每天大部分时间都在床上躺着，家里地方小，但是母亲对这里的环境很熟悉。"

我又追问道："老人以前是做什么工作的？"

"我母亲以前在鹅毛纱线厂上班，就是做诸葛孔明用的那种鹅毛扇的工厂。"

"你有几个兄弟姐妹呀？"我继续问。

"我母亲生了6个小孩，我是最小的儿子。我父亲40多岁就走了，我母亲一人拉扯我们兄弟姊妹长大，特别不容易。"小儿子动情地回答。

我不禁问："你觉得你母亲长寿的秘诀是什么？"

"我母亲一辈子生活得比较艰辛，日子过得清苦，你们也看到了，我们家环境就这样，如果问我母亲长寿的秘诀是什么，我觉得最重要的还是基因。我母亲的姐妹都很长寿，这是骨子里带的东西。"

我问道："平常老人家会下楼活动吗？"

老人的儿媳回答："比较少下楼，都是在家里活动。我老公有时候会假装和阿妈吵架，故意刺激下她的肺活量。"

和赵老的儿子儿媳畅聊了一会儿，能够感受到这是一双乐观孝顺的子女。照顾老母亲，已经内化为他们生活的一部分，虽然家庭条件清苦，然而他们一直都积极向上、满怀希冀地生活着。

拜访完老人，已是下午4点。千万级人口的城市依旧车流不息，人潮涌动。我们每个人对于这座偌大的城来说，都是渺小的沧海一粟。赵老一生困顿艰辛，然而她还是依靠强大的基因力量，在蹉跎的岁月中意志顽强地生存下来，飘摇而又笃定地跨越了两个世纪。

老人小『资』卡	姓名：赵五
	性别：女
	出生年月：1917 年 10 月
	民族：汉族
	户口登记地：广州市荔湾区

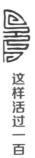
百寿之诀 善

中山市东区街道

二〇二〇年十二月十日

5 诀/善

善良，一剂人生良方。善扬阳，阴招损。与家人，与他人，善来善往。

2020年12月10日下午，借广东省统计学会第十次会员代表大会即将召开之机，我和中山市委常委、常务副市长杨文龙一同前往中山市东区街道拜访两位百岁老人，开启了一场"双杨拜寿"之旅。

冬日暖阳，格外暖人心房，瞧，又是一个好天气！车内闲聊中我得知，东区街道辖"博爱五路""博爱六路"等交通干道，而今日要拜访的恰恰是第五、第六位百岁老人，缘，确实妙不可言！"博爱"，是一种"大爱"，爱而无私。我探寻百岁之经，不只为求长寿之道，亦为"老吾老，以及人之老"，传递"小我""点滴"之爱，希冀凝成"老有所养、所依、所乐、所安"的和谐稳定之"博爱""大爱"。正在思索着，车缓慢停在桥岗社区安信义街，我来到吕润添老人家里，这是位女性，东区新安村股民。

"欢迎欢迎！"老人的小女儿将我迎入屋内，老人坐在客厅里，身体看起来很健朗。我坐到老人身旁说道："老人家，我来看望您了，您高寿啊？"

老人听不懂普通话，小女儿用粤语解释了一下后，口齿清晰地答道："虚岁103了。"

"您身体怎么样？各项指标都正常吗？血压高吗？"我问道。

"妈妈从来没到过医院，社保卡一分钱都没用过……"小女儿答道。

此时屋内欢笑声一片。

"她耳朵听得很清楚，脑筋非常伶俐，只是眼睛看不见。"小女儿随后补充道。

"家里有几个兄弟姐妹啊？"我继续问道。

"妈妈一共生了7个孩子，3儿4女，现在就我和姐姐一起照顾她，我67

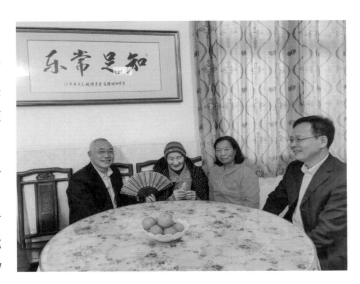

岁，姐姐75岁了，姐姐以前是老师。"小女儿指向了老人另外一个女儿。

"哦，两朵金花啊，哈哈！"我笑道。

"妈妈现在还能流畅地背诵《莫生气》，让她背一背给我们听。"大女儿笑着说。

"哇！"我一阵惊讶，随即安静下来，等着老人开口。

"莫生气，人生就像一场戏，因为有缘才相聚，相扶到老不容易，是否更该去珍惜？为了小事发脾气，回头想想又何必……"老人微笑着缓缓背着，我望着她静静地听着，一股股暖意涌上心头。

背诵完毕，屋内掌声一片，大女儿还拿出自己手写的《莫生气》文字的扇子给我看。

"大女儿字写得很漂亮啊！"我感叹道，又问老人，"您这么长寿，身体还这么好，有什么秘诀吗？"

"善良吧，和善。"老人想了想，答道。

"妈妈很善良，有善心，从不害人。"小女儿补充说。

我们说话间，老人一直微笑着，脸上洋溢着平和幸福的神情。"妈妈虽然没有上过学，但是认识字，也会写字，96岁时眼睛才看不见的，每天都在背《莫生气》。"大女儿接着说道。

交谈间，我得知，老人每天晚上8点睡觉，早上6点起床，作息很规律。现在住的这间房子有115平方米，是拆迁搬过来的，与女儿、外孙、曾外孙四代同住。在村里购买了社保和医保，退休金2000多元，还能拿到村里的分红，全家的经济状况还是不错的。

为免停留太久影响老人休息，我正要起身告辞，老人一把抓住我的手，另一只手拿出一个小小的红包，塞到我手里。

"送你一个平安红包，祝你长寿，也祝祖国千万岁！"老人一字一句地说道。

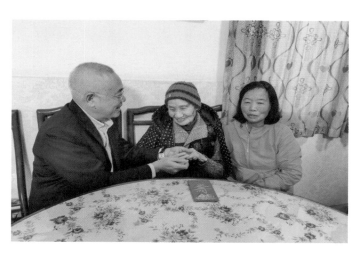

我正要推谢，小女儿连忙说："这是我妈妈的习惯，每个来看望她的人她都给，不收她会不高兴，带在身上，是她的心意。"

盛情难却，我满怀感激地收下红包，祝福老人"保持善心，健康长寿，争取在21世纪中叶见证中

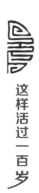

华民族伟大复兴中国梦的实现"。

"好！好！好！"老人笑着，连声说道。

老人家是新安村唯一一位百岁老人，长寿应该不是水土原因，大抵是"善有善报"吧，我想着。

老人小『资』卡	姓名：吕润添
	性别：女
	出生年月：1918 年 7 月
	民族：汉族
	户口登记地：中山市东区街道

6 诀/宽

宽，有宽容，也有宽心之意。不记仇，不记恨，天地之间本无怨，多少岁月在时间长河流过。

跟吕润添老人握手说再见后，我来到夏洋社区恒信花园B区拜访梁惠贞老人，她也是位女性，今年100岁。

敲开房门，老人扶着助行器站在我面前，我赶忙过去扶她坐下："您快坐，我来看望您，也想向您取经，问问您长寿的秘诀。"

老人能听到我说话，能用粤语交流。

老人笑着坐下，想了想："宽容吧，不攀比，不争高低，不较劲。"

"老人家您身体挺好的吧，听您说话挺清楚，精神也很好。"我说道。

老人的儿子说："妈妈的眼睛、耳朵都没问题，皮肤也挺好，还经常看电视，特别爱看抗战片。她以前在机船厂上班，1975年在上班的路上被自行车撞倒，有轻微脑震荡，就因工伤退休了。2009年中风，现在行动不太方便，她一直吃药，但是很喜欢走路，经常到楼下走走，还爱到超市、商场去。"

"嗯，老人家的牙看起来也挺好的，是真牙吗？"我问道。

"上面是假的，是镶的，下面的是我自己的牙。"老人略带自豪地说，笑容一直挂在脸上。

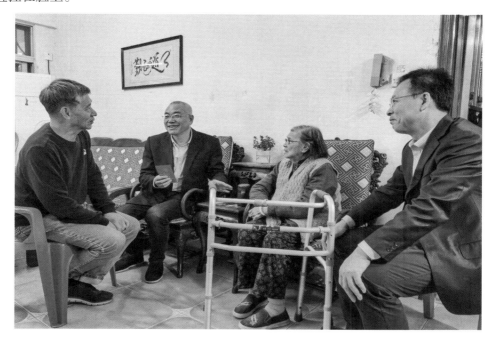

"家里有多大啊？平时都是谁照顾您啊？"我继续问道。

"90平方米，2003年搬过来的，这里马上要装电梯了，妈妈下楼更加方便了。"老人的儿子说道，"白天我在这里照顾她，晚上，我女儿下班后过来跟她住。"

"家里还有兄弟姐妹吗？"我问道。

"有个大姐在中山，妹妹在香港，最小的弟弟在澳大利亚。我妈妈现在退休金3 300多元，每月还有高龄津贴500元。妈妈常说很感谢党和政府，一直对她很好，她很满足。"儿子说道。

我点点头："嗯，老人的面相洋溢着满满的幸福。"

停留的时间差不多了，我起身跟老人握手告别："祝您健康长寿，先定一个10年的小目标，下个人口普查见！"

"哈哈！"老人笑着说，"好啊，好啊，谢谢关心，也祝你健康长寿！"

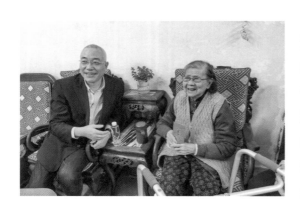

这次拜访的两位老人，都是女性，都很健康爽朗，与她们握手时能感受到她们的内心是有温度的、有香气的。老人的家庭都很和睦，儿女孝顺，家风很好，这或许也是老人长寿的秘诀吧。她们其乐融融的家庭氛围也深深感染着我，带给我满满的正能量，返程的路上，我的心情都很好很好！

老人小『资』卡	姓名：梁惠贞
	性别：女
	出生年月：1920 年 8 月
	民族：汉族
	户口登记地：中山市东区街道

7 诀/养

知道理，养得生。帮人亦帮己，为人师表带学生。行中医，除杂症，养人护己满百岁，精神抖擞还把脉。

广州突然降温，但寒冷的天气不能阻止我探索百岁老人百寿之诀的热情。在赴珠海参加国家统计局贸易外经司培训班途中，我顺道再次来到中山市，计划探访3名百岁老人。

同行的中山市副市长叶红光介绍，第一位要拜访的是南朗镇合里树坑村的甘玉奇老人，男性，生于1905年，现在已经105岁了。

上午9时40分，我在村委会工作人员带领下来到甘老家，他家里条件一般。甘老正安详地躺在沙发上静养，甘老的孙子把他扶了起来。看到老人的脚还露在外面，我赶忙上前把放在地上的棉鞋帮老人穿上。甘老精神还不错，只是耳有点背，坐起后静静地听我们讲话。

坐定后，甘老的孙子介绍了甘老的基本情况："爷爷今年105岁，有4个子女。我是爷爷最小的孙子，在村子附近经营小食店，爷爷的日常起居基本都由我们来照顾。"

老人的坐姿还很端正，皮肤也很白皙，我问道："老人的身体还好吧？精神不错，各项指标是否正常？"

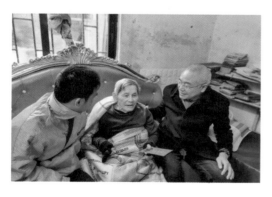

他孙子答道："除了耳背外，身体还不错，各项指标都还正常。记忆力也可以，有时候还能找到之前存的零钱放在哪里。"他的话引来众人的欢声笑语。

"甘老之前是做什么的？"我接着问道。

"甘老退休前是村小学的一名老师。年轻时学过医，还是一名赤脚医生。有时帮村民看病开药，不收钱，药效还不错。名气传开后，十里八乡还有不少人来求医。"同行的村干部介绍。

"医生？那你觉得你爷爷的长寿会不会和他行医有关系？"我灵机一动，上百岁的男性相比女性要少。

"我觉得还是有挺大关系的。爷爷懂医术和草药，懂一些养生之道，平时比较

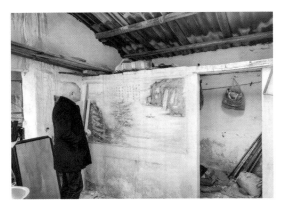

注意养生。一方面他平时不抽烟，不喝酒，注意休息，以前身体有小毛病的时候还自己给自己抓药；同时他有一些自己的爱好，闲下来的时候还喜欢写写画画，房子后院的壁画和亭子上的字都是他自己写的。我带你们去看看。"甘老的孙子回答道。

"懂医懂药懂养生，写写画画有爱好。"我心里默然。

在甘老的孙子的带领下，我们来到了后院，一间小屋内的墙上画着山水画，虽有些模糊但仍见功力；一座残破的亭子上写着"忆慈亭"三个大字。

转出后院，进屋和甘老作别，临行前在院子里正好碰到甘老的孙子的朋友。他说，甘老是个好人，行医积善，是远近闻名的寿星，他自己有时也过来走走看看，陪老人聊天解闷，学习养生之道，沾沾百岁福气，向甘老学习看齐。

同行的中山市政府副秘书长吴军说："是啊，这么巧。今天我们大家都来沾沾老人家的百岁福气。"说完和大家一起哈哈大笑起来。

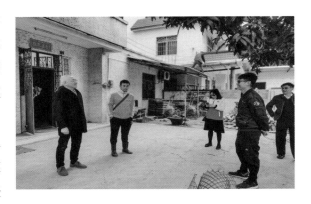

敬老爱老早已潜移默化，进入我们每个人的内心。在众人一片笑语中，我们离开了南朗镇甘家，赶赴中山之行的下一站——三乡镇。

老人小『资』卡	姓名：甘玉奇
	性别：男
	出生年月：1915 年 10 月
	民族：汉族
	户口登记地：中山市南朗镇

8 诀/劳

人生在世，劳作方为本，辛苦一生。生命在于运动，百岁隐于劳动。

约40分钟后，我们一行驱车来到了三乡镇大布村。三乡镇城镇化率较高，大布村在一栋栋高楼的包围中，显得十分幽静。

进入村口时，看到墙上张贴的人口普查标语，我想到最近正在全省如火如荼地开展的人口普查，顿时胸口升起阵阵暖流。村口有一个大步村的牌坊，村干部介绍说，大步村是一个行政村，村民大多姓林，下面还有好几个生产队，现在来的是东安队。

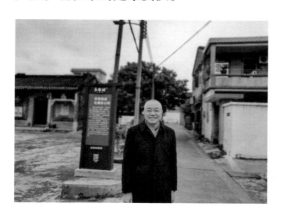

根据之前拿到的资料，本次拜访的黄连英老人，100岁，女性，是一位农民，中山本地人，从邻村嫁到东安队，退休前一直在生产队里务农。

接待我们的是老人的儿子和孙媳妇。老人一大家子都在这里居住，四代同堂，儿子已经73岁，身体也很硬朗，平时主要是孙媳妇在照顾老人。

镇里面的干部十分用心，还特地给老人带来了红包、鲜花和牛奶，这寒冷的冬日里充满了浓浓的暖意。把礼物和祝福送给老人后，我们一起陪着老人在沙发上坐下。

"老人家身体很好啊，刚才握手的时候我感觉她的手很温暖。"我说道。

孙媳妇过来在旁边坐下，向我们介绍情况："是啊，奶奶身体很好，也去医院检查过，除了肠胃有点不太好，其他都正常。医生说，这是正常现象，年龄大了，肌体功能有些退化。她前几天刚刚过完100岁大寿。我们出去留她在家里都很放心，她还能帮我们带小孩子。有的时候她也会自己出去走走，都不用拄拐杖。"

老人家听到我们说话，伸出一根手指。她儿子在旁边忙解释道："她这是说，她100岁啦。"他凑过来对着老人大声说："妈，您100岁，省里的同志来看您啦。"

我顺着他的话说："老人家，您看我多大啦？"老人家慢慢地说："80。"老

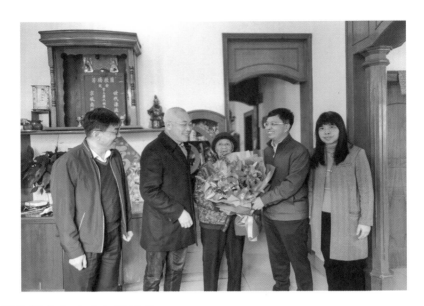

人的回答惹得众人哈哈大笑起来。

中山市统计局黄局长说："杨局长，黄老是看您白头发多，说您80岁。您这是为统计事业白头啊。"

她儿子接着说道："过了100岁，对年龄已经没有太大的概念了。觉得我们比她小，就是80岁或者70岁，在她眼里我们都是小孩子。"

孙媳妇指着她在地上玩耍的儿子说："是的，是这样子的。奶奶看我们，应该就像我看我们家小孩子一样。"

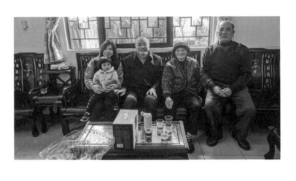

"那你们觉得老人家长寿的原因是什么？"我又抛出了最关键的问题。

"我觉得妈妈能活这么久，可能是靠年轻时打下的身体基础。她年轻时一直在生产队干活，我们家大概有20多亩地，主要是水田，种些稻谷和蔬菜。农闲时就在家里操持家务，洗衣挑水，什么活都干，身子骨一直很好，没生过什么病。"她儿子回答道。

孙媳妇接话道："她身体好，前些年还能帮我们做些家务，带带小孩。我们不让她做，她让我们放心，她能做得动就做，做不动就休息，活动活动对身体好。80岁以后就做得少了。"

劳动使人年轻，使人健康，也使人长寿。

找到了老人长寿的秘诀，向老人祝福健康长寿后，我准备起身告辞。看到我们起身要走，老人嘴里说出来几个字，我没有听清。

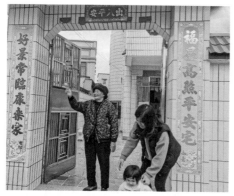

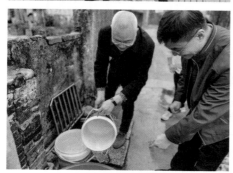

孙媳妇忙说："奶奶说让你们再坐坐，再坐坐。"

同行的村干部说："省市领导能来看望老人家，老人家很开心。各位领导再多坐坐吧。"

我听了也很开心："恭敬不如从命，再聊一会儿。老人家饮食怎么样？"

她儿子说："她饭量不大，但是喜欢喝汤，喜欢喝参汤。"

中山市黄局长好奇地问："喝参汤，大补吗？"

看到众人都有些不解，孙媳妇急忙纠正说："我公公普通话不太准，是鲜汤——用新鲜瘦肉熬的新鲜的汤。"

吴军副秘书长打趣道："还好还好。这参汤和鲜汤差得有点远啊。参汤是大补，一般老人家都受不了啊，老人家一般温补比较好吧。"他的话又惹得众人笑了起来。

快乐的时光总是短暂的。向老人辞别走出院子，没走几步，我听到孙媳妇喊："奶奶来送你们啦。"

回头一看，老人家在家人的陪同下，走到院子门口向我们招手作别。我急忙叮嘱她天气冷，赶快回去，但我的心里暖暖的。

走过巷子的一个拐角，看到旁边有一口水井。村干部介绍道："这口井就是老人提到的经常来挑水洗衣的地方，现在都还有水。"

看到井旁挂了一只水桶，我也不失时机地尝试了一下用桶在井中取水，遥想老人当年在这里打水洗衣的热火朝天的劳动场景，心里不由得默默地再次向老人送上祝福。

老人小『资』卡	姓名：黄连英
	性别：女
	出生年月：1920 年 12 月
	民族：汉族
	户口登记地：中山市三乡镇

茶	睦	忿	汤	基					
善	笑	吃	童	信					
好	太	伴	豪	虔					
					肉	随	唱	韧	孝
					忆	境	硬	聊	常
					种	炼	走	自	束

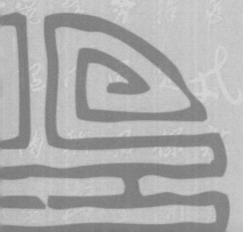

9 诀/律

寻找生命真谛，不失有律。有作息之生活，乃规律之基。节制自束，见诸人间烟火。谁把握，谁得道，谁登高，谁方能主宰自己的命运。

行车约20分钟，11点30分我们来到了早上的最后一站——三乡镇大步村的平湖东街，拜访居住在这里的黄世珍老人。

黄世珍老人，男性，生于1920年5月，正好满100岁。老人是中山三乡本地人，一直以务农为生，操持家业。

"老人有4个子女，现在与儿子、媳妇、孙媳妇和曾孙子四代同堂居住，生活安定美满。现在大多是老人的儿媳妇在照顾。"同行的村干部边走边向我们介绍。

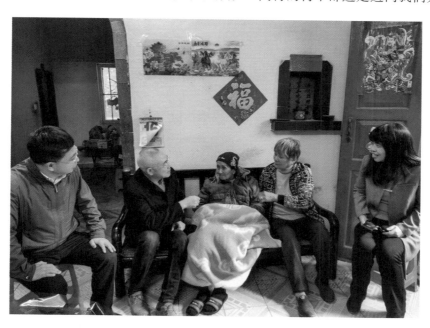

老人比较瘦，精神不错，盖着一条毛毯坐在沙发上。看到我们进来，很高兴，只是耳朵有些背，看来听力的退化是老年人的通病。

老人的儿媳妇也已经70多岁了，急忙招呼我们。一行人落座，她便和我们攀谈起来："别看我公公他100岁了，但是身体还不错。80岁的时候还可以踩单车，90岁的时候还可以自己出去买菜。"

"那老人家的身体是相当不错啊。"连我也惊叹老人的身体健康程度。

"我希望我要是活到90岁的时候，还能迈开腿，不坐在轮椅上就谢天谢地了。"同行的村干部开玩笑道。

老人的儿媳妇接着说："是啊。只是3年前我90多岁的婆婆去世了，老人家没有了老伴，身体比以前变差了一些。不过除了前两年泌尿系统有点问题，在市里医院动过一次手术以外，身体没有其他大毛病。"

"家里收入情况怎么样？"我问道。

老人的儿媳妇回答说："家里的经济情况也还不错，今年村里给农民每人分红15000多元，村里给购买了医保和社保，老人每月领养老金和高龄补贴合计2000多元。我和我老公每人每个月也可以领退休金1900多元，家庭收入稳定。"

"老人家长寿，身体健康，老伴也活到了90多岁，你觉得主要是什么原因？"我又抛出了心中那个苦苦追寻的问题。

老人的儿媳妇回答："我公公他一直以务农为生，很本分。这一生好像没有什么大的变动，也很少出远门，生活比较稳定，非常有规律。他平时不抽烟，不喝酒，早睡早起。平时也很少生病吃药。我婆婆也差不多。我觉得这可能就是他能够长寿的原因吧。"

"日出而作，日落而息，凿井而饮，耕田而食，有规律地生活。长寿的秘诀有时候就这么简单，对吧？"我问道。

"对，对，就是这个理。你们文化人会讲话，我们没你总结得这么好。"老人儿媳妇的话惹得我们都哈哈大笑起来。

同行的叶红光副市长接话道："做一件事容易，坚持做一件事难，几十年坚持做一件事更难。很多事情背后隐藏的道理其实都很简单。"

"简简单单才最好。现在国家政策好，收入提高了，还有医保，不愁吃喝，不愁看病，农民都过上了稳定的好日子，自然也就健康长寿啦。"中山市政府副秘书长吴军说道。

叶红光副市长接着说："改革开放好啊。吃水不忘挖井人，致富不忘邓小平。就在中山三乡镇，有一座以纪念小平同志为主题的纪念公园，不知道杨局长去过没？"

我说："听说过，但一直没有机会去。"

叶红光副市长看了下手表，说："现在11点50分，距离吃饭还有点时间，就在这附近，杨局长可以去参观一下。"

1984年1月，邓小平来到广东中山考察，在三乡镇的罗三妹山上一条蜿蜒的山径上，邓小平发出了改革"不走回头路"的世纪强音。这段佳话我也一直有所耳闻，只是各种原因一直没有参观。听到叶市长邀请，我欣然应约。

在罗三妹山上，我瞻仰了邓小平铜像。走在邓小平说出"不走回头路"名言的小路上，我陷入思索："中国的改革开放不走回头路，南粤统计改革也绝不走回头路。"

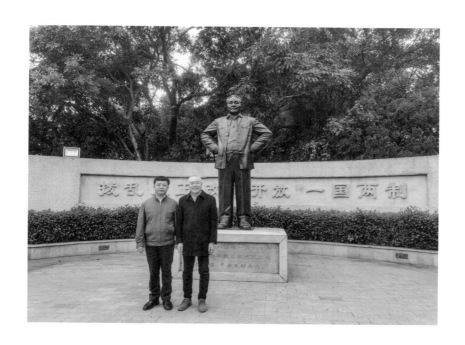

老人小『资』卡	姓名：黄世珍
	性别：男
	出生年月：1920 年 5 月
	民族：汉族
	户口登记地：中山市三乡镇

淡	好	国	暖	辣
酒	进	葆	粥	绿
小	觉	诉	情	戒
俭	依	福	舍	艺

10 诀/龟

龟兔赛跑，龟胜。人生赛跑，持续地慢动，如龟乃寿。不过度，龟动，亦慢亦轻，有分寸，是生命之寿的另一扇窗。

上午的中山之行，我们看望了三位百岁老人，两男一女。下午，我们马不停蹄地来到了珠海市香洲区，开始珠海百岁老人探访之旅。

我们在珠海探访的第一位百岁老人是香洲区狮山街道的宋钻老人。"宋钻老人出生于1920年6月，今年正好100岁，四代同堂，老人的儿子和儿媳在照顾她。"同行的街道干部介绍道。

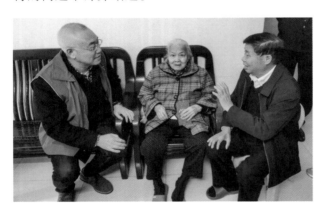

进了屋子，宋钻老人稳坐在木质沙发上，很精神，很安详。

她儿子向我们介绍："我妈妈小的时候被人卖到韶关去给别人当养女。我是当兵的，在珠海警备区，妈妈就和我一起随军转业到珠海生活。现在是我和我老婆两个人照顾她，我们的孩子在外面上大学。"

"老人身体怎么样？"我问道。

"我妈妈身体还好，90岁之前没有打过针，吃过药，血压也不高。90岁之后身体差了一些，2018年抢救过一次。"他儿子回答道。

"那次抢救主要是因为什么问题？"我问。

"主要是肺部疾病，有些慢阻肺，也是年轻时落下的病根。天气热还好，天气凉就会受影响。"

我追问："那现在怎么样了？"

"现在还行，饭量还不小，生活基本能自理，洗澡洗衣这些我老婆来帮忙。"他回答道。

正在这时，他老婆走了进来，我对她说："那你很孝顺啊。"

老人儿媳说："都是我应该做的。我今年69岁，马上70岁了；我老公75岁，大我6岁。我们也都有老的一天啊。"简单的话中往往透出许多哲理。

"那你们觉得老人长寿的秘诀是什么？"我问道。

"我觉得吧，主要是心态平和，做事沉稳，干什么都慢慢悠悠，不慌不忙，不急不躁，这么多年都没有和人红过脸。做事的节奏都比别人慢一点，年轻的时候就这样。"她儿子说。

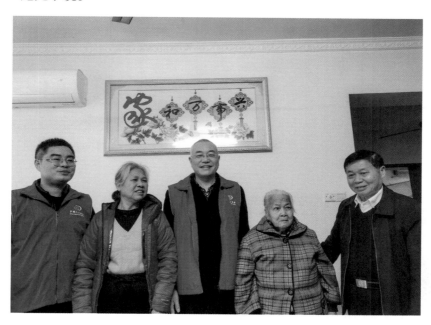

"平时吃饭也这样。碰到喜欢吃的就多吃点，不喜欢吃的就少吃点。睡得也比较多，晚上9点睡觉，早上7点多起床。下午两点多再躺一躺，4点多起来。"她儿媳妇补充说。

听了他们的介绍，我忽然想起用一种动物来形容这种状态：龟。乌龟行动迟缓，新陈代谢慢，睡眠时间长，是自然界最长寿的动物之一。

找到老人长寿的秘诀，向老人祝福后，我欣然告别。

老人小『资』卡	姓名：宋钻
	性别：女
	出生年月：1920 年 6 月
	民族：汉族
	户口登记地：珠海市香洲区

11 诀/平

放平，即静。人生内心安静，平实过日子，有着实际的生命价值，方可长寿。

离开宋钻老人的家，我们一行驱车来到邻近的香湾街道朝阳社区百岁老人梁秀英老人的家。

梁秀英老人生于1918年12月，今年正好102岁，住在她干女儿家，由干女儿夫妇照顾。

梁秀英老人精神非常好，看到我们来十分高兴，笑容满面，和我们一一握手致意。

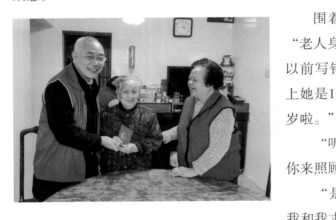

围着圆桌坐下后，她干女儿说："老人身份证上写的生日在1918年，是以前写错了，一直没有改过来，实际上她是1916年出生的，算下来已经104岁啦。"

"听说你是她干女儿，老人都是由你来照顾的？"我问道。

"是的，老人一直住在我这里，我和我丈夫一起照顾她。大概有20多年了。"她接着说。

"在一起习惯了，也有感情了。"她丈夫在旁边插话说。

"那你们还真是不简单、不容易啊。没有血缘，但是有缘人啊。老人还有其他家人吗？"我问道。

"她有个儿子，今年也已经81岁了，曾孙今年也21岁了，现在是四代同堂。我现在就给他打个电话，说有省里的同志来看望他妈妈啦，让他也高兴高兴。"她干女儿说着就

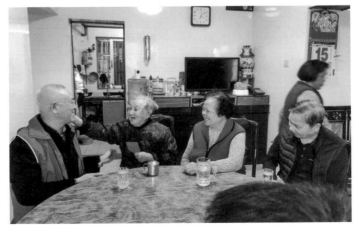

掏出手机拨电话。

"那抓紧啊，马上就五代同堂啦。"随行的珠海市统计局局长陈珩说。他的话引得大家都笑起来了。

老人好像听懂了众人的话，也跟着哈哈笑起来。

"老人身体怎么样？"我问道。

"她身体很好，眼睛也可以，行动自如，就是耳朵有点背，戴上助听器和我们交流没问题。平时血压有点高，吃降压药，平时喝点酸奶补补钙。"她干女儿的丈夫说。

"老人以前是从事什么工作的？"我问道。

"她以前主要是从事卫生工作的，主要是负责接生和卫生护理，大概共接生了1 700多个小孩，从来没有出过差错。"她干女儿说。

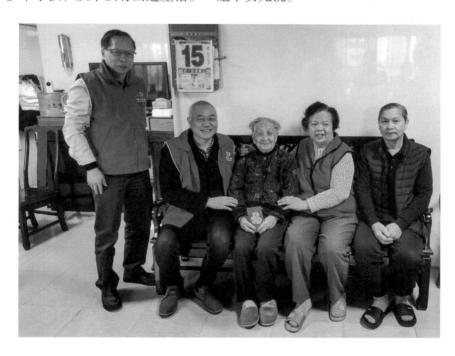

"老人家真是功德无量啊。那老人家健康长寿有什么特别的秘诀吗？"我问道。

她干女儿回答说："感觉也没有什么特别之处。老人家有平常心，生活平平淡淡，很普通，偶尔活动活动身体。"听她提起运动，老人还特意举起两只胳膊慢慢前后摇摆。

她干女儿指着她对我们说："她这是在运动呢。年纪大了之后，也不管什么闲事，没有什么忧虑和忧愁。"

"忘忧……杨局长不是在韶关带领大家建了忘忧红九林吗？看来我们统计人应该都会长寿啦。"珠海市统计局局长陈珩笑着说。

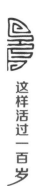

"她是个普普通通的老百姓，没有干什么惊天动地的事，也没有什么特别的爱好习惯，过着平平淡淡的普通人的生活，我觉得和我们也没有什么两样。"她干女儿的丈夫补充说。

他的话让我若有所思："也许正应了那句歌词吧，'平平淡淡才是真'，平平淡淡的生活也许就是梁秀英老人长寿的秘诀吧。"

陈珩局长说："现在是'七人普'，老人家的身体到'八人普'应该也没问题。"

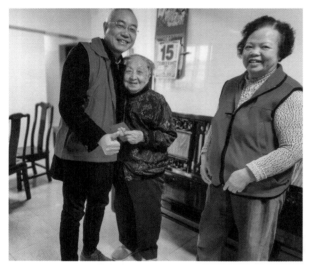

我解释道："人口普查10年一次，我们这是第七次全国人口普查，下一次人口普查是2030年。老人家的身体这么好，我也相信没有问题的。"

陈珩局长说："下一次人口普查我们都退休了。我今年50多岁，今天也来沾沾老寿星的福气。我活到21世纪中叶国家建成社会主义现代化强国就心满意足了。"他的话又引起了大家的一片笑声。

"我们要走了，老人家，我们向您道别。祝您健康长寿。"我起身向老人告辞。

20多分钟的探访时间虽然很短，但仿佛已经建立了深厚的感情。我们的离去，竟让老人有些恋恋不舍，突然间紧紧拥抱着我。随行的社区工作人员忙说："阿婆，省里的同志要走了，我们还会经常来看望您的。"

我也赶快轻拍老人的背安慰她，再次向老人告辞后，依依不舍地离去。

老人小『资』卡	姓名：梁秀英
	性别：女
	出生年月：1918 年 12 月
	民族：汉族
	户口登记地：珠海市香洲区

12　诀/童

返老还童。老返童，是一种很难得的忘忧状态。返璞归真与憧憬童真，乃百寿诀之要。

下午4点30分，在香洲区香湾街道北堤社区工作人员的带领下，我来到珠海百岁老人探访之行的最后一站——106岁的黄丽蓉老人的家。

黄丽容老人，女性，生于1914年10月，106岁，也是我开始百岁老人探访以来遇到的年龄最大的长者。

穿过一个小门，进入一个小院子，那就是黄丽容老人的家。一个满脸皱纹的老人正坐在一楼客厅的沙发上，戴一顶线帽，围着一张圆桌剥橘子吃。

看到我们进来，老人有些腼腆，也有些拘谨。

照顾她的保姆大声对她说："阿婆，社区有人来看你来啦。"

我走过去在她旁边坐下，递上事先准备的小红包，她伸手接过，看了一下，又递给身边的保姆，就像小孩子收到压岁钱交给妈妈一样。

保姆接过后放到她座位边，指指我们说："这几位是省里的同志，他们是来看你的。"

我握了握老人的手，虽然天气很冷，但老人的手很暖和。

我向身边的陈珩局长说："老人106岁，生于1914年，经历过抗日战争、解放

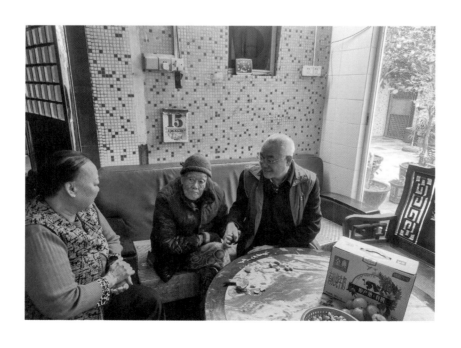

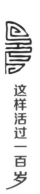

战争、三年严重困难、改革开放，经历过多少时代变迁，真是不容易啊。"

陈珩局长说："是啊，老人脸上的道道皱纹都是岁月的痕迹。"

我问保姆："这些年都是你在照顾老人吗？"

保姆答道："是啊，我照顾老人已经40多年了。"

在来之前，社区的工作人员就叮嘱过，老人的儿子年初去世了，怕老人伤心，保姆就善意地告诉老人，她儿子去外地了，不要在老人面前提她的家人。因此我没有敢再问她家里的情况。

"老人生活有没有和其他人不一样的习惯和特点？"我接着问道。

"她这人嘛，少讲话，心地善良，不和人争吵。我照顾她40多年来没有和她红过脸。"保姆接着说道，"年龄大了之后有些像小孩子。你们刚才来的时候，她还有些不好意思。闲时还喜欢吃些零食，桌上的这些橘子和花生都是她吃的。前几年还喜欢打打毛衣，织出来的帽子很漂亮。有时候我对她说，你这是老来少，老来少嘛。"

"对，老小孩，老小孩。年龄越大，越像小孩，返璞归真，顺其自然，生活快乐。"同行的陈珩局长说。

千人千面，每个人的性格和生活习惯都不同。黄丽容老人，在晚年拥有一颗童心，保持一种孩童的心性，也许这就是她能够长寿的秘密。

看着天色也不早了，在向黄老祝福过后，我们离开了她的家。

在起身离开时，保姆对老人说："和他们拜拜。"老人家再次展示了她孩童的一面，像小孩一样伸出右手，和我们挥手作别。

回想今天，我从中山到珠海，共走访6位百岁老人，了解他们的生活习惯，探寻他们的长寿秘诀，真是收获满满的一天。

老人小『资』卡	姓名：黄丽容
	性别：女
	出生年月：1914 年 10 月
	民族：汉族
	户口登记地：珠海市香洲区

13　诀／汤

汤汤水水，饮食之精。闽粤人，多为胖少瘦多之人，多与此有关。而多喝汤水，亦产百岁之星，乃寿诀之一。

西伯利亚的寒流终于侵袭到中国内地最南端的城市之一，干燥刺骨的风呼啸而过，人们裹在厚重的大衣里行色匆匆。

2020年12月16日下午，我同广州市统计局赖志鸿局长一道前往广州市番禺区探望百岁老人。

车子驶出嘈杂喧闹的中心城区，绕过金碧辉煌的广州圆，穿梭过宏伟的东沙大桥，到达番禺区洛浦街道西三村。西三村是很典型的岭南村落，家家户户傍地而建，村屋与村屋毗邻而居，一条两米宽的村道划开左邻右舍。沿着整洁幽静的村道，我们走进老人的家。拜访的这位老人叫黄木，是位女性，105岁。

"老人家，我们来看望您啦！"一进门，我热情地说道。

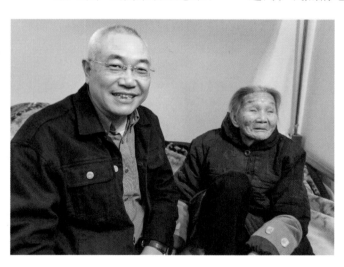

黄老静坐在床榻上，着一件深紫色立领棉袄，手臂戴着蓝灰相间的袖套。她银灰色的头发梳得整齐，眼睛眯成了一条缝，脸颊上些许浅褐色的斑纹无声地诉说着光阴的故事。见到有人来到家里，老人不停地挥手示意我们坐下。

"老人家，您有几个孩子啊？"我问道。

老人听不懂普通话，只是笑脸盈盈地看着我，她的女儿回答道："我阿妈生了3个女儿，我是最小的女儿，我大姐都80多岁啦，我今年也67岁了。"

"哈哈，那是3朵金花，你母亲有福气。"我又追问道，"老人以前是做什么工作的？"

"农民，我阿妈一辈子都在务农种地。"

"老人现在身体怎样啊？"

"我阿妈没有什么基础疾病，只是这些年腿脚不便，不能下地行走，大部分时

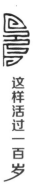

间都在床上。"小女儿用不太标准的带广东口音的普通话回答着。

"老人的生活有保障吗?"我不禁追问。

旁边社区的工作人员告诉我,现在整个社区只有这一位百岁老人,所以老人是名副其实的"社区一宝",除了每个月区里给300元的"百岁老人慰问金",村里还会给"老人金",加上社保健全完善,老人的基本生活不用发愁。

"老人家,您健康长寿的秘诀是什么啊?"我握住老人的手,轻声问道。

老人家仍然没有听懂,她女儿细细寻思了一下,回答道:"饮汤,我阿妈最爱煲汤喝汤,特别是猪脚汤。"

"猪脚汤,胶原蛋白很丰富啊。"我笑着说道。

"我阿妈一辈子脾气很好,没有和别人红脸过。现在我的孙子在中山大学读医科,家里和睦温馨,这都是托老人家的福。"小女儿说罢,满脸洋溢着幸福的笑容。

临别之际,我握住黄老的手,那是一双沟壑纵横又温暖柔软的手。我把慰问品和慰问金交给老人,祝福老人健康长寿。

黄木老人是很典型的岭南农村妇女,在一个世纪的时光旅程中,她温良淳善、勤恳朴素地劳作、生活,脊背向天,面朝黄土,日出而作,日落而息。汤,成为她乏味枯燥生活中的一剂良品,既滋润了平淡无奇的味蕾,也破译了源源不绝的生命密码。

老人小『资』卡	姓名:黄木
	性别:女
	出生年月:1915 年 10 月
	民族:汉族
	户口登记地:广州市番禺区

14 诀/笑

自古，相逢一笑泯恩仇。而今，看百年，一笑活百岁。能笑会笑，活着笑，笑对人生困苦，是生命法宝。

离开黄木老人的家，我们前往番禺区洛浦街道东乡村的梁细妹老人家，她是位女性，105岁。

听村支书介绍，东乡村是个城中村，有7 000多人口，是番禺第二大村。我们走村串巷，远近时不时传来几声犬吠，颇有农家趣味。步入一个院落，进入梁细妹老人家的正厅，厅堂比较宽敞，大概20多平方米，零星摆置了几件简陋的家具，最大件的家具就是木板床，上方用竹竿架起了蚊帐。

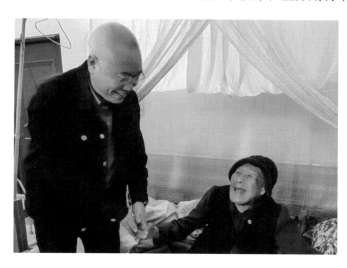

"老人家，我们来看您啦！"

梁老卧在床上，见到我们，兴奋地坐了起来。她戴了一顶深棕色的毛线帽，穿一件孔雀蓝毛呢上衣，套一件黑色棉背心，裤子是略薄的小脚裤，没有着袜，外露的脚上布满了黑斑和泛白的疮痂。天气寒冷，我赶紧把老人的双脚塞进被子里。

梁老满目慈祥地看向我们，饱经风霜的脸上绽开一脸的笑容，每条深邃的皱纹里都洋溢着笑意。她拉着我在床沿边坐下。

"您以前是做什么工作的呀？"我问道。

老人听不懂普通话，身旁的小儿子回答："我阿妈年轻时自己有一手农业耕种技术，她在村里中队做过农艺师，后来也打打散工。"

"您有几个兄弟姐妹呢？"我追问。

"我阿妈生了三个孩子，我是最小的儿子，上面还有两个姐姐，平常由我照顾阿妈。"

"你们家现在是几代同堂啊？"

"也就三代人，我阿妈、我、我儿子。"小儿子有点丧气地回答。

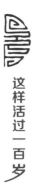

我有些许疑惑："您的儿子多大了，还没有讨老婆吗？"

"我儿子四十多了，有点残疾，现在还没讨到老婆。"小儿子无奈地说道。

我突然意识到这户人家的艰难不易。这时，梁老一只手抓住了我的胳膊，另一只手摘下了头上的毛线帽。梁老的手一直在颤抖，我连忙将她的手塞进棉被，生怕她受冻。不想，她又从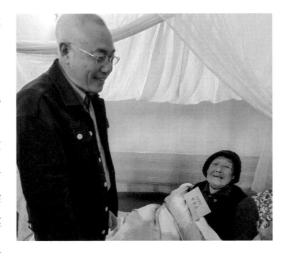棉被里探出手来，用干裂、粗糙得像松树皮一样的手，指向自己嘴里仅剩的一颗牙齿，笑嘻嘻地说："我还有一颗牙。"这一举动逗笑了众人。

我着实觉得这颗牙齿弥足珍贵，这颗牙齿嵌在老人松软的牙床上，伴随酸甜苦辣、冷暖咸鲜走过了快一个世纪，虽然现在歪向一侧、摇摇欲坠，但仍然展示了强大的承受力、生命力。

"老人家现在的身体状况怎样啊？"我继续问道。

"阿妈精神状态都挺好，就是脚痛，早年她盆骨骨裂，不能下地行走，现在耳朵不太好。"小儿子回答道。

我再次把梁老颤抖的双手塞进棉被，示意她躺下。她依旧顽皮地探出手来，指着自己的牙齿，眉飞色舞地说"我还有一颗牙"，又一番逗得满堂男女捧腹大笑。

此起彼伏的笑声在厅堂里回旋，翻转，跃出门楣，钻进了窗外凛冽的寒风中。我望着这间简陋而空旷的屋子，凝视着梁老慈祥和善的笑颜，突然明白，在老人漫长的一生中，她既是以笑待人，温柔淳朴、宽容敦厚地对待身边人、身边事；更是以笑待己，笑看生活的困顿艰辛，笑看人生的潮起潮落。

老人小『资』卡	姓名：梁细妹
	性别：女
	出生年月：1915 年 8 月
	民族：汉族
	户口登记地：广州市番禺区

15　诀/吃

能吃能睡，活到百岁。能吃是福，美味佳肴乃能量之源，延续生命之物。人生吃穿住行，吃为首。吃得下，自然活得自在。

一片欢声笑语中，我们作别了梁老的家。已至下午4点，气温稍微回暖。天空辽阔无垠，如同西方中世纪复古油画般渲染出碧蓝。云朵层层叠叠，像鱼鳞片一样，从云朵的缝隙里漏出金灿灿的霞光。我们马不停蹄驱车前往广州市番禺区洛浦街道洛溪村。即将拜访的这位百岁老人叫郭柳，是位女性，102岁。

经过"洛溪第一工业邨"的牌坊，穿过狭长拥挤的街道，我们的车子在一片池塘边停了下来。老人的孙子在路口迎接我们，热情地带着我们往巷子里走，一番七弯八拐之后，在一座像祠堂的村屋边停了下来。

我驻足细看，这是一座颇具岭南特色的古朴老宅，屋顶铺的石棉瓦，青砖堆砌成的墙壁已经斑驳不堪，大门正上方贴了一张门神像，经过岁月的冲刷褪成黑白色。

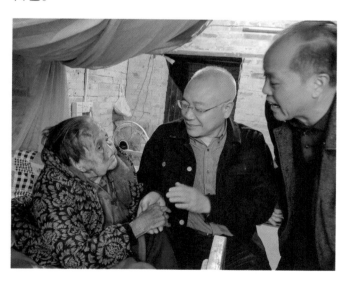

"老人家，我们来看望您啦！"我一边迈进门槛一边说道。

郭老端坐在床榻上，穿一件黑底描玫红色花纹的棉袄，她眼窝深陷，布满皱纹的前额下一双眼睛慢慢放出光来，混浊却温润，透着一股宁静平和。她脸颊的咬肌松弛下垂，耷拉得比下巴还长，但脸膛仍然是红润的。

她的嘴唇深瘪了进去，一开一合微微动弹，好像在咀嚼什么。

"老人家您在吃东西吗？"我不禁问道。

"是啊，我奶奶吃得多，她很喜欢吃各种各样的食物。"老人的孙子回答。说罢，她孙媳妇从墙角拿出一包一包的零食，有桃酥类的、饼干类的、面饼类的，五花八门，不胜枚举。

"老人家能吃，说明消化系统好。"我说道，"老人有几个子女啊？"

"我奶奶生育了5个儿子、4个女儿，现在我们这个大家族是五代同堂。"

"五代同堂，其乐融融啊。"我追问，"老人现在身体怎么样啊？"

"奶奶9年来没住过医院，身体特别硬朗。她爱吃东西，睡得好，每天早上睡到10点多起床。"孙媳妇说道。

"奶奶眼睛也挺好，我的小孙子今年6岁多，回到这里，我奶奶一眼就认出他了。"老人的孙子乐呵呵地补充着。

我继续问道："老人一直住在这里吗？"

"是啊，奶奶一直住在洛溪村，这房子是1958年建的，后来翻修了几次。我们建了新房子想让奶奶住过去，可是她就是不习惯，住了两天又要搬回这座老房子。"老人的孙子说道。

"这座房子冬暖夏凉，看来老人很喜欢。"我继续笑问道，"老人健康长寿的秘诀是什么？"

孙媳妇轻描淡写地说："当然是吃啦，她能吃爱吃，吃什么都香。"

我把米、油等慰问品和慰问金交给郭老："老人家，这是给您的压岁钱，您是老小孩，也是需要压岁的，祝愿您身体健康，福寿绵长！"

郭老接过慰问金，嘴角依旧缓慢地嚅动着。"晚上吃过饭再走。"老人用粤语低声说道。我心里一阵暖流涌出，老人已至期颐，还心心念念着我们的三餐温饱，她如此好客友善，食五谷，品百味，才能捕获生命密钥，在时空长河中生生不息地畅游。

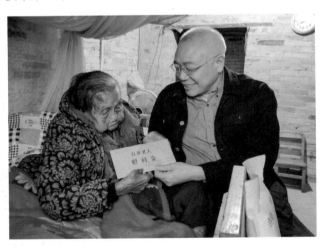

老人小『资』卡	姓名：郭柳
	性别：女
	出生年月：1918 年 7 月
	民族：汉族
	户口登记地：广州市番禺区

16 诀/随

随性随便，天地之间，适者生存。探得一老，随性吸烟（旱烟）、喝酒、打牌，是其百岁秘诀。

告别郭老的家，我们奔赴今日拜访的最后一站——番禺区大石街道北联村，住在这里的老人叫陈润伙，103岁，是位男性。

穿过北联村公园旁的巷子，俯身进入陈老的家。这是一座古色古香的岭南老宅，有一个小院，屋顶用石棉瓦搭出了一个雨棚，棚下放置着一把老旧的竹藤椅、一张残破的圆桌。宅子的门窗是老式木板制成，上面裂开了深浅不一的纹路，门上的一副对联红底黄字赫然醒目："户纳天下万里财，门迎百岁千重福。"横批："福满百岁。"

"老人家，我们来看望您啦！"社区工作人员热情地说。

陈老听见外面有动静，自己拄着一把长柄雨伞，颤颤巍巍地蹀步出来，缓慢地移动到竹藤椅旁，我连忙搀扶着他坐下。

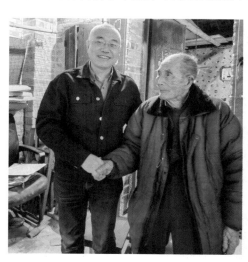

我开始细细打量老人，他的鬓角和脸颊布满了褐斑，身穿深灰色棉袄，枯瘦嶙峋的手上戴了一枚黄金戒指。陈老缓缓地抬起手，拿起圆桌上一杆黑色的长杆烟枪。这支烟枪看上去已经有些年月，细长的烟杆略微褪色泛白，盛放烟丝的口残缺了半块。老人从一个锈迹斑驳的铁皮盒子里捏出一撮深棕色的粗制烟丝，塞进壶口，用微黄的指甲盖压了压。我见此状，立马拿起桌上的打火机，给陈老点火。他也顺势半蜷曲着手掌护住火苗，而后从烟嘴抿了一口。缱绻的烟丝开始燃烧，一缕缕青烟缠绕而出，袅袅上升。

我看着气定神闲的老人，不禁问道："老人家，您这么大年纪了还能抽烟啊？"

"他听不懂普通话，抽了一辈子的烟，这么大年纪了还要抽旱烟。"旁边的男子说道。

"您是老人家什么人啊？"

"我是他的女婿。"

"老人家有几个子女？"我继续追问。

"爸爸有4个女儿，我老婆是最小的女儿，现在由我和我老婆照顾他。"老人的女婿回答道。

"4个女儿，4朵金花，老人家您有福气呀！"我对着吞云吐雾的老人说。

我也捏了一小撮烟丝，感觉有些许受潮，放在手心，将鼻子凑近闻了闻，有淡淡的草香。

"这种烟丝贵吗？"我问道。

"不贵不贵，爸爸很随意，不讲究，只要有旱烟抽就行，这种烟丝20块钱一斤。连这个长烟枪都用了十几年，当时是别人捡到了不用送给他的。"女婿爽快地回答。

"老人家以前做什么工作呢？"我追问。

"爸爸是农民，他耕了一辈子的田。"

我又仔细看了看圆桌上的物件，全是颇有年代感的"老古董"：一盏白陶瓷的宽口径酒杯、一把短烟斗、一顶灰蓝格子的鸭舌帽、一副棕色粗框的老花镜、一双黑绿相间的棉线手套。

"老人现在身体怎么样啊？"我问道。

"爸爸身体很好，就是耳朵听不太清楚，要大声跟他说话。他平常都要用老花镜。"说罢，女婿指了指桌子上的老花镜。

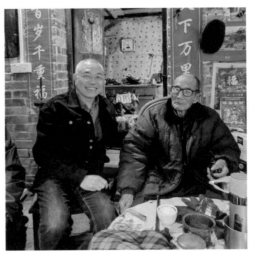

我拿起老花镜，小心翼翼地架在老人的耳朵上，他也稍微整了整镜框，随性地看了看我，又打量了一圈众人，样子活像一位学富五车的文坛泰斗。

"我看到这里还有个酒杯，老人家还喝酒吗？"我问。

"是啊，他每天晨起要喝一杯白酒，
低度的，很随意地，不用炒菜，然后就自己慢悠悠地去村口吃一碗云吞面。"女婿乐呵呵地回答。

"老人家现在每天吃得多吗？"我继续问。

"不多，早上就是云吞面，中午晚上就是一撮米，煲粥给他吃。"

"您觉得老人长寿的秘诀是什么啊？"我询问道。

"爸爸一辈子都随性、随意，他的吃穿用度都很随便。他不挑东西，隔夜菜也

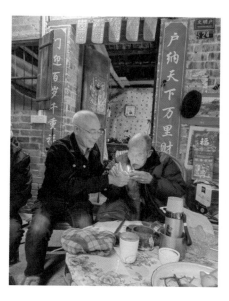

吃，腌制食品也吃，梅香咸鱼是他的最爱。你们看他年纪这么大了，抽旱烟，喝白酒，他还打纸牌麻将呢，而且他是牌场高手，年轻人都打不过他。他这个长烟枪用了十几年，短烟斗用了三十几年，都没换过。"女婿说道。

　　或许是因院子里围聚了众人，陈老如孩童一般兴致骤起，他放下长杆烟枪，取上短烟斗，又捏了一小撮烟丝，我替他点火，再一番吞云吐雾、烟雾缭绕。

　　待他吸完烟之后，我们作别了陈老。返程途中，已是下午5点多，云朵被镀上了一层薄薄的夕阳余晖，镶嵌出金丝边。东沙大桥依旧气势恢宏，车流涌动。

　　我的脑海里细细回放下午的几场拜访，每位老人如此相似却又各具特点，就好像每棵参天大树都直插云霄、笔直生长却有盘根错节的形态，每条河流都生生不息地奔向大海却各自蜿蜒曲折。陈老随性随心、随意随便，看似抽烟喝酒打牌"五毒俱全"，却也在生命的维度里烙下了不可磨灭的印记。

老人小『资』卡	姓名：陈润伙
	性别：男
	出生年月：1917 年 1 月
	民族：汉族
	户口登记地：广州市番禺区

	拳	好		宄	暖
	早	进		定	粥
	慈	诉		方	戎
	爱	福		绣	艺

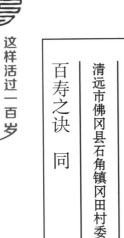

百寿之诀 同

二〇二〇年十二月十七日

清远市佛冈县石角镇冈田村委

17 诀/同

夫妻本非同根生，却是同林鸟。同甘共苦，一同历经磨难。命运相连，共呼吸，知冷暖，幸福成双对，百岁成双在，实罕见。

2020年12月17日的清晨，穗城寒风阵阵，路人大都蜷着身子，行色匆匆，而我内心暖流涌动，雀跃不已，因为再过一会儿，我就可以见到清远市佛冈县唯一一对百岁夫妇了。

这对百岁老人住在石角镇陇头村的一间小屋子里，丈夫名为曾金桥，妻子名为黄玉休。进入巷子大概走20米，就到这对老夫妇的家了。

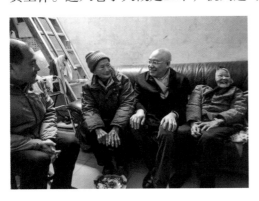

一进家门，就看到沙发前摆放着一个燃烧正旺的炭炉，两位老人家朝炉而坐，面色红润，一见到我就挥着手热情地招呼我坐在他们中间。

"爷爷，家里真暖和呀！"我一边坐下，一边朝曾老询问道，"您今年多大年纪啦？"

曾老腼腆地回应我："103岁了。"

他们的儿媳妇过来解释道："村里人年纪都报虚岁，会大1岁。"

为安全起见，他们把放在人群中间的火炉往屋子里侧移了移，此时的我感受到握住的老人家的手显得更暖和了。

这对老人家有3个儿子、5个女儿，膝下还有5个孙子、4个孙女，1个重孙和4个重孙女，真是一个了不起的四代同堂的大家庭。

"婆婆是本地村民吗？"

"我以前是从别的村嫁过来的，那个村子的人都姓黄。"

我继续半开玩笑地打趣起黄老："婆婆，那您猜猜我今年多少岁了？"

黄老认真地问我："有没有80岁哦？"

众人听完哈哈大笑起来，黄老一脸的不好意思："哎呀，我猜不到的呀！"再有人让她猜年龄，她就不猜了，只跟人家认真地说："哎呀，我猜不到的呀！"真是一位可爱的老人家。

我忙跟众人解释："年纪大了之后，自然看啥都小。在我们看来，90多岁的老爷爷、老奶奶大我们好多，但在百岁老人眼里，哪怕比他们小1岁，那都是小。大家的评判标准不一样，角度和答案自是不同的。"

众人都表示赞同，紧接着我又向老人家问起身体健康方面的一些情况。

一旁较为寡言的曾老开口答道："以前抽烟，但不喝酒；现在烟也不抽啦，就是血糖有点高。"

我看二老虽然牙都掉光了，但身体还算硬朗，千金难买老来瘦，精气神也好，心里真替他们高兴。

"佛冈总共24位百岁老人，您家里就有两个，真是令人欢喜，老人家这么长寿有什么秘诀吗？"

老人家一听，笑得更开朗了。黄老拍了拍我的手，说："我们两个以前一起干活卖菜，一直到2015年以后才没卖了，腿脚不太好了。但是我们啥都吃，不挑食，比如豆豉、咸鱼啊。吃完饭以后就一起喝喝茶，普洱什么的，也不挑种类，大家边喝边聊天。今天你们来，我就觉得很开心，很幸福。"

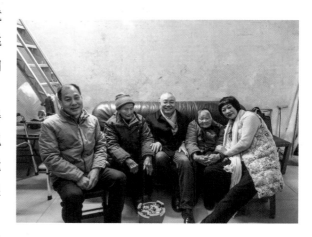

"二老平常很开朗，事情看得很开，日常饮食从不挑剔，也很规律，而且特别爱吃鸡蛋，他们就觉得鸡蛋是好东西，平常睡眠也很好。"他们的儿媳妇补充道。

是啊，人是相互影响的。那些一起走过的千千万万个日子里，充满着多少柴米油盐的生活琐碎？如果不是夫妻之间的扶持和体谅，单是冷暖自知和孤军奋战，能轻松度过这漫长年岁吗？曾老和黄老的百岁相伴，给了我答案。本非同根，喜结连理，同甘共苦，并肩同行，自是能有枝繁叶茂的力量，能有笑看时间的底气。

临走时，我用刚刚学会的当地话，跟两位老人家说："很有福气！"希望他们照顾好自己的身体，10年后人口普查再见，照样健康长寿。

走出屋外，寒意袭来，但我的心因为这两位老人家，拥有了双倍的温暖。

老人小『资』卡	姓名：曾金桥
	性别：男
	出生年月：1918 年 2 月
	民族：汉族
	户口登记地：清远市佛冈县

老人小『资』卡	姓名：黄玉休
	性别：女
	出生年月：1920 年 8 月
	民族：汉族
	户口登记地：清远市佛冈县

同	连	豁	梦	信	太	虔	小	寡	觉
简	预	发	福	俭	童	自	慈	诉	平
好	淡	拳	依	酒	连	国	情	方	戎

18 诀/逆

百寿之诀 逆

二〇二〇年十二月十七日

清远市佛冈县石角镇凤城村委

人生，丰盈顺易，艰苦逆难。恰恰如是，家境从好变差，让人可在逆境中磨砺，经历由甜至苦，又苦尽甘来，风雨兼程，赢得从娃娃亲至百岁老人的凤凰涅槃。

从曾老和黄老的家离开后，我们当即前往下一位百岁老人宋桂好的家。因为这两户人家同镇不同村，车一会儿就开到了石溪村口。往里走可以看到学校、一块块面积不大的菜地和村里人建的漂亮房子，其中那幢不是很高的粉砖洋房，就是宋老的家。"妈妈还没睡醒呢，我去叫她，大家先坐。"宋老的儿子带着笑容招呼我们进门。一楼厅内陈设简单，但留的走道都很宽敞，想是为了便于老人家行动，我这么想着，只见宋老拄着助行器慢慢地向我们走来，我赶忙上前扶她。

来之前，我专门请教了佛冈县统计局宋远玲局长当地人是如何称呼老人家的，她告诉我，可以称呼他们为阿母或阿伯。

宋老坐下后，她的小儿子拿来毛毯给她盖在腿上，我帮忙掖了掖毯子，问道："阿母，您身体怎么样？"

她不紧不慢地回答我："前阵子摔了一下，其实还好。"说完，便紧紧地握着我的手，充满了力气。

"您还记得您今年多少岁了吗？"我笑着问宋老。

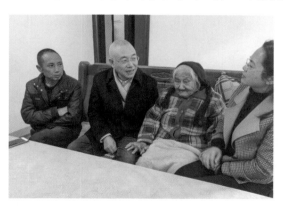

"我101岁咯，9月13日生的。"她颇为自豪地说。

"哇，您记得很清楚啊。您年轻时是做什么的呢？"我继续问道。

"卖东西，我老爸很有钱的，小时候不用干什么。我还读书了呢，读了6年，但是听不太懂普通话，可以写一点点的（字）。"

大家一听，不由得啧啧称赞。

"那可以当老师了，以前日本鬼子进过村吗？"

宋老笑了笑："知道他们进过的呀，但是没看过，看过就没命喽。"

我们笑成一片，这老人家真是风趣。我回过头询问坐在另一边的小儿子："家里有几个兄弟姐妹？"

"本来有4个的，有个哥哥去世了，现在只剩我大姐、我哥和我。大姐70多岁，我哥的女儿都做外婆啦！"

我惊喜道："不容易啊，五代同堂，好福气，好福气！阿母您这么大岁数了有什么诀窍吗？"

宋老坐直起来说："我每顿都吃一大碗饭，没有大鱼大肉，我不爱吃那些，我吃菜，还爱喝白开水！"

小儿子也说："妈妈她比较少吃肉，身上也都没有什么病痛，就是最近摔了一下，前阵子有点心悸就去医院住了几个月。"

"那还是身体底子比较好，现在看着还是很精神的。"我边说边握了握宋老的手。

"我做闺女时比较幸福，嫁过来时婆家挺穷的，啥农活都干过了。以前种菜卖菜，到九十四五岁才不去卖了，孩子们也是卖菜的。"宋老用清澈的眼神望着我，这种清澈不同于孩童，是彻悟后的简单。

"对，我们家都是老实卖菜的。妈妈不卖菜了以后觉多，她晚上八九点就要睡觉了。"小儿子接着说。

"哦，原来是家境好的小美女，后来才辛苦，现在又享福啦。"我正说着，宋老害羞起来："我17岁就嫁过来了，那会儿都没什么女孩子读书的，所以没有对比怎样都是靓的啦。"她顿了顿，继续说，"我以前家里好贵气的，有两个老妈，我妈妈是大老婆，17岁就生我了，我弟弟曾经是村里小学的校长。"

我感叹道："所以说嘛，您母亲给您的体魄是最好的了，娘家在村里算书香门第了呢！"我又问道，"那后来怎么样了？"

宋老笑笑说："我妈妈人很善良的，人缘很好，当时没被划到地主和富农里，我们家被分在中农那边。"

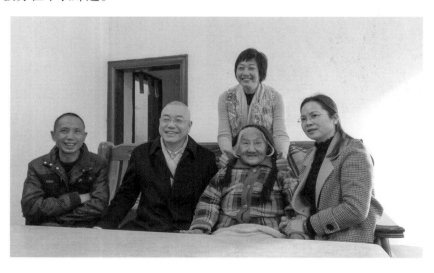

老人家的记忆力真是好，过去那么多年的事情都还能记得，许是印象实在深刻，才能破除时间设下的桎梏。

大家对从前家境较好的宋老后来是怎么嫁过来的甚是好奇，都缠着让老人家讲讲以前的故事。宋老便娓娓道来："小时候我奶奶带我来村里看大戏，亲戚见到我就问我奶奶，愿不愿意认识那户姓黄的人家，结果一见面，3岁就定下了娃娃亲，到后来我17岁了才嫁过来。虽然婆家穷了些，但我先生那个时候可是很英俊潇洒的，我也愿意嫁他，不过他71岁时就走了。"

宋老说这些时脸上仍透着当时的幸福，我想，逆境是不可怕的，顺逆本是外在，如何度过全在个人内心。由甜至苦，而后苦尽甘来，才更让人倍感珍惜。老人家现在看着中气十足，精神饱满，这就足够了。我还了解到，每个月宋老都能领到1000多块钱的养老补贴，有什么困难，村委会和妇联都会帮忙解决，日子越来越好，幸福感与日俱增。回甘人生，百岁笑谈，能有几人幸而遇之？

"希望大家都活到199岁！"宋老欢快地笑说，露出最后一颗倔强的牙。我不舍地起身离开，希望老人家更加健康长寿！

老人小『资』卡	姓名：宋桂好
	性别：女
	出生年月：1920 年 9 月
	民族：汉族
	户口登记地：清远市佛冈县

早	进	护	葆	定	粥	净	绿
聪	依	爱	福	育	舍	绣	艺

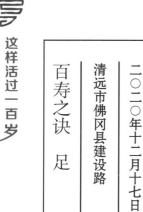

19 诀/足

百寿之诀 足

清远市佛冈县建设路

二〇二〇年十二月十七日

足，知足常乐。人生不如意事十之八九，而知足不亦乐乎？向上与向善之间，易知足，益于延年益寿。足为镜，堪为幸，百岁寿。

离开石溪村，我们驱车前往今天探访的最后一位百岁老人家中。佛冈县共有24位百岁老人，其中男性有4位，钟清胡老先生就是其中之一。来到佛冈县建设路的一座楼前，爬上三层楼梯，我们就到了钟老的家中。灰白的头发、瘦削的脸庞，身上着一件黑色棉服，钟老挂着拐杖，双腿并拢端正地坐在不大的厅里，身后的墙上贴着一幅锦鲤戏莲图，莫名地有了一种禅意。

"老人家，我们来看您啦！"我坐在钟老身边，向他问好。许是没听清，老人家静静地坐着，并没有回应我，一直目视前方。他的儿子钟文元走了过来，跟我解释道："爸爸的耳朵现在听不太清了，得凑近大声说才行。"我指了指凳子让他坐下聊："老人家以前是干什么的呀？"

钟文元自豪地回答："爸爸以前当了很多年校长，在石角东轩小学、塘二小学、凤城小学、冈田小学都干过，到1980年就退休了。"

我一听，原来是知识分子，顿时对老人家更加敬重起来："家里生活怎么样？有没有困难？"

"现在退休金有4000多块钱。我妈也90多岁了，不过身体要比我爸差一些，现在基本上是不能自理了，需要有人照顾。有时候遇上病痛，4000来块就不一定够用。"钟老的儿子说完，用粗大的手掌来回摩挲着膝盖。

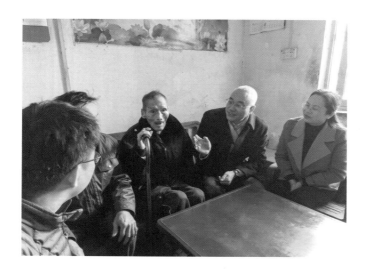

我便关切地问他："您现在有工作吗？"

他笑起来："我2009年就退休了，我年轻时学校还可以顶岗，要能干活的，我就在学校工作了，干后勤那些工作，到五十好几就得退了，退休金跟我父亲的差不多。"

"那您在家里是老大吗？孩子多大了呀？"我继续问道。

"不是，我上面有两个大姐，在我后面还有五个弟弟妹妹，我弟弟也60多岁了，身体不太好。我身体还行，所以父母就主要是我在照顾。不过我妹妹会经常来帮忙，我给我父亲冲凉，她来照顾母亲。我小孩都四十好几了，孙子在读初中。"

钟老坐在我身边，依旧静静的，就是挂着拐杖的手不停地抖着，我便问钟文元他父亲是否一直都这样手抖。钟文元告诉我，钟老年纪大了之后就有一点手抖，但是不碍身体健康的，只不过老人家好像吸收不太好，就很瘦，耐不住寒凉，所以天气冷了之后手抖就更明显了。

我继续请教他钟老如此长寿的秘诀。他摆了摆手，笑起来："家族里就我父亲比较长寿，没有这一方面的基因。平时吃饭也都跟我们一起吃，他能吃一碗饭，吃不下就过会儿再吃，有时候我们也煮点鸡汤给他喝。早餐他都吃些容易消化的，稀饭、麦片、鸡蛋、猪肉等。要真说有其他的秘诀，应该就是我父亲这人很容易满足，心里没有想什么事，日子都很平凡、满足地过，知足常乐嘛！"

我听完，不由得深思起来。这位钟老先生，将他的青春和身体最强壮的时刻都奉献给了他钟情的教育事业，如今寡言一些，许是因为年轻时已将该叮咛的千言万语一字一句刻在了神圣的讲台上。老人家的百岁人生，因知足而畅、而乐，收获的

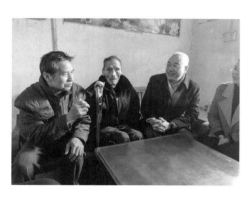

点滴幸福虽小却能聚成河海。难吗？生活遍地有花。易吗？多少人因贪妄而痛苦悲伤。便是这一"足"，就够我们穷尽时间修学。

离别时我大声地跟钟老说："您为人师表，令人敬重，祝您福如东海，健康长寿。"他依旧静静地坐着。走出他家的房门，我回过头望他，老人家举起了枯槁的左手朝我们挥了挥，我知道，他其实听见了。

老人小『资』卡	姓名：钟清胡
	性别：男
	出生年月：1918 年 6 月
	民族：汉族
	户口登记地：清远市佛冈县

20　诀/勤

勤，为勤俭，亦为勤快，还为勤勉，去尽心尽力做到。勤生产，勤亦生命，蕴含着对生命意义的不同诠释。勤不亏欠，恰恰以长命回馈你我。

2020年12月18日的清远比昨日风小了些许，下午太阳出来后更加暖和了，我们一行人准备趁着这大好天气，前去探访清城区的几位百岁老人，第一站便是黄金布村委会长丰五村小组的朱杏老人的家。

车一路都开得很平稳，村口的路修建得很好，老人住得离村口远了些，我们的车还得再往里开。过了那条只容一车通行的小道，再拐个弯，就到了朱杏老人的家。这里真是别有一番天地，风过竹林声飒飒，日照丛簇影斑斑，金灿灿的阳光洒在红墙上、门庭上、屋顶上，我想这间屋子肯定温暖。

还没进门，老人的儿子就出来同我们问好，我们在他的带领下，走进朱杏老人的卧室。房间不大，房门正对着一扇窗，窗外是一簇长势正好的竹子，窗子下面堆着一些旧物和长条木凳，再过来一些便是朱杏老人躺着的中式木板床。老人家刚睡完午觉，她儿子扶她起来半靠在床边，听见我们进来，老人家还想再坐起来一些。我赶忙扶了扶她，意思是她就这样倚着挺好，帮她披紧被角，生怕她着凉。

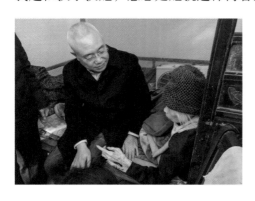

她儿子告诉我们，朱杏老人前些天洗澡摔了一下，所以这几天都没怎么下地。

"老人家，我们来看您来了。"我坐在朱杏老人床边，笑着同她问好。老人家从被窝里伸出手来，紧紧地握住了我的手，手很热乎，瘦瘦的，我轻轻地回握她。

"吃饭了吗？"朱老慢慢地问我。

"吃啦。"我答道。老人家现在还能说话，思维也很清晰，原本听到她摔倒了会有些担心，看来这几天休息得还行，我渐渐放下心来。

我问她儿子："老人家一直都住村里吗？年轻时是干什么的呢？"

"我们家务农，都住在村里，妈妈以前常常下田干活。"她儿子站在床边，同我讲道。

"家里有姐姐或弟弟吗？"

她儿子回答："妈妈生了六个孩子，四个女的、两个男的，我在家里排第三。"

"那你小孩多大了？家族里还有其他长寿的人吗？"我问道。

"我儿子有个女儿，今年刚念完书，找着工作了。"她儿子想了想，继续道，"家里就妈妈是最长寿的了。"

朱杏老人一直跟她这个小儿子一起住，曾孙女在飞来峡镇政府上班。平时老人有老人金补贴，生活还过得去。老人能听清一点点我们交谈的内容，见有人拍照，还跟着我一起竖了大拇指。我请教她儿子老人家是什么原因让她能这样长寿，她儿子说："妈妈可勤劳了，很爱劳动，去年都还在干活，而且很爱聊天，她喜欢有人没事就跟她说说话。"

话音刚落，朱杏老人就悄悄地问我："有没有跟我一样老的人呢？"

我们笑起来。"有的有的。"我同她讲道。

朱杏老人接着说："我摔了一下，所以身体不太好了。"

我安慰她："没事，好好休息，您会健康长寿的。清远可是广州的后花园，这里空气和环境都很好。"

我和区里来的同志一起给老人送上了精心准备的慰问品和补贴金。老人惊喜地问道："这是给我的吗？"我笑答："对，给您的，记得拿去买点好吃的补补。"老人还在一直重复地确认是不是给她的礼物，像个可爱的小孩，脸上满是幸福。

我问她儿子，老人平常念叨或者抱怨哪些事情。她儿子说老人家其实一直任劳任怨，而且年轻时勤干活，手脚麻利，所以没有什么感到困难的事情。

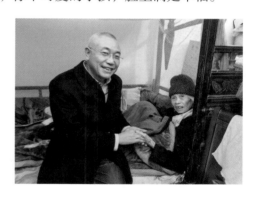

曾国藩曾言："家俭则兴，人勤则健。"这是简单易懂的道理，但要坚持一生，实属难得。朱杏老人的勤，既让劳作变成生活中的日常，小化悲喜；又让自己的身体健壮起来，行进百岁。身边人、身边事，也都因勤，而轻松快活起来。

欢聚的时光短暂，我们同朱杏老人不舍告别，叮嘱她儿子要照顾好老人家，希望下次人口普查能再见。

老人小『资』卡	姓名：朱杏
	性别：女
	出生年月：1919 年 7 月
	民族：汉族
	户口登记地：清远市清城区

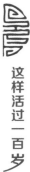

百寿之诀 忘

清远市清城区平塘村委

二○二○年十二月十八日

21 诀/忘

忘我，无我，是生命的一种境界，难能可贵。我们向百岁老人致敬什么呢？我想就是这种忘我和无我的自然本能，不计付出，甘于奉献，构筑一个内心独门独院的精神家园。

离开朱杏老人的家后，我们前往平塘村岭边一村小组，去探访另外一位百岁老人——谭汝兰。谭老今年102岁了，我们到的时候，她正坐在村道边上的大树下晒太阳，脸红扑扑的。

"老人家，我们来啦，您今年多少岁了呀？"我在谭老身边站定后便弯下腰同她问好。

"哎呀，记不得啦，我也不知道我多少岁了。"说罢，老人家笑起来，清脆如铃，令人欢喜。

她儿子走过来告诉我，老人家身体还很硬朗，行动方便，很爱出来走走，没事就会在树下坐会儿。

我见阳光正好，便邀请谭老一同来路边走走，晒晒太阳。见她拄着拐杖，我边扶着她，边叮嘱她慢慢走。

谭老一步一步走得很稳当，就是手凉了些。

"老人家，您手凉凉的，冷不冷啊？"我问她。

她回道："要戴手套的，不然手冷，看我都包着头，头吹不了风。"

黑色的棉布包裹着一头银丝，谭老整理得很整洁，看上去精神、漂亮。

我询问她儿子谭老生了几个孩子，他告诉我，老人家总共生了七个孩子，只不过有一个已经不在了。他自己的小孩已经40多岁了，有两个小孩。现在谭老是跟儿子和孙子住，七口人，家里收入主要靠孙子、孙媳妇等务工的工资。

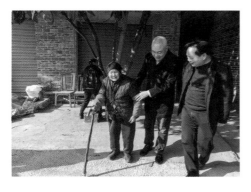

"老人家，站这么久了会不会累呀？"我一边问谭老，一边帮她把树下的木凳搬了过来。

她慢慢地坐下，我们继续聊了起来。

"您平常爱吃什么呀？"我握着她的手问。

她不紧不慢地回答我："都吃呀，猪肉吃，菜也吃，我会做饭。"

她儿子补充道："对，妈妈现在都还做饭，平常都喝井水。"

真厉害！我心想。"您从哪里嫁过来的？现在每个月有长寿金吗？"

"我以前是隔壁村的，这房子都是我们自己建的，钱有发的，发了好久了。"老人口齿清晰，表达很流利。

我还向她儿子了解老人家的生活习惯。他告诉我，谭老一直都早睡早起，自理能力也很强，吃完早饭她就爱来树下坐一坐，呼吸新鲜空气。平常他们白天有事不在家，她都自己做饭吃，晚上也自己冲凉。不过他们都会留人在家里陪老人，邻里之间也会互相照应。

谭老的丈夫1979年就走了，但对于她来说，日子还得过，路还得往前走。一个人坚强撑过难挨的时光，忘记伤痛，接受自然，甘于付出，无私奉献，岁月馈赠她的是健康和长寿，是与世界温存的时间和快乐的机会。

我们将准备已久的补贴金和慰问品赠予谭老，老人家不好意思地收下，连说了好几句谢谢，转身把手往口袋里掏了掏。

"来拿个利是，您也身体健康。"谭老热情地递给我一个利是，我忙说不能收。旁边人见状，就跟谭老说那给个利是封也是祝福。见推辞不下，我便只收下了谭老给的利是封，算是如了老人家的意，红金带闪，意义非凡。

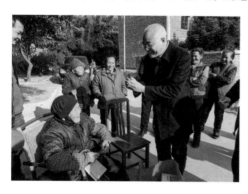

"老人家，我们回去了，再过十年，下个人口普查，您定健在，到时我们还会再见！"我同谭老作揖告别，敬其忘我，敬其忘忧，慕其身体健康强壮，慕其精神家园丰满。见谭老望向远处，我也抬眼，只见日光之下，山丘连着山丘，田地一小片一小片地错落着，像极了起伏人生，尽头满是光亮。

老人小『资』卡	姓名：谭汝兰
	性别：女
	出生年月：1918 年 7 月
	民族：汉族
	户口登记地：清远市清城区

22 诀/信

信念与信仰，对于一个人的生命来说，同等重要。有了信仰，不愁生命没有意义。日子虽然平淡，平平淡淡总是真；在平淡之中注入信仰，如同生命有了新的血液和肌理，支撑着活着的意义。

我们一行人继续赶往下一户，去探访今天的第三位百岁老人——李杵连。李杵连老人住在长埔大塘村，因为是拆迁户，建有一栋6层的漂亮房子，看样子家里经济条件不错。我们走的巷子要比之前去的几户人家都宽敞很多，是打扫得很干净的水泥地，走起来不费劲，正适合老人家饭后散散步。

一上3楼，就听见老人家爽朗的笑声。

"来啦，快进来坐！"李杵连老人站在门口迎接我们，热情地同我们问好。

我伸出手去扶她："老人家，您快坐，我们来看您了！"

她哈哈笑着，同我们一道步至茶几边，我请她坐着聊会儿："老人家，您有几个小孩呀？"

李老笑着回我："我有好几个小孩，3男1女。"

工作人员在一旁向我介绍道，李杵连老人是一名有着60年党龄的老党员了，从1960年入党到现在，一直都听党的话，信党、信人民、信科学，年轻时还是生产队的成员，干了不少活。

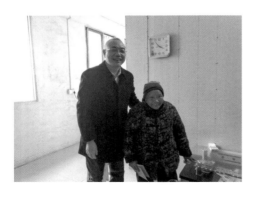

我见老人家依旧精神矍铄，便同她拉起家常："您身体怎么样？以前也是这个村子的人吗？"

李老说："还行，你说的我都还能听得见，我以前是从旧城区那边嫁过来的，小孩都是我带大的呢！"说罢自豪地笑起来，笑声清脆有力。

她儿子也跟我说："我父亲30多岁就过世了，我们都是妈妈辛苦带大的。以前家里人都耕田务农，后来日子好一些了，我们都一块儿住。"

我便继续问道："那老人家身体健康最主要的原因是什么呢？"

她儿子摆摆手告诉我，老人家日子过得很平淡，没有什么独特的原因，年轻时

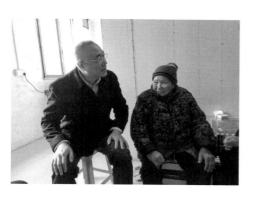

的生活是很艰苦的，但李杵连老人都一一坚持了下来，而且因为是共产党员，老人家也不烧香拜佛，就信她自己，办法总比困难多。

生活的洪流对李老或多或少有不同程度的冲击，但她并没有怨天尤人，没有消极沮丧，而是从容刚强，笑对人生。她对党的信念从没变过，默默承担着一份为社会、为家庭的责任，思想豁达向上，生活态度积极客观。云卷云舒，花开花落，自有规律和周期。李老的信念与信仰，或许正是她承载延绵岁月的基底。

走之前，我们向李老问了个问题。在问到老人家有何心愿时，李老淡淡地说："身体好，就行了，也没有什么其他特别想要的。"身体健康，生活才有质量，才可以拥有天马行空的思想的权利，才可以拥有能按照自我意志行动的躯干和体魄。对百岁老人而言，人生之路已走了很长，还能继续多久，尚是未知。但纵是未知，我们仍对其憧憬，向其努力，信念坚定，信仰常驻，便能迎接生命里新的肌理，越发美好起来！

老人小『资』卡	姓名：李杵连
	性别：女
	出生年月：1920 年 10 月
	民族：汉族
	户口登记地：清远市清城区

豁	和	便	睡	立
棋	依	福	舍	艺

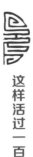

23　诀/简

简，像风一样自由。抓住了它，它就是你的，就是生命的无价之宝。人生，不仅仅是开始加法，后面减法。其实，加法与减法能并着用，生命大道至简。天地之间本无院，门亭楼阁不争高。

离开李杵连老人的家时刚过下午4点，听闻这次"七人普"，清远市清新区登记了一位120岁高龄的老人家，我们当即决定驱车赶往清新区浸潭镇五一村委会的罗洛村，去探望这位高寿的老人——刘执女士。

一进屋，我们便见到一位瘦瘦的老人坐在窗子旁的木椅上，她戴着紫色毛线帽，穿着玫红色毛衣马甲，佝偻着背，怀里抱着一个暖水袋。她抬头看向我时，我看到了她深陷的眼窝和鬓边的些许银丝。这就是刘老没错了。我轻轻地走到她旁边的长椅上坐下，向她问好。

刘老微微地点点头，伸出手来同我握着，手上的温度一下子温暖了我。

她的儿子、儿媳从里屋出来招呼我们，不好意思地同我们说都没烧水，我笑着让他们坐下来，说大家聊聊天，陪陪老人家就行了。

她儿子坐在刘老的另一边，跟我们介绍起来。他是刘执老人最小的儿子，有个15岁的孙子。老人家育有6男3女，但是6个兄弟里，目前只剩他一个，不过哥哥们最长寿的有活到了90多岁的。外甥女里很多都当了妈妈，所以他们家现在是四代同堂。现在刘老是跟他们夫妇3人同住生活，老人的起居饮食都由他们照料。老人家的身体还行，就是膝盖不太好，偶尔会说痛，现在别人说话听不太清了，能认得出他和他妻子的声音，但要凑近耳边，很大声地喊，刘老才能辨认出来。

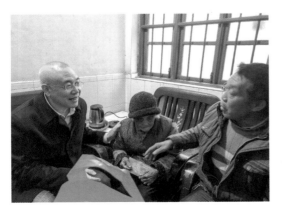

我便向他请教老人家120岁长寿有什么秘诀。他认真地告诉我，刘老平常很忌口，她觉得不能吃的都不吃，比如鸡、鸭、鹅和豆制品等，只吃青菜，以清淡为主。正餐都是一碗饭，不过早餐能吃两碗玉米磨面，当地人称麦粥。除了饮食简单，老人家的作息也很规律。刘老每天晚上都准时8点睡觉，夜间也不用起来上洗手间，早上7点就能醒。吃完早餐后刘老就会拿着扫把扫扫地，搞搞卫生。即使看不太清了老人家也还是会扫，凭借着微微的光感知身边的人和事。老人不喜烦忧，遇事能简则简，也乐观，看得开。我想大道至简，便是如此吧。

"现在都还能扫地啊？可真厉害。"我打心眼儿里佩服这位坐在我面前的瘦瘦的老人。

她儿子补充说："妈妈年轻时身体可好了，都不用怎么看医生，现在也是。她以前在生产队里还是集体的劳动模范呢！"

说罢，她儿子起身去拿放在桌台上的户口本和身份证，我双手接过，细细看了很久。刘执老人的身份证上，登记的出生年月是1900年3月8日。照片上的刘老，头发虽白，眼睛却炯炯有神。大家都觉得刘老真了不起，老人家13岁时就嫁过来了，出生在清朝，不过刘老并没有缠足，到这一刻，生命已与历史交织，与时间相融，至简人生，也有别样的精彩。

交谈之际，刘老的儿媳端来一盆热乎乎的芋子和地瓜，热情地请众人品尝这亲手收种的粮食。我们一边聊着天，一边分享这难得的美味，再冷的天，也在众人的欢笑声中暖和起来。

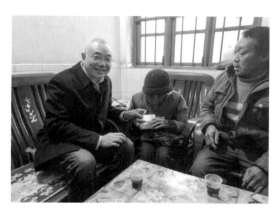

又近离别之际，我同刘老握手告别，祝福她身体健康，无病无痛。我不舍地离开刘老的家，坐上返程的车。车出罗洛村，我还在回味着这个自己亲眼见到的120岁老人。她一餐一碗米饭，生活可自理。天冷，老人抱着暖水袋，低着头。我握着她的手，暖暖的。她白天出去锻炼甩手，只吃青菜与猪肉，不吃鸡、鸭、鹅。见到120岁的老人，仿佛回到了清朝，穿越时空，抚摸到了长寿的信心。吃了她家现煮的芋子、地瓜，内心热腾腾的、美滋滋的。窗外夕阳铺向远方，虽近黄昏，仍旧美得让人惦念。

老人小『资』卡	姓名：刘执
	性别：女
	出生年月：1900年3月
	民族：汉族
	户口登记地：清远市清新区

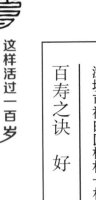

百寿之诀 好

深圳市福田区梅林一村

二〇二〇年十二月二十日

24 诀/好

　　自古，好事多磨。人生亦如此，好字多活。见好，想好，活好，生命来自美好。即便坏事，也可变坏为好，无不在其中见证生命的态度。

　　2020年12月20日，第七次全国人口普查事后质量抽查广东组总结会在深圳召开，深圳市常务副市长刘庆生接见抽查组一行及省局陪同班子成员。借此机会，我计划走访深圳10位百岁老人。"1920年5月出生的邹淑媛老人、1917年5月出生的林华英老人、1919年7月出生的蔡亚珍老人……今天要拜访的百岁老人都是女性。"果不其然，长寿者中女性居多，这在人口结构相对年轻化的深圳体现得更为明显。

　　在深圳市统计局副局长谢军徽、福田区副区长舒毓民的陪同下，我来到深圳市福田区梅林一村，第一位拜访的邹淑媛老人在今年5月刚度过百岁华诞。一进老人家里，可以感受到这是一户人文气息浓厚的家庭。邹淑媛老人一家热情地招待我们，老人也不停招呼旁边的人坐下来。

　　"您老家是哪里啊？"我关怀地问。

　　"我是大连人。"老人回答。

　　"老人家，我看您精神很好，您年轻时候肯定是个美人胚子。"老人听力有点减退，在一旁的女儿将我的话大声重复了一遍，邹淑媛老人听清楚后，开心地笑了。

　　"这是我妹妹的照片，我妹妹是北京电视台的主持人；这幅画是一位画家帮我妈妈画的。"她女儿向我们介绍墙壁上的画，画里的老人簇拥在鲜花中，面带微笑，神态安详。

　　"我妈妈有6个子女，前面5个都是女儿，我是老四……"邹淑媛老人的女儿非常健谈，担任过集团董事、总经理等职务，是一位事业成功的女性。

　　邹淑媛老人身板直，眼神好，精神矍铄，虽然满头银发，但举手投足之间充满着活力与热情，老人的女儿跟我们介绍，老人长期以来保持着良好的生活习惯和乐观开朗的生活态度，喜欢阳光、鲜花、美食等一切美好的事物。

　　"您能够长寿百岁的最大原因是什么？"我问老人。

　　"社会好，如果在旧社会哪能有这么好的生活啊！"听得出老人有一颗感恩的心。

　　"您能告诉我们，您健康长寿的养生之道吗？"我想了解生活水平提高之外老人长寿的秘诀。

"吃得好，睡得好，看哪儿哪儿都好，情绪好！"老人一连说了四个"好"。

"现在政府每个月给我母亲2000元，深圳福利好，她很开心。"女儿在一旁补充道。

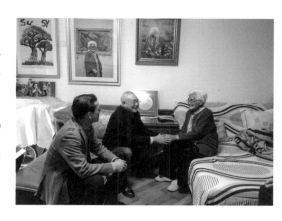

在与邹淑媛老人谈话期间，老人紧紧握住我的手不放，我可以感受到老人双手的温度。经历了一个世纪的沧桑岁月，邹淑媛老人身上闪耀着中国女性勤劳善良、质朴典雅的美好品质。忠厚传家，她为整个家族带来至真至诚、至善至美的家风传承，如今，其子孙后代均在各行各业事业有成，为社会的发展奉献着智慧。

"第七次全国人口普查把我们联结在一起，希望第八次全国人口普查的时候，我再来拜访您。祝您健康长寿！"我起身准备与老人告别。

"谢谢您！"老人还是紧紧握住我的手不放，还站起来送我。邹淑媛老人的女儿指着前面墙上的字画："这是她女婿画的，福寿双全……"

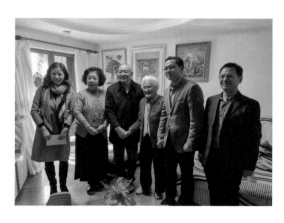

智者乐，仁者寿。老人温暖的笑颜，诠释着幸福家庭的内涵，一言一行，均是沉甸甸的爱与传承，激励着子孙后辈，也激励着我们心怀感恩，脚踏实地，去建设好每一个小家庭，服务社会，服务国家。

祝邹淑媛老人福如东海，寿比南山，感恩生命的传承，令我此时此刻有幸目睹这位百岁老人的风采，健康、快乐、长寿，我的心情激动又兴奋。

老人小『资』卡	姓名：邹淑媛
	性别：女
	出生年月：1920 年 5 月
	民族：汉族
	户口登记地：深圳市福田区

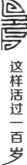

25 诀/干

百寿之诀　干

深圳市福田区梅林一村

二〇二〇年十二月二十日

以干得助，干中助命。干活壮体，干事创业。不老翁，在干中形成，在干中获得生命意义。活一辈子，干一辈子，也许是对生命本身的最强诠释。

第二位拜访的百岁老人林华英也住在梅林一村，当我走进老人家门的时候，老人80岁的儿子在门口欢迎我们。

林华英老人在儿子的搀扶下，拄着拐杖一步一步走出客厅，步伐依然有力、自如。我扶着老人坐下来，老人坚持按照自己的习惯，坐在自己平时吃饭的地方。

"您母亲是什么时候来深圳的？"我问老人的儿子。

"1986年的时候，在这之前跟我在东北住了十几年。"儿子告诉我。

"老人现在103岁了，有什么长寿的秘诀吗？"我问道。

老人似乎听懂了，用方言喃喃自语。儿子帮忙翻译："我母亲这么长寿，除天生拥有强健的体魄外，还归功于她年轻时勤劳动、种田地。我父亲不到40岁就去世，家里全靠她一个人张罗，梅州山多，种田干活都很苦的。"

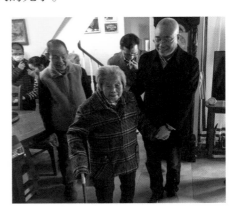

"我看您母亲神态自若，身体不错吧？"我继续问老人的儿子。

"身体挺好的！各项指标还比较正常！"她儿子说道。

"老人的饮食有什么特别吗？"我想深入了解老人长寿的原因。

"我母亲现在就喜欢吃五谷粉，吃淮山杂粮，还吃点营养素，平时喜欢吃鸡爪和猪脚，喜欢吃有嚼头的东西。"她儿子告诉我们。

"在东北的时候，我婆婆还给我们种地，我的三个小孩都是我婆婆带大的，很辛苦！"她的儿媳妇感慨地说。

"您是哪里人啊？"在我与老人儿子的交谈中，老人出其不意地问我。老人虽然没有直接与我们对话，但我们的一问一答其实她都听在耳里，老人的思维还是相当清楚、灵敏。

"我是福建人。"我赶紧回答。

老人知道福建这个地方，嘴里用方言说着什么。老人的孙女跟我们说，老人记忆力很好，平时有空就喜欢跟孙女讲过去的生活。她儿子跟我们讲母亲年轻的时候生活非常艰苦，需要跟别人借粮吃，过节才能吃上肉。

"不要讲旧社会啦，现在是新社会。"老人显然听清了儿子在讲什么。

"我们祝您健康长寿，向您表示敬意！"我起身准备与老人告别。

"现在老啦，没有用啦！"老人有点无奈地说。

"有您老在，这是家庭最大的幸福！"我连忙安慰老人。

临走的时候，林华英老人还祝福我们："生活愉快，身体健康，步步高升！"

社区的人告诉我，老人年轻时是村妇女主任，是一个很要强的老太太，很能干。老人嘴里说自己没用，其实正是表达自己积极向上的一面，虽然老了，但也希望自己能够继续被社会认同和肯定。

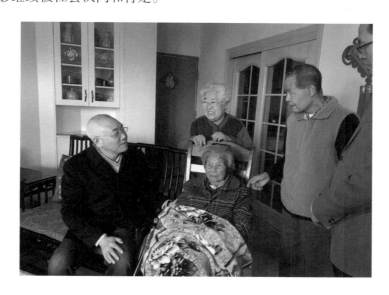

林华英老人平淡艰辛的一生，可以说是中国长寿农民生活巨变的一个缩影，从她身上可以折射出千千万万中国劳动妇女勤劳朴实的一面。她幸福的晚年生活，更体现了新时代关爱老人、孝老敬老的高尚道德和博爱精神。

老人小『资』卡	姓名：林华英
	性别：女
	出生年月：1917 年 5 月
	民族：汉族
	户口登记地：深圳市福田区

26　诀/肉

百寿之诀　肉

深圳市福田区福兴花园

二〇二〇年十二月二十日

生命需要加油，食肉不失为一个助力器。老人下地干活，辛苦一辈子。孩提时，逢年过节才能吃上肉。当下，过上好日子，以肉当歌，每天一顿肉，既润体，又助力，肉也是老人的一个必食选项。

我来到蔡亚珍老人家里，蔡亚珍老人与小儿子一家生活在一起，家里有十多个人，非常热闹。

蔡亚珍老人去年因为摔了一跤，现在已经无法下床走动，但还能自己吃饭。我来到老人住的房间里，深圳今天的天气虽然寒意袭人，但老人居住的房间阳光洒满地，显得格外温暖、舒服。老人是汕头潮阳人，只会听说本地潮汕话，交流需要靠旁边的儿媳翻译。

"老人家年轻时也是务农的吗？"我问老人儿媳。

"我婆婆从小在农村长大，干农活，年纪大了就帮忙做家务。我的两个儿子和两个女儿都是婆婆帮忙带大的，前几年还帮忙带孙子孙女。婆婆勤劳肯干，把家里照顾得无微不至，如今她最开心的事就是一家人和睦相处。"她儿媳妇告诉我们，脸上洋溢着对婆婆的感激。

绝大多数的百岁老人与后代生活在一起，基本上是四代同堂。老人做家务，为儿孙们服务，心中还有一种成就感、满足感和温馨感，更能得到晚辈们的爱戴和敬重，使家庭更加和谐。

"老人有什么长寿的秘诀吗？"我问老人的儿子。

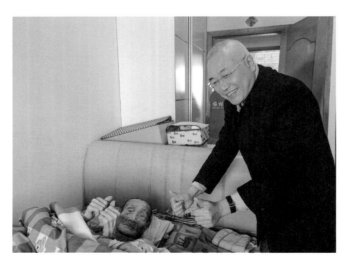

"老太太一辈子心善，饮食正常，上次做完手术后，医生建议少吃肉，但老太太还是喜欢吃肉，喜欢嚼肉。我母亲爱吃红烧肉，现在每天晚上还要吃一大碗米饭，饭量比我还大。"老人的儿子很自豪地说。

在我与老人的儿子交谈期间，老人不停地竖起大拇指。她儿媳妇跟我解释说，这是一种表示感谢的方式。我不禁也竖起双手大拇指，给老人点赞，感恩生命力的强大。

从拜访的多位百岁老人中可以看出，百岁老人吃的基本都是粗茶淡饭，而且荤素搭配。人体需要的营养是多方面的，不能顾此失彼。饮食中荤素搭配，不仅能达到口味上的互补，还能达到营养上的补充。饮食应该也是长寿的一个重要因素。

老人小『资』卡	姓名：蔡亚珍
	性别：女
	出生年月：1919 年 7 月
	民族：汉族
	户口登记地：深圳市福田区

虔	太	本	忆	伴	连	欢	慢	粗	趣
种	炼	走	自	束	穷	预	杂	珑	聪
棋	乐	依	爱	福	育	舍	绣	艺	俭

27 诀／聊

说话，可向别人倾诉，也可倾听别人，是一剂延续生命的良方。反过来说，它更是排解忧愁烦恼的一个重要方式，尊重生命、热爱生命的你我，不妨试试，持之以恒，必有新生体验与收获。

当天10点40分，在盐田区委常委、政法委书记王琨和盐田区政协党组成员、发展和改革局（统计局）局长刘丹的陪同下，我来到盐田区沿港新村何松娇老人家中，聆听她的"长寿故事"。

尽管年逾百岁，何松娇老人仍精神抖擞，耳清目明。老人有两个女儿、两个儿子，目前与67岁最小的儿子同住。小儿子以前住在香港，由于疫情的影响今年一直住在深圳。

"您的家族现在加起来有多少口人？"我问老人的小儿子。

"有20多，近30个吧，我大哥的孙子已经17岁了！"

"老人家身体可好？"我问道。

"身体没有什么大的毛病，挺好的！"小儿子透露，别看老人100多岁，但身体内部"零件"很好。现在牙口很好，耳朵也不聋，身体没有什么大毛病。

"能跟我们分享老人长寿的最主要原因是什么吗？"我问道。

"我母亲脾气好，心胸宽，是一个看得透、想得开的心宽老人，饮食方面比较简单，但有规律，喜欢吃鱼，基本每天都吃鱼。"小儿子告诉我们。

何松娇老人虽然坐在椅子上，但我注意到何松娇老人个子较高，一问有1.65米，是我目前见过的女性百岁老人中个子最高的。

"老人平时喜欢做什么？"我问道。

"老人很喜欢找人聊天，今年因为疫情不能出门，老人每次看到有人从院子前经过，都会叫'阿妹过来聊天啦'。老人平时也很喜欢和村里的朋友们待在一起，在院子里面聊天，晒太阳，这就是老人的快乐源泉。"社区的人告诉我。

"老人还很喜欢笑，平时遇到不顺

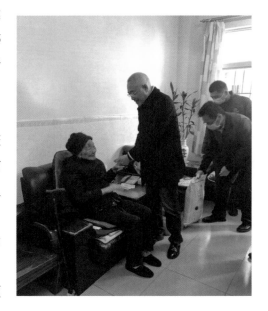

心的事，跟别人聊聊天，一会儿就想开了，从不往心里去。"老人的儿子在一旁补充。

社区对百岁老人也非常关心与爱护，经常联系我们，对老人进行定期上门服务访问，老人也很爱参加社区的一些活动。

"祝您健康长寿，下一个十年、第八次人口普查的时候我再来看您！"当我向老人告别，心里不由得感叹，养生之人要多说多笑，这样心里才不会有苦和愁。

老人小『资』卡	姓名：何松娇
	性别：女
	出生年月：1916 年 8 月
	民族：汉族
	户口登记地：深圳市盐田区

28 诀/忍

忍让，忍受。隐忍，是一种生命的强力。苦难与磨难，都体现在忍力上。每个人都会经历各种各样的苦难，度过它，跨越它，从年轻开始，会让生命因上百岁而绚烂夺目。

在深圳市盐田区永安社区西禾树村的一个院子里，1909年6月出生的黄长娇老人已经111岁了，目前是深圳市年龄最大的老人。

黄长娇老人目前和她的保姆何子娣一起住，饮食起居都由保姆照顾。"老人有三个儿子，儿子儿媳妇现在都在香港，请的保姆是她儿媳妇的亲妹妹。因为是亲人，我们都很放心。"老人的孙媳妇胡金柳告诉我。

在谈话过程中，老人安静地坐着。保姆何子娣介绍："老人家年纪大了，但生活还是能够自理的，吃饭、上厕所、洗澡都没问题。老人饮食不讲究，什么都吃，一般吃八分饱，喜欢早睡早起。人家都说老人就像小孩，她现在就像个七八岁的小孩，有时清醒，有时糊涂，糊涂的时候会跟自己发脾气，但过一会儿就好了。"

"老人身体怎样？"我问道。

"老人现在有点耳背、眼花，但说话清楚，身体没有什么大的毛病，只是有点高血压，我跟了老人十几年，老人现在只熟悉我，有段时间我回老家了，老人都很不习惯。"何子娣说。

黄长娇老人在西禾树村住了30多年，以前喜欢和村子里的老人打牌，但现在眼

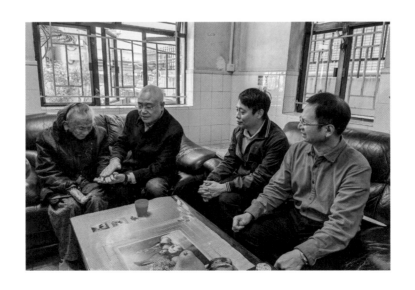

睛也看不清了，打不了牌，很少参加娱乐活动。"她现在就是在家看看电视，或者在家门口散散步，运动一下，晒晒太阳，生活还是蛮好的。"何子娣说。

孙媳妇拿出老人的身份证给我们看，上面写着老人的出生日期：1909年6月7日。

"你们来看我，我很高兴！"黄长娇老人紧紧握着我的手说。老人的头发只是有些花白，后面的头发甚至还是黑的居多。

"祝您健康长寿！"我对老人说。

"没用啦，老了！"老人有点感慨，我心里明白，老人嘴上这么说，只是一种谦虚的表现，与林华英老人一样，她们的内心都是强大且积极向上的。

"您健康长寿就是最大的用处，我们要向您学习！"我握住老人的手说，老人开心地笑了。

孙媳妇告诉我们，老人家小时候在老家很苦，十多岁时，每天天不亮就要起床去放牛，割猪草，下地干活，艰苦的生活磨炼了老人朴素的习惯和性格，她到现在

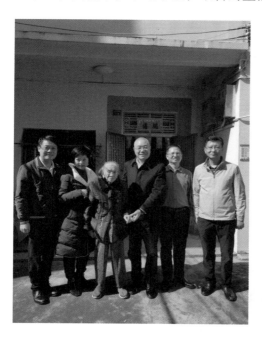

还什么都要自己搞。前些年她还一直自己养鸡，自己做家务。老人也很豁达开朗，没有往心里存的事情，很喜欢家里人跟她说说话。

临别之际，黄长娇老人送我一起走出院子，老人依然腿脚麻利、步伐稳健。冬日的小院子阳光灿烂，我与老人在院子里合影留念。祝黄长娇老人福如东海、寿比南山！

百岁老人共同的特点，就是豁达开朗、心态平和。和他们在一起的时候，我不由得感到世界变静了，天地变宽了，时间变慢了。

老人小『资』卡	姓名：黄长娇
	性别：女
	出生年月：1909 年 6 月
	民族：汉族
	户口登记地：深圳市盐田区

29 诀/保

养有所保，意义非凡。对于生命来说，内因固然重要，基因难以改变；但是，外因——医疗、治疗与抢救，对生命起着至关重要的保护。内外兼修，互为因果，站立百岁寿星，不是梦。

百寿之诀 保

深圳市罗湖区黄贝街道

二〇二〇年十二月二十日

下午，从盐田转往罗湖，深圳市统计局局长郭驰赶来与我会合，一同拜访罗湖区两位百岁老人，都是女性。

第一位，吴春先老人，102岁，住在黄贝街道凤凰街18号。

"老人家，我们来看望您！"

"谢谢！谢谢！欢迎！欢迎！"老人的女儿很热情地将我们迎进门。

我看到老人躺在客厅的躺椅上，神色平静而安详。

"您腿脚怎么样？"

没得到回答，老人的女儿又重复问了一遍后，说道："妈妈说湖北话，现在听不见了，得了脑梗之后就听不到了。"

老人视力还很好，看到我一直跟她说话，还笑了，精神状态也很好。

"老人什么时候来深圳的？"

"2011年，我是1993年就到深圳了，在区委工作。妈妈生了七个孩子，我排行第四。"

"哈哈，伟大的妈妈！你这么早来深圳，也是深圳的建设者啊，致敬！"

"哈哈，我们家现在四代同堂，我儿子是民航机长教官。"

"老人家皮肤还挺好，挺有光泽的，她长寿的秘诀是什么？"

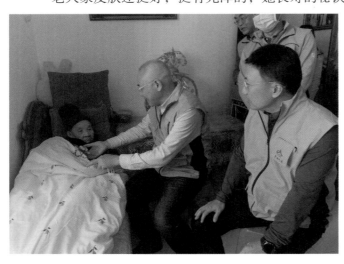

"医疗保障好。"老人的女儿脱口而出，"我妈脑梗了五次，多亏有医保，及时就医，才能活到现在，不然20多年前就没了。现在都两年多没进医院了，她听不到，但眼睛没问题，没有基础病，我们很感谢国家的好政策。另外，我妈性格也好，不计较，不吵架，不生气，也不吃补品之类的。"

"嗯，你也照顾得很好。老人年轻时干什么工作啊？"

"家庭妇女，在家干家务，我爸爸1995年就走了。"

"老人吃饭怎么样？生活作息规律吗？"

"我把米打成米糊给她吃，大小便都能自理。我妈是乌龟养生法，年轻时睡不着，年老了睡不醒，哈哈！"

老人的女儿性格很乐观，一直在笑，一直在感谢，一直在感恩，说明老人教育得很好。

我起身挥手告辞："老人家保重，祝您更长寿！"

老人望着我，流露出丝丝不舍。

老人小『资』卡	姓名：吴春先
	性别：女
	出生年月：1918 年 10 月
	民族：汉族
	户口登记地：深圳市罗湖区

碌 身 境 硬 气 适 喜 献
炼 走 自 束 穷 预 杂 珑
豁 梦 和 动 便 纯 睡 贵

30 诀/瘦

　　千金难买老来瘦。瘦有基因原因，也有自控原因。阿婆瘦了一辈子，因其少吃，轻盈清明，身体负担轻，脑子里记忆清晰。由此及彼，瘦得百岁来，获得百岁眷。

　　驱车5分钟，我来到黄贝街道水库社区沿河北路2022号东深大院的毕秀金老人家，她刚刚满100周岁。

　　保姆在家陪她，知道我是来看望她的，老人坚持自己从卧室走到客厅，还不让人扶，我只得在旁边护着，不住感叹："老人家身体真好！"

　　"老人一直在深圳住吗？"

　　"是的，这个房子是她自己的。她有4个子女，两个在东莞，1个在福田，1个在广州，老人老家是广州花都。子女很孝顺，经常过来看她。"保姆答道。

　　说话间，老人指了指上面，用粤语说："开灯！"

　　我这才注意到室内确实有点暗，老人心思很细腻，我心中感叹。

　　"老人家，您多大年纪了？"

　　"1，0，0。"老人是分开说的数字，一字一顿，惹得大家开怀大笑。

　　"您的百岁秘诀是什么啊？"

　　"她一直很瘦，吃得比较清淡。"保姆说道。

　　"您年轻时也很瘦吗？没胖过吗？"

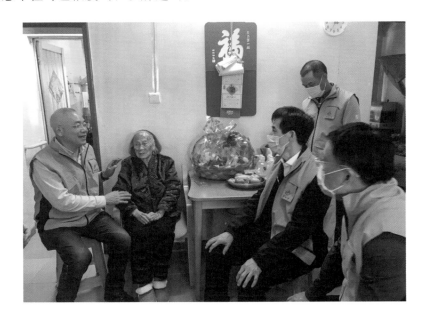

"嗯。"老人点点头说道。

"老人饭量大吗？平时爱喝茶或其他饮料吗？"

"饭量还挺大的，不喝茶，就喝水，哈哈。"保姆说道。

"老人家，保姆平时对你好吗？"我笑着问。

"嗯，好，好！"老人也笑着说。

氛围其乐融融，我起身准备离开："祝您身体好啊！"

"嗯，也祝你身体健康！"老人很认真地对我说，我笑着应着，一股暖意涌上心头。

刚刚出来，碰巧遇到同一栋楼的邻居，得知我来看望百岁老人，立马竖起大拇指说："一百岁，身体还很好，真不容易！"都说家有一老，如有一宝，看，就连邻居都与有荣焉。老人都是宝，值得我们好好珍惜。

老人小『资』卡	姓名：毕秀金
	性别：女
	出生年月：1920 年 10 月
	民族：汉族
	户口登记地：深圳市罗湖区

书	酒	调	修	宽
	和	劳	度	乐	动
	理	清	茶	劳

					顺	乐	劳	淡	慈
					早	进	护	葆	定
					苦	懒	开	灿	鱼
平	忘	开	随	拳					
淡	多	兵	律	孝					
奶	暖	巧	乐	粗					

31　诀/苦

人生苦短。百岁老人，却能苦尽甘来。苦，不是一件坏事，而是可以给生命无限力量的事。苦，练就了身板，也铸造了精神力量，取之不尽，用之不竭。

离开毕秀金老人的家，我和郭驰局长前往南山区，继续拜访另外3位百岁老人，都是女性。

第一站——叶秀添老人家，在星海名城二期。

听到脚步声，老人面带微笑从卧室走到客厅，欢迎我们的到来。

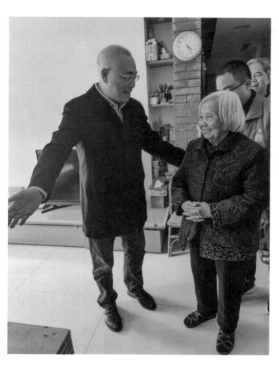

"老人家，您好！我来看望您！你家收拾得真干净啊！"我边说边扶着老人坐下。

"好！好！"老人连声说道。老人老家是河源龙川，听得懂普通话。

说话间，老人的小儿子也来到我们身边坐下。老人生了两个儿子，一直跟着小儿子生活。小儿子也75岁了，2009年他退休后老人就随他来深圳生活，四代同堂。

"老人身体挺好的，说话、走路都可以啊。"

"是啊，我妈妈以前是农民，吃过很多苦，但是身体还不错，就是一只眼睛看不到。今年带她去做了手术，好一些了，虽然花了不少钱，但是为了老母亲，是很值得的。她现在生活都可以自理。"小儿子说道。

"老人现在苦尽甘来了，儿子很孝顺。吃饭怎么样？"我问。

"一顿能吃一碗饭。"小儿子说。

"我看老人的牙齿挺好的？"

"哈哈，不是真的牙！"老人笑着说。她头脑很清晰，我们的聊天都能听得懂，跟得上。她说自己50多岁就装了义齿。

"老人长寿的秘诀是什么？"我问道。

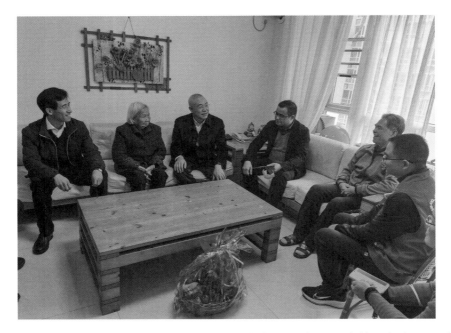

"爸爸很早就去世了，妈妈以前吃了很多苦，干农活，身体也挺好，现在心态也好，爱和人交流。"小儿子想了想说道。

"嗯，老人过去苦，一个人撑起整个家，现在享福了，儿孙孝顺，这么长寿，身体好，精神状态也好，向您致敬啊！"我看着老人真诚地说道。

"不影响您休息了，我们走了，祝您健康长寿啊！"

"好，也祝你长寿。"

老人年轻时吃了不少苦，却没有被困难打倒，坚强乐观地生活，激励和鼓舞着子孙积极向上。现在苦尽甘来，子孙孝顺，良好的家风必定能代代相传。

老人小『资』卡	姓名：叶秀添
	性别：女
	出生年月：1918 年 6 月
	民族：汉族
	户口登记地：深圳市南山区

32　诀/勇

　　勇，勇于面对人生，笑对困难。勇立潮头，为家国。泰山压顶不弯腰，就是青松精神，也成长命秘诀。

　　第二站，还是在星海名城，我来到五期的冯凤老人家里。

　　老人的外孙女将我迎进门。"谢谢你们来看我外婆！"

　　"向老人学习，这是生命的力量。"我笑着坐在老人身旁，与她握手，"老人身体挺好的吧？手很温暖，血气很足啊。"

　　"外婆身体指标都很正常，生活能自理，就是腿有点用不上力，听力不太好，要大声说，慢慢说才能听到。"

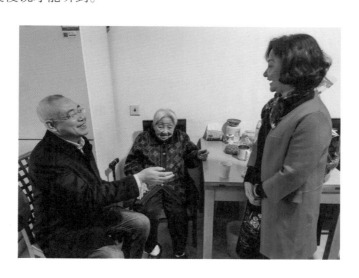

　　老人精神状态非常好，笑容一直挂在脸上，我们都特意大声说，慢慢说。老人也很认真听，不时还说上几个字。

　　当我询问老人的长寿秘诀时，老人的外孙女脱口而出："勇敢。外婆非常勇敢，很伟大。她老家在河南，外公是南下干部，20世纪90年代她跟着外公到肇庆罗定，一直做家庭主妇。外公'文革'时吃了不少苦，走得早，她一个人撑起这个家，非常不容易。虽然是裹脚老太太，但是外婆勇敢地坚持下来了。"

　　老人听见我们聊到她老伴儿，自己就默默地说着什么。外孙女解释说老人现在还想着外公，不时还提起以前的事儿。

　　老人有两儿三女，现在是五代同堂，子孙绕膝，家庭和睦，总算是苦尽甘来了。我们到时，老人的小儿子有事刚刚离开，他是1984年深圳机场的第一批飞行

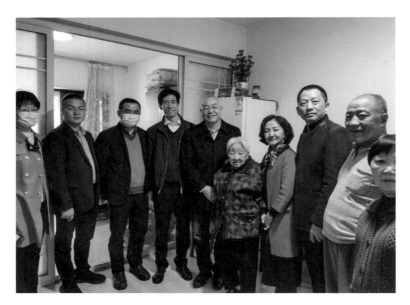

员，亲身见证了深圳的发展变化，是深圳改革开放40年的建设者和亲历者。

"老人家，祝您健康长寿啊！"我起身告辞，老人也坚持要站起来，还提议说要一起拍照留念。我欣然应允，老人笑得很开心，笑时能看到牙还在。

欢声笑语中，我离开了冯凤老人的家。百年间老人经历了风雨，也见到了彩虹，她勇敢面对，战胜了困难，终于迎来了晚年的幸福生活，希望她一切都好！

老人小『资』卡	姓名：冯凤
	性别：女
	出生年月：1918 年 7 月
	民族：汉族
	户口登记地：深圳市南山区

33 诀/唱

百寿之诀 唱

深圳市南山区南头街道

二〇二〇年十二月二十日

唱支山歌给党听。一个爱唱、常唱《东方红》的老人，是歌者，更是生活强者。唱出人生精彩，唱出肺活量，排出内心所有不愉快，活出自我。

第三站，我来到南头古城朝阳北街张成娣老人家里，她今年104岁。

老人五代同堂，子孙孝顺，经常来看她。今天是外孙媳妇陪她在家。我坐到她身旁，握着她的手说："老人家，我来看望您了！"老人一边点头一边笑，非常可爱、温和。

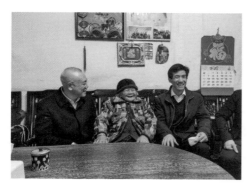

老人能听说客家话，交谈中我们得知，老人年轻时务农，现在身体非常好，经常让人搀扶着去公园逛逛，还能走楼梯。血压也不高，有早睡早起的好习惯，胃口也很好，吃饱午饭后还睡个午觉，这生活状态让人非常羡慕。

"老人家，您百岁高龄身体还棒棒的，有什么秘诀吗？"

"她身体好，精神也好，哪里都不疼不痛的，特别喜欢唱歌，尤其爱唱《东方红》。"老人的外孙媳妇说道。

老人一听到唱歌、《东方红》，马上就哼唱起来，我们随即安静下来，老人大方地唱起来："东方红，太阳升，中国出了个毛泽东……"别说，吐字很清楚，也在调子上，看得出来是位"实力唱将"。老人的歌声赢得了热烈的掌声，老人很开心又有点害羞地跟着我们一起拍手鼓掌，场面非常欢乐、温馨。

我起身告别时对老人说："祝您健康长寿！"老人向我竖起大拇指"点赞"，回说："谢谢你！"

又是一片欢声笑语。

老人小『资』卡	姓名：张成娣
	性别：女
	出生年月：1916 年 8 月
	民族：汉族
	户口登记地：深圳市南山区

34 诀/礼

礼数，可修身齐家，养性长寿。从踏入百岁老人家的门槛开始，老人便让座，让吃，不停招呼我们，自始至终讲礼、用礼。一时遵礼不难，一生遵礼就可长寿，以礼相待，以礼祝岁。

冬至，阴极之至，阳气始生，是北半球白昼最短、黑夜最长的一天。从这天开始，太阳从南回归线踏上归程，黑夜逐渐变短，万物收藏，闪惠暖冬，明媚的春天也在不远之日。

在这样一个特殊的节气，上午开完省委经济工作会议，其间来不及午餐和休息，我便打包一份馄饨，在车上简单饱腹后，马不停蹄前往佛山市高明区明城镇，同蔡家华常务副市长会合，然后一同前往世塘美村拜访百岁老人杨月娇，她已104岁，是位女性。

走进世塘美村，村口的大榕树根如盘龙，皮若裂岩，远远望去像一位晒太阳的百岁老人，惬意地捋着长须；密密麻麻的村屋星罗棋布、错落有序；狭窄幽长的古巷，载着人们的脚步，延伸向湛蓝的天际；一口废弃的古井里，绿色的蕨类植物悄无声息地爬出黑暗，向阳生长。

我还没来得及欣赏质朴乡村的美景，就到了老人家门口："老人家，我们来看您啦！"

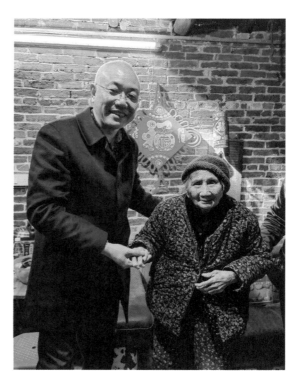

杨老身穿碎花纹的厚棉袄，一头银发束成短马尾，她佝偻着背，坐在一张漆皮已经零碎脱落的沙发上。见我进屋，杨老一边热情地拉着我的手让我坐下，一边发出"嗯嗯"的喉鸣音。

"老人家，您有几个子女啊？"我问道。

老人听不懂普通话，身边的男子说："我是她儿子，平常我来照顾她，母亲育有两女一子。"

"老人家一直住在这个村

吗？"我追问。

"母亲是隔壁大坪村的，19岁嫁到世塘美村，已经嫁过来80多年了。"她儿子用生涩的普通话说着。

"你们在这座房子住了多久了？"我环顾了一周问道。

"我们住这个屋几十年了，现在是四代同堂，整个家族有40多人。"

"老人家认识字吗？以前从事什么工作？"

"母亲识字的，小学文化水平，年轻的时候一直耕田种地。她特别勤劳，一辈子踏实肯干，任劳任怨，也闲不下来，干农活干到80多岁。"

这个时候，杨老缓缓端起桌边的一盆金橘，冲着我们用地道的高明土话说道："吀啊（吃啊），吀啊。"

我生怕她拿不住，连忙接过老人手中盛放金橘的盆，顺势放在沙发扶手上。杨老又用那双苍老枯瘦的手，抓了一把金橘，逐个递给旁人。

我一边剥开老人递给我的"长寿橘"，一边问道："老人家现在每天吃些什么呢？"

"母亲每天三顿饭，每顿吃一碗米饭、一份青菜、一份肉、一碗汤，还是比较简单、规律的。"她儿子如数家珍般说道。

橘子饱满的果肉和甘甜的汁水渗入我的喉咙，浸入我的心田，虽然冬日吃水果牙龈有些酸涩微凉，但是内心充溢着温暖。

"这个村子有几位百岁老人啊？"同行的蔡副市长问道。

"整个村子百岁以上的就阿婆一人了，她每个月能领到500元的百岁老人金。村里80～90岁的老人比较多。"村支书回答。

大概是听懂了这番对话，杨老突然喃喃地说："隔壁90多岁那户你们去不去啊？也去看看她吧！"

这着实让我感受到杨老的热情周到、以礼待人，总是事事周全他人。

临别之际，我祝福老人健康长寿，希望再过10年人口普查时，还能和老人聊天叙家常。

杨老见我们要走，有些着急地说："留下来吃饭呀！"

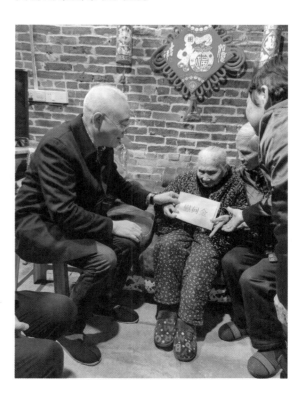

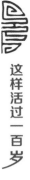

　　我们谢别了老人，也谢别了她这满满的待客之情。半晌礼成，一世礼随，不管顺境、逆境，不管苦难、辉煌，一个礼字，成就百年。

老人小『资』卡	姓名：杨月娇
	性别：女
	出生年月：1916 年 8 月
	民族：汉族
	户口登记地：佛山市高明区

35 诀／韧

生命是一个过程。当中，若充盈着坚韧，会闪耀出让人崇敬的光芒。一个妇人，年轻时就要撑起养家糊口的担子，下地干活，回来烧饭做菜，她没有退缩，选择面对现实。百年过来，分享困难与快乐。庚子年的冬至阳光里，我们看到了一个百岁老人的满足和坚韧。

高明历史悠久，自古以来"彦硕辈出"，有鱼米之乡和山林水都的美誉。

今天拜访的第二位老人居住在明城镇上白村，叫程添带，103岁，是位女性。据村支书介绍，上白村人杰地灵，是一个行政村，村里有3位百岁老人。

在村子里的石阶上穿行，遍地都是大红色零零碎碎的鞭炮屑，远近时不时传来几阵清脆的鞭炮声，人们提着装满纸帛香烛的竹篮，在小路的转角焚香祈福，冬至的味道十分浓厚。

程老穿一件紫色翻领的棉袄、一条黑色碎花棉裤，悠闲地坐在院子门口晒太阳，冬日和煦的阳光倾洒在老人身上，耀得她满头的银丝根根分明，如雪一般。她眼睫弯弯，脸上沟壑纵横，却展露笑颜。

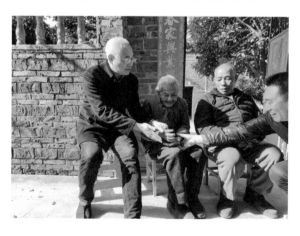

我迎上去握住老人的手："老人家，我们来看望您啦！"她的手掌大而厚实，掌心的老茧又粗又硬，指甲泛黄，手背瘦骨嶙峋，像脱落的松树皮。

"您是老人家的什么人哪？"我问老人身边的男子。

"我是她儿子。"或许是阳光有些刺眼，男子眯着眼，紧锁眉头。

"您多大年纪了？老人家有几个子女啊？"我追问。

"我都76岁啦，母亲就我一个独子，我1岁时父亲就过世了。现在我们家是四代同堂。"她儿子回答。

"平常是您来照顾老人吗？"

"我们住这里，母亲住旁边的祖屋。"她儿子指了指院子另一侧的老宅，说道，"平日里母亲自己煮饭。"

我惊叹不已："老人这么大年纪了还能自己做饭吃吗？"

"她很能干，一辈子都辛勤劳作，操持家务，今年上半年她还能下地翻花生。虽然年纪大了眼睛看不太清楚，但是她自己慢慢煮，慢慢做，还是能自理。"她儿子平静地说。

"老人家吃饭怎么样呢？"我追问。

"母亲已经没有牙了，她一餐吃两碗，都是软软的米饭，用牙龈咀嚼。"

"你们家现在有几亩地？"

"家里还有3亩地，孙辈们都出去读书了，我的孙子当年是我们这里的高考状元，考上了华中科技大学。"老人的儿子得意扬扬地说。

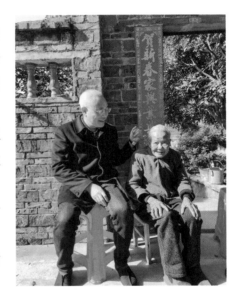

我望向老人，她的眼眶深深地凹陷，一双眼睛却明亮有神，我不禁问："老人家，您这辈子遇到最开心的事情是什么？"

老人的儿子用土话翻译后，老人寻思片刻，满脸笑容地说："旧时连双鞋都没得穿，辛苦了一辈子，我很满足于现状，每个月有500块，感谢党，感谢政府！"

跟老人话一会儿家常，我起身去老人居住的祖屋。这是一间破败的老宅，厅堂似乎用来拜神祭祀，四壁空空，没有什么家具，一侧的低矮木门通向程老的卧室，卧室昏暗狭小，一张木板床上面铺了一张草席，就是老人日夜安眠的地方。床边有一把粗木锄头，它既是老人的拐杖，也是老人的营生工具。我唏嘘不已，感叹老人在如此简陋的环境里，用刚强的意志，坚韧不拔地生活了百年岁月。

离开程老的家，已是下午4点，天空蓝得让人心旷神怡。飞机划破天空的碧蓝，留下长长的喷气云；空气里夹着鱼塘淡淡的泥腥味。岁月蹉跎里，程老用坚韧扛起了生活的重担；滚滚红尘中，程老用坚韧谱写了一首生命的赞歌。

老人小『资』卡	姓名：程添带
	性别：女
	出生年月：1917年5月
	民族：汉族
	户口登记地：佛山市高明区

36 诀/孝

常言道，百善孝为先。无论岁月静好中，还是岁月蹉跎里，人的一生，也甘享着孝敬的沐浴。敬孝不仅仅是美德，更是延年益寿的法宝。甘苦与共，得失之间，既仰孝，又有孝，生命之中见真孝。

我们马不停蹄地驱车前往明城镇云勇村，居住在这里的老人叫伍尚亦，102岁，是位男性。

云勇村位于有"山水云勇，林泉之乡"美誉的云勇森林公园里面，是佛山海拔最高的村落，因在高山之上云生雾涌而得名。车子在葱葱郁郁的林海里穿梭，翻过九曲十八弯的山头，一路林荫斑驳，跳跃舞动，植被繁茂，苍翠欲滴，羊蹄紫荆开得艳丽绚烂。

40分钟车程后，我们到达这座已有500多年历史的村落。它静静地隐藏在山窝里，山外的世界纷纷扰扰，山里的时光纯净悠长。

屋舍俨然，阡陌交通，鸡犬相闻。一条山涧清流贯穿村落，涓涓细流，生生不息，纵横交错，汇聚形成几片碧绿的水塘，为村子带来一股灵气。

走进庭院深深，我们见到了老人："老人家，我们来看望您啦！"

伍老缓缓踱步到凳子边，我连忙扶他坐下。他嘴唇深陷，周围布满了细短的胡须，头戴一顶厚鸭舌帽，身穿黑色的羽绒服，绒裤的裤脚挽起——大概是别人给的裤子有些不合身。他正襟危坐，脊背挺直，两只蜡黄枯瘦的手放在膝盖上一动不动，像学堂里乖乖听课的学生。

"老人家，您有几个子女啊？"我不禁问道。

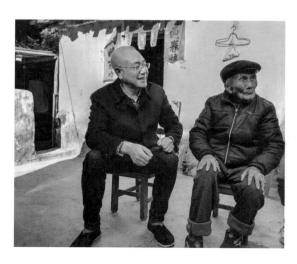

老人听不懂普通话，他身边的男子回答："我是他儿子，我们共4个兄弟姊妹，我排老二。"

"老人一直住在这个村子吗？"

"这座房子是20世纪80年代建的，以前我们在半山腰住，后来搬迁下来了。"他儿子用生涩的普通话说道。

"老人的日常起居是你在照顾吗？"我问他儿子。

"是啊，一直是我照顾爸爸。"他儿子有些腼腆地说着。

这时村支书插话说："他很孝顺的，为了照顾老父亲，一直没有结婚。"

我不禁对男子肃然起敬，践行孝道，反哺父母，难能可贵。

"老人平时吃些什么？吃得多吗？"我追问。

"爸爸对吃的没什么讲究，粗茶淡饭，一顿饭吃一碗多，菜好就多吃点。"

我看伍老的皮肤苍老蜡黄，不禁问道："感觉老人家有点营养不良呀。"

老人的儿子无奈地叹了叹气："唉，村里都没有猪肉卖，想要吃点猪肉，要坐很远的车去镇上。"

从村支书那儿了解到，云勇村是个留守老人村，村子里的年轻人都外出务工了，交通不便，加上村子人少，很多物资比较匮乏。

"老人家睡眠怎么样呢？"我继续问。

"爸爸每天晚上9点睡，早上9点醒，差不多睡12小时，中午也会午休。"

我喃喃自语："那睡得比较多。"我继续追问，"老人家抽烟吗？"

"爸爸以前抽烟，现在不抽了。"

大概是听懂了我们的对话，老人喃喃自语："抽烟没好处。"

"老人家，您长寿的秘诀是什么呀？"我握着老人的手臂问道。

可惜老人没听懂这番话，他盯着我，微微扬起嘴角，露出几颗稀疏的黄牙。

旁边的村支书接过话："老人这么长寿，还是得益于他儿子很孝顺，这些年一直悉心照顾他。孝德文化也是我们云勇村一直大力弘扬的。"

"爸爸脾气秉性好，从未和人发生过争执。心态好，看得开，他才会这么长寿吧。"他儿子谦虚地说。

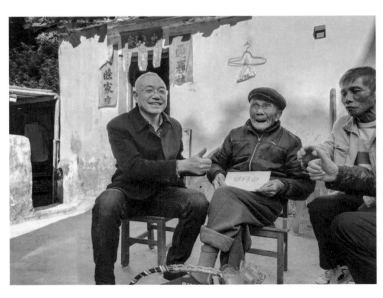

作别了伍老，我参观了村子南面的仙人井，据说每年七月初七午时在井里取水，喝了清热消炎，井水清凉甘甜，存放几年都不会变质。世外桃源里的人们过着深居简出的日子，连传说都这般美好。

绕着几片绿宝石一样的水塘，我们往村口走，下午5点的斜阳在石阶上拉出长长的人物剪影。村口的大榕树下，几位耄耋之年、满头白发的老人，正闲话家长里短，怡然自乐。人生最开怀的事莫过于和儿时的玩伴一起慢慢变老。他们静静地守护着小村的纯美，任凭山外的世界纷纷扰扰。

老人小『资』卡	姓名：伍尚亦
	性别：男
	出生年月：1918 年 8 月
	民族：汉族
	户口登记地：佛山市高明区

顺	乐	劳	淡	慈	平	忘	开	随	拳
淡	多	兵	苦	懒	开	灿	鱼	薯	医
书	慢	酒	好	调	净	修	律	宽	双
心	和	劳	劳	仪	度	强	乐	静	动

37 诀/常

平常人家，百岁常在。平常生活，波澜不惊。吸烟喝酒，每日常有，长寿秘诀难觅。岁岁月月，见常心，获长命，得百岁。

离开如梦如画的云勇村，我们奔赴明城镇东塘边村，拜访今日行程的最后一位老人梁滔香，她是位女性，100岁。

我们俯身进入梁老的家。这是一间颓败的村屋，砖墙和电线裸露在外，房间不大，却零零散散塞满了杂物。老人头戴黑红相间的毛线帽，身穿紫色菱格纹夹袄，坐在一把竹椅上，面前堆放着一个风扇样的取暖器，橘色的电光映得老人的脸通红。

"老人家，我们来看望您啦！"我热情地问候老人。

梁老见屋里突然来了这么多客人，面露悦色，她缓缓拾起桌上一盒绿色的"雄狮"牌香烟，抬高手臂，要散发给众人。

我拍拍梁老的手臂，笑着拒绝了："老人家，您这么大年纪了还抽烟啊？"

"母亲听不懂普通话，她一直抽烟，抽了一辈子了，每天早晨起来不洗脸不吃饭，先抽六支烟。"旁边的女人说道。

"六支烟？"我十分错愕，继续问道，"您是老人家的什么人哪？"

"我是她的大儿媳，平常由我照顾母亲。"

"老人家一天要抽多少烟哪？"我不禁问。

"差不多两包吧。"大儿媳略带无奈地笑了笑。

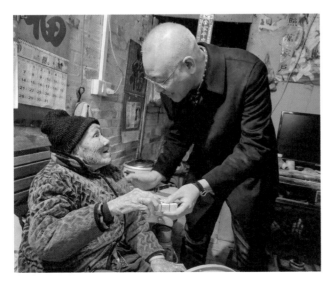

"一天两包，那烟瘾还是很大的。这烟都是你们买来孝敬老人家的吗？"

大儿媳淡淡地说："是啊，她年纪大了，就这么点爱好，我们晚辈当然顺着她的心意。"

"除了抽烟，老人家喝酒吗？"我好奇地问。

"喝呀。"大儿媳有点不好意思地捂了捂嘴，"母亲一餐喝一小杯酒，白酒、糯米酒她都喝。"

我随手拿起桌上的一盏酒杯，内里浸渍着一圈棕黄的酒垢，好像在无声地诉说着老人的烟酒往事。

"老人家有几个子女？现在是几代同堂呢？"

"母亲育有六女二子，我是她大儿媳。我的儿子都四十多啦，孙子和孙女都读大学了，我们家现在是四代同堂。"

"老人年轻时做什么工作呢？"

"母亲以前一直种地耕田，是普普通通的农民。"

我和老人的大儿媳像话家常一般，一问一答。

"老人家现在身体怎样啊？"

"母亲身体一直比较硬朗，没怎么生过病，就是有时候咳嗽，痰多，毕竟她经常抽烟嘛！"

许是梁老听懂了我们的对话，她用土话喃喃自语："没有烟抽比没有饭吃更难受。"

话毕，众人忍俊不禁。

"老人家，您长寿的秘诀是什么呢？"我终于抛出了内心一直探寻的问题。

大儿媳趴在老人的耳边，用土话大声翻译了我的问题。梁老仔细寻思了片刻，腼腆地笑了笑说："秘诀，也没什么原因，抽烟喝酒很平常嘛！"

临别之际，我握住老人的手，祝福她健康长寿。老人的手指纤细修长，像是钢琴家的手；老人的手掌厚实柔软，又像是艺术家的手。

因为晚上六点半还要赶赴会议，我匆匆作别梁老。或许是冥冥之中老人的福寿庇佑，回程一路畅通，原本两个多小时的车程，最后只用一个半小时就回到省府大院。

冬至的夜晚，城市华灯璀璨、霓虹闪烁，每一盏灯火，都在等待着归家的行人。在平淡无奇、波澜不惊的日子里，在日复一日、周而复始的岁月中，布帛菽粟、柴米油盐这些稀松平常的事物，也显得弥足珍贵。

老人小『资』卡	姓名：梁滔香
	性别：女
	出生年月：1920 年 1 月
	民族：汉族
	户口登记地：佛山市高明区

38 诀/坚

> 不凡的人生，最考验人。小时候苦，老来又丧子。一辈子，苦难之间，终有得。坚韧、坚强、坚持与坚定，这才是百岁之宝。

2020年12月22日早晨，我同广州市统计局赖志鸿局长、海珠区委书记蔡澍一起，驱车前往广州市海珠区拜访百岁老人。

冬日的早晨，阳光明媚和煦，整个城市刚刚苏醒过来，街道上车水马龙，人头攒动。我们来到海珠区南石头街道纸南社区的一栋老式住宅前，居住在这里的老人叫刘新娣，103岁，是位女性。

通过加装的电梯，我们进入老人的家。家里格局比较紧凑，一侧是一米来宽的廊道，通向向阳的客厅，另一侧紧密地排列着狭窄的厨房、厕所、卧室。

刘老端坐在硬质的竹木沙发上，棕色灯芯绒帽里露出几缕银发，她的法令纹很深，皮肤松弛下垂，布满了大小不一的褐斑，身穿黑底描红色花纹的立领棉袄，手上戴着银手镯，腿上盖着一件褐色大衣保暖。

"老人家，我们来看望您啦！"我靠着老人身边坐下。

"我母亲是客家人，听不懂普通话。"旁边的女人用生硬的普通话说道。

"那请您来当翻译吧，您是老人的什么人啊？"我问道。

"我是她的儿媳，现在母亲和我生活在一起，由我来照顾。"

"老人家有几个子女呢？"我追问。

"母亲生育了一子一女，她比较命苦，'文革'期间老公死了；30多年前女儿走了，她的儿子——也就是我老公也过世了。"儿媳轻声叹息道。

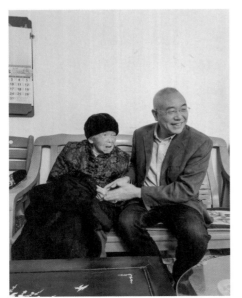

"那老人家现在唯一的依靠就是你这个儿媳了。"我继续追问，"你们在这个房子里住了多少年？"

"我老公以前在广州纸厂工作，这间房子是老公单位分的福利房，房子不大，我们在这里住了26年。最近在政府的关心下，房屋加装了电梯，我们出门更方便了。"儿媳回答。

"老人家以前做什么工作呢？"

"务农，母亲年轻时一直耕田种地，后来我老公来广州工作，就把母亲接来广州了。"

我握住刘老的手，这双手像弯弯曲曲的葡萄枝干，又像结疤的老树根，她手背上青筋突出，掌心的纹路像刀刻一般深邃。"老人家现在身体怎样啊？"我问道。

"母亲吃得好，消化好，睡得好，平时连感冒都很少，就是耳朵稍微有点听不到。"

我继续问道："老人家，您觉得以前苦不苦？"

刘老的儿媳翻译了我的问题，老人若有所思地望着我，须臾之间，刘老竟悲恸地哭泣起来。她一边微微颤抖抽泣，一边用粗糙的手拭去眼泪。

"好苦啊，我好苦啊！"老人用客家话喃喃自语，"我女儿也没了，儿子也没了，老公也没了，我好苦啊这辈子！"

见老人动情哭泣，我和身边的社区工作人员连忙安慰她："阿婆，别哭了，现在生活这么好，以前再苦都过去了。"

刘老在我们的安慰下，渐渐止住了哭泣。为了平复老人的情绪，我们拿出了慰问金和慰问品，递到了老人手上。

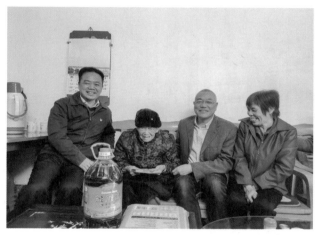

老人终于展露了笑颜，对我们频频点头，依旧用我听不懂的客家话喃喃自语。她儿媳翻译说："这么多人来看她，她非常感动，感谢你们！她要好好地、坚强地活着！"

我听了这番话，心里肃然起敬，向老人竖起了大拇指："我们都要向您学习，做一个坚强、坚韧的人！祝您福寿绵长！"

告别刘老的家，我一直在思索着，生命的河流奔腾不息、曲折蜿蜒、磕磕碰碰、跌跌撞撞都在所难免，坚韧、坚强、坚持、坚定，一个"坚"字，引领我们奔赴向前。

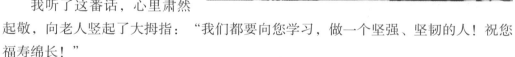

老人小『资』卡	姓名：刘新娣
	性别：女
	出生年月：1917 年 7 月
	民族：汉族
	户口登记地：广州市海珠区

39　诀/开

开心，笑哈哈；开朗，心态暖。老人从我们到访，到我们离开，他的嘴一直都张着笑着，眼睛炯炯有神。聊开后，他的精神世界，也如同广纸一样深远，让人回味无穷，让人不断思忖着他的人生财富。

今日拜访的第二位老人黄汉英，居住在海珠区南石头街道纸北社区，102岁，是位男性。听蔡书记介绍，整个海珠区百岁以上老人有177位，珠江南畔的"沧海遗珠"是宜居养老的风水宝地。

"老人家，我们来拜访您啦！"

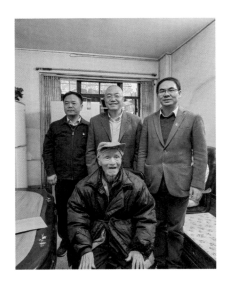

进入黄老的家，老人站立着热情地迎接我们，我连忙扶他坐在一把棕红色的餐椅上。黄老皮肤白皙，面色红润，脸颊干净清爽，没有褐斑。他头戴一顶卡其色帆布帽，身着黑色羽绒服，内里紫色夹袄依稀可见，腰间缠绕的一根红绳格外醒目。

"您是老人的什么人啊？老人家能听懂普通话吗？"我问黄老身边的女人。

"我是他女儿，爸爸听不懂普通话，我来翻译吧！"他女儿笑呵呵地说道。

"老人有几个子女啊？"

他女儿扶了扶鼻梁上的眼镜架，说道："爸爸有一儿一女，我是姐姐，平常由我照顾爸爸，我弟弟在香港。"

"您的子女多大了？您有孙子吗？"我问黄老的女儿。

"我儿子40多岁啦，还没结婚，他在企业工作。现在年轻人的想法都比较新潮，我不去管他。"他女儿爽快地说。

"那老人家不催自己的外孙结婚吗？"我打趣问道。

他女儿轻松自如地说："我爸爸这个人心态好，看得开，什么都不管，没有什么烦恼，所以他不会干预孙辈的事情，随年轻人自己去。"

"老人家以前从事什么工作呢？"我继续问。

"爸爸1948年就进广州纸厂工作了，以前是纸厂大饭堂的厨师，后来在纸厂医院做病号餐。我也是从广州纸厂退休的，以前在仓库管收发货。"

"那你们是几代广纸人啊！"我感叹道。

"您1948年进厂，那1956年毛主席视察广纸时，您见到毛主席了吗？"志鸿笑着用粤语问老人。

老人思忖了片刻，目光如炬，随后缓缓地说道："好似见过啊！"这一举动逗笑了众人。

"您猜猜我多少岁啦？"我握着老人的手问道。

老人眼窝深陷，但一双眼睛炯炯有神，他打量了我一番，然后嘴角微微上扬说道："你呀，你90多岁了。"

一语之后，满堂忍俊不禁，捧腹大笑。

"那您猜猜我多少岁啦？"志鸿又逗趣问道。

老人把目光移到志鸿身上，看了看，依旧慢悠悠说道："你有70多岁。"

"哈哈哈哈哈！"众人开怀欢畅，笑声此起彼伏。

我颇有感悟地说道："走访了几位老人，让他们猜我的年纪，都是说八九十岁，看来在百岁老人眼里，年龄的概念都模糊淡化了，他们看八九十岁的人都觉得是小孩子。"

"老人家现在身体怎么样呢？"我继续问道。

"爸爸身体很好，他现在生活能自理，可以自己吃饭，自己上厕所。他思维清晰，记忆力好，以前的事情大都能记得。他耳朵好，听得清楚；眼睛也好，看报纸都不用戴眼镜——我平常看报都要戴眼镜，他却不用。唯一一点就是肺功能稍微退化，平常说话有点喘气。"他女儿笑嘻嘻地说。

临别之际，我们拿出了装有慰问金的信封，递到老人手里。黄老来回翻了翻信封，不知内里为何物。我替他拆开，取出里面的红色百元大钞，放到他手上，他突然反应过来，喜笑颜开地"哇"了一声，然后频频道谢。

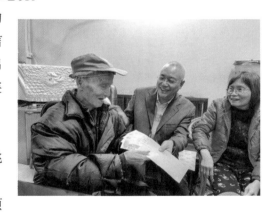

整个交谈过程中，笑声一直在耳畔跳跃，欢乐的氛围一直萦绕在心间。开心、开怀，就是黄老在世间百年而远离忧愁烦恼、病痛困苦的宝典。

老人小『资』卡	姓名：黄汉英
	性别：男
	出生年月：1918 年 11 月
	民族：汉族
	户口登记地：广州市海珠区

40 诀/羞

羞花闭月，在这个老人家身上体现得淋漓尽致。一会儿，捂嘴；一会儿，捂眼。她很健谈，记忆好，对别人好。喝早茶，讲人生，看变化，六代同堂不是梦。百岁人生，老来羞。

作别黄老的家，我们前往海珠区南石头街道保利花园的邓月英老人家。她是一位女性，100岁。

据社区工作人员介绍，保利花园是保利地产第一个国家级的示范小区。小区虽然有些年月，但是亭台楼阁错落有序而不失雅趣格调，一草一木苍翠茂盛而不显颓败荒凉。

邓老的家在三楼，是楼梯房。我们进入客厅，一位满头银发的老人欣喜地迎接我们。她头戴一个黑色的发箍，齐耳的银丝梳得整齐利落，身上砖红色的棉袄更加显得神采奕奕。

"老人家，我们来看您啦！"我想把老人扶去沙发坐下。

老人却一个劲儿地拉着我往沙发坐："你们先坐，我再坐！"

盛情难却，我只好顺势坐下，然后老人突然有点娇羞地用手捂住扬起的嘴角，展露的笑颜就这样"犹抱琵琶半遮面"。

我对身边的志鸿说："你看，老人虽然100岁了，还像个害羞的女孩。"

志鸿也打趣道："老小孩，老小孩嘛。"

我见老人身边没有家人贴身照顾，疑惑地问："老人家，您的家人呢？"

"我曾孙刚大学毕业参加工作，他们年轻人忙事业，白天都不在家。"邓老用粤语流利地回答。

"那您平时都一个人在家啊？能照顾好自己吗？"我问道。

"是啊，我白天都一个人在家，我完全能照顾自己，每天我还下楼去喝早茶呢。"老人略带自豪地说。

"阿婆性格很开朗，生活

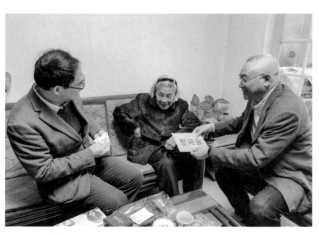

很丰富，每天自己出门饮茶，这个楼梯房三楼，她自己上下不成问题。我们社区的长者活动，阿婆都很积极地参加。昨天冬至，我们组织小区的老人包汤圆，阿婆也参加了。"社区的工作人员娓娓说道。

我追问："老人家，您有几个子女呢？"

"我有一子两女，儿子已经过世了。"邓老有些伤感地说。

"那您现在是几代同堂啊？"

邓老能听懂普通话，她思路清晰，反应敏捷，掷地有声："不能算同堂。我是佛山南海人，9岁的时候被卖出来做童养媳，24岁的时候，我老公去世，当时我的小女儿才40多天。我24岁守寡没了老公，所以不能算同堂。我们家现在是五代人。"

我惊叹于邓老如此敏锐而有条理的逻辑思维，继续追问："您饮食有什么禁忌吗？平常吃些什么？"

"我去茶楼什么点心都吃，不忌口。但是我不能吃虾、蟹、鹅，因为皮肤过敏。"邓老一边说着，一边挽起袖子，指着自己手臂上白皙而富有弹性的皮肤，"我信佛，有一次吃牛肉后，看到佛飘走了，那之后我再也不吃牛肉了。"

"您以前做什么工作呢？"

"我年轻时养蚕、养鱼、种地，什么都做，当时我能吃苦，能干活。"

"您现在身体怎么样啊？"我继续追问。

邓老时而活力四射，时而又泛起了几分娇羞，她捂着嘴说："我身体好，不怎么生病，不用太多药，我医保卡上的医药费可以贡献出来给其他人。"

社区工作人员补充说："阿婆心肠好，即使自己年纪大了，她还会扶眼睛不好的人过马路。"

听完这些，我鼻尖一股暖流涌上，透过老人淳善的眸子，我仿佛看到了一颗跳

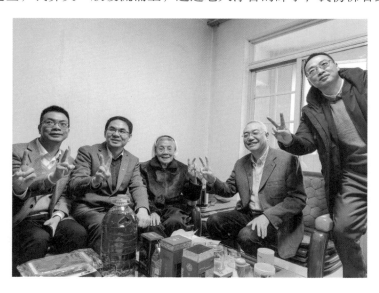

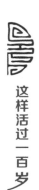

动的火热的心脏。

"老人家您上过学吗？"我抛出这个问题，打开了邓老的话匣子，她略显兴奋地说道："我儿时读过两年书，后来我学什么都一学就会，家人嫌我太聪明，不给我读了。我现在还经常自己读《三字经》呢。"

我又让邓老猜一猜我和志鸿的年纪，她上下打量了一番，带着几分浅笑、几分羞涩地说："你60岁，他50岁，你比他大一点。"

同之前拜访的老人不一样，邓老的大脑还是很年轻，她的思维活跃、条理清楚，既能侃侃而谈，也带几分羞赧。

临别之际，我们和邓老合影，不承想老人家对着镜头，愉快地比了个"耶"的手势。我们也紧跟老人的节奏，纷纷竖起剪刀手，镜头前、厅堂里充斥着欢乐活跃的氛围，空气都好像是甜甜的。

老人小『资』卡	姓名：邓月英
	性别：女
	出生年月：1920 年 8 月
	民族：汉族
	户口登记地：广州市海珠区

41　诀/虔

仙鹤延年，在于一个虔字。虔诚，有执念，生命有寄。从见面开始，敬坐，敬喝，敬礼。除此之外，静听静坐，也是一个虔满人生。

今日拜访的第四位老人，居住在海珠区龙凤街道富力社区。听龙凤街道的书记介绍，整个街区有百岁老人16位，其中10女6男，即将拜访的李银崧老人，101岁，是位女性。

走进李老的家，老人安静地坐在餐桌边，慢慢地吃着早餐。我瞥了一眼食物，无非是牛奶、鱼饼、粥之类，并无特别精致名贵之食物。老人见到我们进屋，客气地点点头，端起手边盛有牛奶的杯子，招呼我们喝。

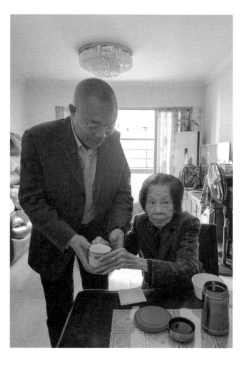

我向李老问好："老人家，我们来看望您啦！"

老人头发浓密蓬松，只有头顶夹杂几绺银发，其他的依旧乌黑油亮。她身着一件印花的毛呢西装，内里是黑底描金纹的绒衣。虽然百年岁月无情雕琢，李老依旧皮肤白皙、紧致、富有弹性。她双手合十，面容平静安详，频频给我们作揖。

"你们坐下呀。"李老用粤语缓缓地说。

我环顾了一圈，这是一间中式装潢的房屋，门厅处有一个玻璃鱼缸，餐桌边的展示柜里，齐整地放置着陶瓷花瓶、奇珍异石等古玩摆件。餐桌对面的墙壁上，方正平稳地嵌着朱红色的神龛，内里香火焚烧，烟雾缭绕，恭恭敬敬地诉说着虔诚。

"老人家，你们这房子古色古香，很有生活气息啊，你们在这里住了多久了？"我问道。

"我母亲耳朵不太好，我们在这里住了五年了。"旁边的男子说道。

"您是老人的儿子还是女婿啊？"

"我是她的儿子，这位是我爱人，我和我爱人一起照顾母亲。"男子面相敦厚，指了指身边站立的女人。

"您有几个兄弟姐妹啊？"我继续问。

"我母亲生育了两子四女，我是最小的儿子。"

"老人以前从事什么工作呢？"

"我母亲是佛山南海人，年轻时在国营商店里当售货员卖玻璃。我以前做过知青，后来就顶我母亲的班在国营商店工作。"李老的儿子回答。

"老人现在有退休金吧？"

"有，一个月4000多块的退休金。"李老的儿子满足地说。

"老人家读过书吗？"我不禁问道。

"母亲上过私塾，以前还能写信。"

"老人平常吃些什么？吃得好吗？"我追问。

"我母亲心态好，作息正常。她对吃的没有什么特殊要求，做什么就吃什么。"李老的儿子回答。

旁边的儿媳补充道："在美国的姐姐经常寄回来些鱼油、维生素、钙片，妈妈一直坚持服用。"

"老人家平常睡得怎样呢？我看她现在才起床吃早餐。"我问道。

"母亲每晚9点睡，早上起床不定时，现在天气寒冷，她就睡到自然醒。"

"老人有什么兴趣爱好吗？"我继续追问。

听到这个，儿子儿媳会心一笑："有，我母亲最中意打麻将，昨天下午我们还

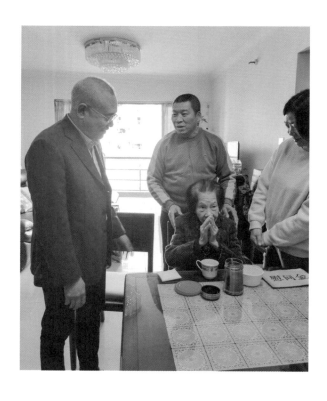

陪她在家打了几圈麻将。"

"打麻将，哈哈，看来老人思维还很清晰活跃呢！"我感叹地说。

"我看家里供奉着神龛，老人是信佛吗？"志鸿指了指墙角的神龛问道。

"是啊，我母亲对佛很恭敬，很虔诚，她经常自己念经。"李老的儿子回答。

聊了片刻，我们将慰问品放在桌上，把慰问金递到老人手中。老人用修长白皙的手接过慰问金，又一次双手合十，虔诚作揖。

临别之际，我注意到展示柜里，用镶金边的画框裱起来的一幅字，上面用工笔洋洋洒洒地写着一首诗《百岁贺寿》：

春光明媚燕归来，共祝贺寿拜高堂。

百年银花开灿烂，笑谈问君人几何？

华灯璀璨耀母亲，百岁盛典尽欢腾。

贺词歌声玉壶转，享聚天伦福寿齐。

听李老的儿子说，这是老人百岁寿辰时他有感而发赋诗一首赠予母亲的。

在李老的儿子声情并茂地诵读诗词后，我们离开了李老的家。老人依旧双手合十，虔诚地作揖。

老人小『资』卡	姓名：李银崧
	性别：女
	出生年月：1919 年 1 月
	民族：汉族
	户口登记地：广州市海珠区

顺	乐	劳		慈	平		开	随	拳
淡	多	兵		懒	开		鱼	薯	医
书	慢	酒		调	净		律	宽	双

42 诀/极

50多年，打太极拳，不易。坚持静动，打通气脉，赢得功力。人，需要吸收营养，汲取知识，亦要运动。而静动，是对延寿的另外一种诠释。既无金钱所困，也无场地所制，当为之，活百岁，又何妨？

作别李老，我们驱车奔赴今日拜访的最后一站，海珠区龙凤街道的祥生康健安养院。住在这里的老人叫冯森，103岁，是位男性。

在养老院安度晚年，与中国传统文化中含饴弄孙的天伦之乐、子孙承欢膝下的颐养天年背道而驰。但是，这又是一个人口老龄化社会不得不面对的现实问题，这种模式也是一个新兴的值得扶持的养老模式。

走进养老院，大厅舒适温馨，天花板上挂着红色喜庆的灯笼，边边角角都干净整洁，工作人员忙着擦拭窗户，环境消杀。我注意到，一面墙上挂着观音像，两侧的对联赫然写着：紫竹林中观自在，白莲叶上见如来。大抵人上了年岁，都会对佛家禅意之类的事物笃信不疑。

冯老坐着轮椅，挂着拐杖，在一男一女的陪护下，从电梯里出来。

"老人家，我们来看望您啦！"我握着冯老的手热情地说。

老人握了握我的手，他穿着红色羽绒服，戴着毛线帽，一副口罩遮住了半边脸，只剩下一双深邃的眼睛和稀疏的银白色眉毛。

"老人家，您是哪里人啊？"

"爸爸是广东鹤山人。"身旁的男人说道。

"您是老人的儿子对吗？您多大年纪了？"我追问。

"我是他大儿子，今年72岁了。"

"老人现在是几代同堂啊？"我继续问。

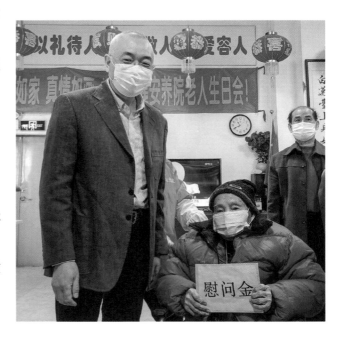

"我们家现在是四代人，我有孙子，我父亲有曾孙子啦。"男人笑呵呵地说。

"老人以前从事什么工作啊？"

"我父亲以前在汽水厂工作，现在每个月有4000多块退休金。"

我又问旁边穿着橙色上衣的女人："您是老人家的看护吗？"

"是的。"女人点点头，又捋了捋冯老的头发，把帽子往下压严实一点。

"老人的子女多久来看他一次呢？"我不禁问。

"一周来看三四次吧。"女人说道，"他儿子两日不来，他就让我给他儿子打电话了。"

"为什么会把父亲放在养老院颐享天年呢？"我疑惑地问老人的儿子。

"我们就住在隔壁。"儿子指了指窗外的楼，"那是楼梯楼，而且我们家在7楼，老人家出门很不方便，所以就把父亲送来这里，衣食住行都方便点。"

"老人的养老金足够支付每月的养老院费用吗？"我继续问。

"可以的，够付了，我们都不用再添钱。"儿子点点头。

"您觉得老人长寿的秘诀是什么？"我询问。

"我父亲30多岁的时候身体很不好，气虚体弱，当时周围的人都觉得他会短命，活不了多久。后来呢，他就开始练太极，一直坚持，一直钻研，在这远近都小有名气了，有不少人慕名而来，登门拜师，他也收了很多弟子。这一打就打了50多年，一直到他90岁的时候中风了，他就没再打太极了。"儿子说起自己父亲的传奇经历，不免有些激动。

"看来这个太极运气，把老人的脉络打通了。"我继续问，"老人当时打太极，一天打多久呢？"

"他很痴迷太极，早上6点去公园，上午11点多才回来。"

须臾之间，又到了分别时刻，我摸了摸老人的衣服、裤子，比较厚实温暖，我祝福老人健康长寿，然后匆匆作别。

太极生两仪，两仪既是天地，亦是阴阳。一阴一阳谓之道，一天一地汇万物。冯老50多年如一日，既贯通了脉络，又领悟了道义，于是他的生命之泉源远流长。

老人小『资』卡	姓名：冯森
	性别：男
	出生年月：1917 年 9 月
	民族：汉族
	户口登记地：广州市海珠区

43 诀/本

本我，无疑是影响生命的重要因素。原本，原汁原味的生活，是最好的养伤。当然，这当中，要忌口，避免大鱼大肉，满足一时的食欲，容易过快耗尽身体。管住嘴，迈开腿，吃得清淡，方得长寿。正所谓，问清生命有几何？唯有清本延寿来。

2020年12月23日下午，我们决定前往江门市，去探访"七人普"登记在册的其中几位百岁老人。冬至刚过，蓬江区杜阮镇的东和村涌起了年味。都说冬至大如年，人间小团圆，车子刚驶进村口，我已经迫不及待想赶紧上黄金枝老人的家里，同她聚上一聚，听她说说话了。

黄老今年101岁高寿，听村干部介绍，老人家身体挺好，行动自如，现在同她儿子简荣达住一起。荣达负责照顾老人家的衣食起居，家里条件还不错。

进了铁门，能瞧见一方不大不小的入户花园，光照很好，往里装着两扇油红的木门，再跨过门槛，便到了黄老家的客厅。

见老人家不在厅内，我便站在门边等她儿子带黄老过来。厅内陈设规整简单，相对的两面白墙，高高地挂着两块朱红木匾，分别刻着"命字标盛"和"夫妇齐眉"。村干部同我们解释道，这是展示自家门楣和美好祝福的意思。正思索着，黄老从入户花园的另一边向我走来。原本包着头巾防风的她，一见我，就急忙拆下头巾，理了理白发后朝我和蔼地笑着。我伸手扶她进门，老人家身着厚重棉服，但仍能感觉其臂膀轻盈，体态轻松。

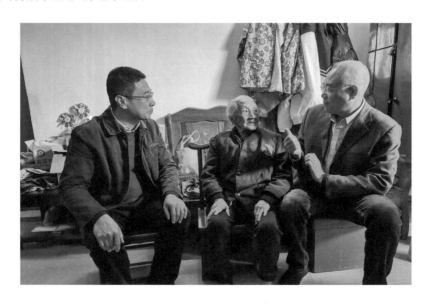

待黄老坐定，我便同她聊了起来。

"老人家，您原先就是这个村的村民吗？"我好奇地问道。

金枝老人眼睛炯炯有神，看着我说道："我是二婚嫁过来这边的，我以前不在这里的。"

简荣达走过来，耐心地同我讲起以前的事。金枝老人第一次结婚是在平原村，丈夫去世之后，认识了简荣达的父亲，1949年才嫁过来杜阮镇。听后我问起他父亲，荣达释怀地同我说道，他父亲已于1972年过世，金枝老人后来都简单生活，今年101岁了，身体也没什么大的病痛，他已然知足。

金枝老人的孙女也知道老人家的一些情况，热情地同我分享。老人家一生膝下刚好一男一女，成个"好"字，另外还有一个还没成家的孙子，外出工作去了，平常都是她和父亲在照看金枝老人。老人家的妈妈和哥哥都很长寿，都活了90多岁，想必原本的基因就挺好的。老人吃得清淡，饭量不大，有时候家里一起去酒楼吃饭，老人家都不爱去，说酒楼的饭菜味精太多，她自己还是更爱吃原本滋味的饭菜，爱喝原本滋味的白开水。除此之外，老人家还喜爱自己做饭，而且很爱漂亮，自己常常会扎个小辫子，白头发也不影响兴致，她觉得捯饬自己这件事本身就乐趣多多。金枝老人性格可开朗了，平常喜欢同人说话、打交道，邻里关系也好，看事情也通透，心态极好。

许是坐正老人家不习惯，金枝老人侧了侧身，自如地跷起了二郎腿，神色轻松很多。她原原本本的样子，真实、有趣。她平常还爱运动，虽说听力大不如前，但她也开心地与我们交流，耐心倾听众人的对话。村干部还跟我们说起，村里每年都会安排老人家做体检，给老人家的补贴金也都按时发放，为的就是更好地服务好村里的老人，让他们感受到来自党和国家的关心和关爱。

享受原本的滋味，保留最真的自我，通达天地，即便物是人非，金枝老人还是原先的金枝老人，"我"还是原先的"我"，不忘为何而来的初心，憧憬前方明亮的光景，美好正等待着我们。

老人小『资』卡	姓名：黄金枝
	性别：女
	出生年月：1919 年 11 月
	民族：汉族
	户口登记地：江门市蓬江区

44　诀/忆

一点一滴，人生之轨迹。回忆自己的童年、青年与老年，苦乐参半，交替方为生活。忆往昔峥嵘岁月，忽然高歌《没有共产党就没有新中国》，满满的正能量；想起记忆深处的苦楚，不禁感慨落泪。调动人生的每个记忆，就是调动生命的每个音符，给别人也给自己一次次的希望。

江门百岁老人拜访之旅的第二位拜访对象，是住在蓬江区杜阮镇木朗村的区八老人。

区八老人出生于1920年9月，今年刚满百岁。区老的家门口种满了苹婆树，因为是冬季，树已不结果了，但依旧绿意盎然，风过树梢，叶子轻轻晃动，还能闻到一阵淡淡清香，令人心旷神怡，轻松自在起来。

走进家门，老人家便热情地同我们握手问好，我们也开心地回应她，紧紧握住她的手。老人家一边握手一边说："祝你们身体健康，以后一样百岁！"我听完内心一阵感动，见院子敞亮，便邀请区八老人慢慢行至小院，陪她说说话。

我们给老人家搬了张木椅放在院中，自然的光亮衬得老人家面色红润。她一坐下，就主动同我们聊起来。

"哎呀，你们来看我，我真的是太感谢党，感谢国家了。"区老说完，手舞足蹈唱起了歌，"没有共产党就没有新中国，没有共产党就没有新中国。共产党，辛劳为民族……没有共产党，就没有新中国！"我们在旁听着这美妙的歌声，情不自禁地鼓起掌来，看着老人家如此神采奕奕、性格开朗，我们十分高兴。

见她家里人比较少，我便问起区老家里人的情况。老人家一听，突然抹起了眼泪。"我生了五个女儿，没有生儿子，女儿里已经有两个不在了。"我心疼起来，忙给老人家递纸巾。旁边人解释起来，区老年轻那会儿，不在这个村里，住在珠海的斗门区，在那边务农干活，不过当时重男轻女的思想比较严

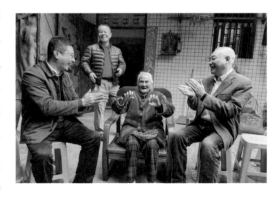

重，所以老人家成家后吃了不少苦，受了不少委屈，现在回忆起来，还是会觉得苦涩和不容易，情绪一上来，眼泪就止不住了。

我表示理解，但还是希望老人家看开一些，毕竟过去的已经过去了，眼前的幸福和美好才更值得珍惜。时代的苛刻要求和令人难受的眼光，虽然经历时令人痛苦，好在时间从不停下脚步，老人家也没放弃，坚守到如今这年岁，有了岁月给予的百岁馈赠，应该要好好享福，让自己开开心心的。总有一天再忆起当时的困境和苦日子，也能笑说从前，原谅那些不对的见解。

区老的女儿还是很孝顺老人家的，各自成家之后，还会赡养母亲，在经济上从来都没亏待过老人家。村里的人也都敬老爱老，区老说起她白天到村里的早餐店吃饭，老板娘都不愿意收她的餐费，还会亲自扶她进门，给她准备好常吃的餐点，同她聊天。但区老自己还是坚持付钱，觉得哪有上门吃人饭菜不给钱的道理，所以大家都敬重她，平常也都很照顾她。

区老在饮食方面还是讲究的，隔餐的饭菜她就不吃了，爱吃新鲜的，而且喜好香口的食物，比如煎炸类的。她每天早晨都会去市场吃早饭，吃饱了要回家睡上一觉，因为腿脚灵便，醒了还会出去转转。

讲起她年轻时在生产队的事情，老人又开朗起来，笑着说道："我以前很能干的，那时候我给队里挑谷子，我能用扁担挑满满两箩呢，稻谷加起来都要一百斤了呢！我还会操作那个处理谷子的脱粒机，大家都说我比男同志还能干呢！"

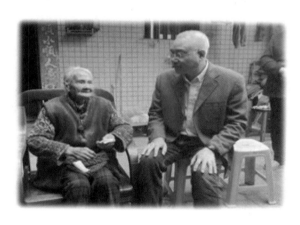

听完，在场的人都给老人家竖起了大拇指。区老现在除了有点高血压需要定期吃药，还有一点白内障要常常滴眼药水之外，身上没什么大的健康问题。我们嘱咐村干部要多照看照看区老。他们让我们放心，他们时时把老人家放在心里呢，会常来看看，做一些力所能及的事情。

到了离别时刻，我们不舍地走出区老的家门，她的女儿站在村道上同我们挥手告别，苹婆树的枝丫也轻晃起来。今天也是区老美好记忆中的一天吧，我想。希望她更加幸福快乐，健康长寿！

老人小『资』卡	姓名：区八
	性别：女
	出生年月：1920 年 9 月
	民族：汉族
	户口登记地：江门市蓬江区

45 诀/伴

老来伴，老来拌。一对夫妻，1314，一生一世，何其难得？每天见到伴，又相拌，拌嘴说话亦生命之道。

离开区老的家，我们一行人便开车前往江门的鹤山市。这回要探望的，是住在沙坪街道兴业社区的李沛良和黄春好夫妇。这是探访江门市百岁老人中的第一对双百夫妇。怀着激动的心情，我们爬上6楼，李老和黄老一家已经开着家门，等待我们的到来了。

李老和黄老分别出生于1913年11月和1914年11月，一个13，一个14，又同在葭月出生，后又结为夫妇，缘分实在妙不可言。

我一进门，就见二老坐在厅内，屋里灯微微黄，我看不太清两位老人家的面庞，便走近他们身边仔仔细细瞧了瞧。两位老人家包裹得严实，都或披或盖着毛毯，棉帽遮头，抵御这冬日的寒凉。李沛良老人跷着二郎腿，坐靠在椅子上；黄春好老人用手捂紧毯子，看起来身子有些虚弱。

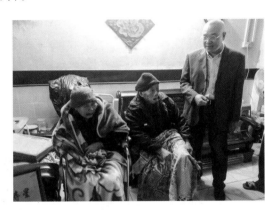

他们的女儿同我介绍道，两位老人家身子骨比较弱，怕冷，所以在家里也穿得多。父亲李沛良还能走动，但是母亲黄春好因为今年中风了，所以就总是坐轮椅了，现在也很少下楼，只偶尔在阳台上晃晃，呼吸呼吸新鲜空气。不过黄老有点伤心，见李老还能自由走动，她已经没办法控制自己的双脚了，难免有时会难过。

我便询问起二老的女儿，两位老人家以前就在这边社区住吗？她告诉我，两位老人家以前都还能干活，原先干活不住这里，住在别的镇上。因为家里有几亩地，所以父母亲都是干农活补贴家用，80多岁之后才不怎么下地了，她就接她父母过来这边城镇上住，想着方便照顾他们，自己也放心。

我见李老和黄老的女儿头发黑亮，便问了她的年龄。她说她今年67岁了，我们一听，皆露出惊讶和难以置信的表情。"她看上去顶多50岁。"我同旁边人夸奖道。

她笑起来，跟我说，她在家里排行第二，她自己的女儿已经很大了，可能基因也好，家里的人都不显老。我便询问她，二老都爱吃些什么。她说，父母亲都爱吃咸菜和咸鱼，没有特别不喜欢吃的东西，吃啥都很香。李沛良老人以前年轻时还爱喝酒抽烟，那时候都抽旱烟，现在她为了父亲的健康，已经让老人家戒酒戒烟了，现在酒也就不喝了，烟也不抽了。黄春好老人相对于李沛良老人，身体弱一些，倒不是因为很多病痛，而是因为以前生孩子时家里食物不够，生完小孩没有好好进补，所以身体底子被影响到，年纪大一些了问题就暴露出来了。

两位老人家的生活作息挺规律的，晚上早睡，不过觉少，平时5点多就会醒。两位老人家还很爱喝早茶，现在就自己在家吃完早饭冲茶来喝。

聊了一阵子，感觉两位老人家有些困倦，我便提议今天拜访他们二老就先到这儿，让两位老人家先去歇息会儿，以后有机会再来看望他们，聊天喝茶。他们高兴，我们也高兴。

给李老和黄老送上准备好的慰问品后，我们便起身离座，同两位老人家告别。临走时我轻轻拍了拍两位老人家的手，送上我的祝福，希望他们保重身体，相守相伴，共同享受这难得的百岁人生。

老人小『资』卡	姓名：李沛良
	性别：男
	出生年月：1913 年 11 月
	民族：汉族
	户口登记地：江门市鹤山市

老人小『资』卡	姓名：黄春好
	性别：女
	出生年月：1914 年 11 月
	民族：汉族
	户口登记地：江门市鹤山市

书心　慢和　调仪　　　　律乐　宽静　双动

46　诀/连

夫妻，你恩我爱，连百年。男主外，女主内，般配。风雨同舟，相濡以沫。男儿当自强，女性柔情似水，连成一个令人感动的长寿之家。

今天要拜访的第四户人家，是住在沙坪街道新升社区的黄柏潮老人家。黄柏潮老人于1920年9月出生，今年正满100岁。

黄老还是位有着63年党龄的老党员，为国为家，做着力所能及的事。我们到他家时，他正坐在宽敞的厅里，戴着顶毛茸茸的帽子，笑得正欢。

我上去紧紧握住老人家的手说："老人家您好！我们来看看您！"

黄老忙请我们坐下，同我们打起了招呼。他的儿子过来陪着他坐下，我见黄老的儿子年纪不大，便询问了起来。

"您今年几岁了？老人家年轻时是干什么事业的？"

他儿子认真道："我今年60多岁了，在家里排老二。父亲以前是搞乡镇企业的，当过厂长呢！"

哦！原来是企业家前辈！我见黄老耳聪目明，精神很好，真为老人家感到高兴，好奇地问起来："老人家您看起来很年轻啊，不像100岁的人哪，有什么诀窍吗？"

黄老自豪地回答："吃饭一定要注意！我以前还很会游泳呢！"说完，黄老眼角却闪过一丝黯淡，他小声地说着，"游泳游多了以后，现在耳朵就不太好了。"

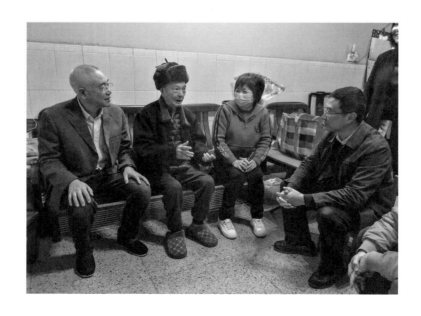

他儿子接着说道："父亲现在没牙齿了，吃得就偏软糯一些，以前他都吃米饭的。年轻时他还爱喝酒，现在是不喝了，戒了很久了。我们家有4个兄弟姐妹，现在父亲主要是我在照顾。他年轻时很爱运动，早早就会起床去游泳，游完了天才刚刚开始亮。但是现在腿脚不太好，不怎么下楼，在家里走走还是能走的，偶尔会有点精神恍惚。不过影响不大，我们都在家，平常也都很注意这方面。"像是想起了什么，他儿子继续讲起来："我妈妈其实也是过100岁的人了，只不过以前那个年代登记身份证的时候把她登小了，我的父母都是百岁老人。"

这真是有缘分啊！我感到十分惊喜，但看在座的人里没有他母亲，便询问黄老的儿子他母亲的近况。

黄老的儿子告诉我，他母亲之前去跳舞时扭到了腰，所以现在常常需要休息，我们来的时候老人家正卧床午睡，但是因为腰伤不便走动，就没出来迎接我们，不好意思。我忙跟他表示不用这么麻烦老人家，老人身体方面还是要多注意，年纪大了很多事其实都身不由己了。

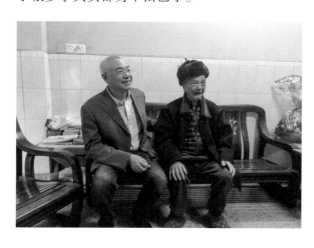

在同黄老的交流中，我们还了解到，黄老的夫人是位很能干的女士，不仅知书达理，而且烧得一手好菜，是个名副其实的顾家能手。黄老年轻时常常需要在外处理工作事务，黄老的夫人便把家里打理得井井有条，让黄老安心主外，忙活厂里的事情，工作顺心。夫妻俩一直以来都互相照顾，风雨同舟，相濡以沫。这种感情，已超越了普通的爱情，融入亲情，二人互促互进，打破时间和空间的无形的墙，紧紧连在一起，连为一体。

古有"在天愿作比翼鸟，在地愿为连理枝"，今有黄老同其夫人携手百岁，举案齐眉，如此深厚情意，希冀年年岁岁，绵绵不绝。

老人小『资』卡	姓名：黄柏潮
	性别：男
	出生年月：1920 年 9 月
	民族：汉族
	户口登记地：江门市鹤山市

47　诀/欢

> 欢，欢乐、欢迎、欢快，是一种无形的生命力。欢乐，可带出灵动；欢迎，可感触热爱；欢快，可保持敏捷……人生有多少欢愉，生命有多长，欢乐人生，满堂喝彩。

百寿之诀　欢

江门市鹤山市沙坪街道

二〇二〇年十二月二十三日

今天下午探访的最后一位百岁老人，是住在沙坪街道越塘社区的冯利香老人。车停外面，我们一行人行进深巷，巷道幽静，大多是张贴着红联的旧式房屋，喜庆的句子承载着美好的祝愿。偶尔见有人坐在家门口的石阶上聊天，小孩也不怕生，玩得正开心。我们跟紧村干部的步伐，来到了冯利香老人的家。

屋内的窗户关着，但是丝毫不暗，亮堂得很，墙上的瓷砖贴着好几只五颜六色的气球，我们一进门，就看到了正对着门的里间放置的那尊观音像。我想，老人家应该信佛。正想着，只见一位老人坐在入门右侧的木椅上，亮黑的发、平滑的脸，笑起来眼睛眯成一条小缝，看上去只有七八十岁的样子。如果不是村干部介绍，我根本就辨认不出，眼前这位精神状态极好的老人家，竟然就是冯利香老人。

她大方地同我问好，请我坐在她的右边。我一边坐下一边夸赞她保养得真好，老人一听，笑得更开心了。

"老人家，您有几个小孩呢？"

她中气十足，慢慢讲道："我有两个儿子呢，他们都七八十岁啦。现在我都跟我大儿子住，这位是我媳妇。"冯老向我介绍，面前这位正给大家倒茶水的女士是她儿子的妻子。

"那您自己有几个兄弟姐妹呢？"我点点头继续问道。

"我有6个兄弟姐妹，我们家以前是华侨来着，所以我的哥哥、弟弟和妹妹好几个都不在这边的。"冯老口齿清晰伶俐，回答问题也很顺畅。

我想起前阵子去清远让老人家猜我的年龄，见到冯老便也请她猜猜看。老人家看了看我，想

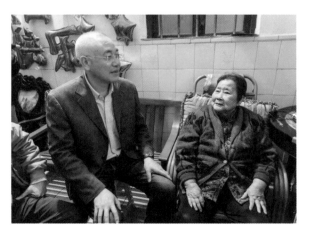

了一小会儿，跟我说猜我50多岁了，我又让她猜猜看在座的一位干部，老人家也猜中了。大家纷纷觉得冯老不仅能说会道，还独具慧眼，识人识物很有准星。

聊起以前的事，冯老告诉我们，她20岁才嫁人，在当时，这个年纪嫁人不算小了，她同她的先生是自由相恋后才决定步入婚姻殿堂的。我们一听，觉得老人家真了不起，也很难得，可真替她高兴。在问起老人家长寿的缘由时，冯老淡然地笑道："吃饭其实没有讲究什么，什么都吃，我不太挑食。以前，我很爱运动的；现在年纪大了，就没做什么太过剧烈的了。说起来挺不好意思的，我这人贪睡，晚上10点我就要睡觉了，一般睡到早上七八点才醒。"

我拍拍她的手，同她讲："爱睡觉是好事，睡美人嘛，美丽睡出来，您看您气色也好，白嫩嫩的，身体也好。"

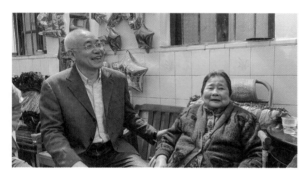

她儿媳妇告诉我，老人家平常饮食很清淡，虽然不挑食，但最爱吃鱼。冯老每天都会听她那台老旧的收音机讲佛经，平常还爱看广东卫视上播的新闻之类的电视节目，很关注时事。不过最爱看的节目还数《和事佬》，因为节目的最后矛盾总会解开，吵架的会和好，坏事会变好事。

冯老真的很愉快，感觉没有什么烦心事可以影响到老人家的心情，她看物客观，看事通透，时时刻刻都是个欢快的老人家，将她的欣喜传递给身边的人。我们询问她记忆中最开心的事情是什么。她笑起来，告诉我们，那便是儿子娶媳妇、孙子娶媳妇的时刻了。老人家的欢乐是多么纯粹和简单，在座的人都笑起来，大家是真的为此感到开心。

离别之际，我们同冯老握手告别，我们同老人家约定，"八人普"还会再来。她惊讶地问我们"确定吗"，我们笑道，还可以再来下下个十年，"九人普"相约！江门百岁之行在欢声笑语中结束，于我而言，真是收获满满，回味无穷。

老人小『资』卡	姓名：冯利香
	性别：女
	出生年月：1920 年 3 月
	民族：汉族
	户口登记地：江门市鹤山市

48 诀/慢

细嚼慢咽。既品食物，也品人生。阿婆一百岁，吃一碗饭，花半个小时，带来生命的活力无限。陪她吸几口小烟，说些家常话，她高兴得像小孩，亲吻了我的手。她的慢，如同山上地上的树木与作物，历经着漫长的岁月。

2020年12月24日上午，一大早我就从广州出发，前往云浮市继续百岁老人探访之行。

云浮于1994年4月设立地级市，是广东省最年轻的地级市，地处广东西部山区，生态环境优良，森林覆盖率达67.05%，是国家园林城市。良好的生态环境，也许是其百岁老人比重较高的一个重要原因，我在路上思索着。

经过近两个小时的车程，我们来到了云浮市云安区的都杨镇替容村，探访一位名叫李伍的百岁老人。

替容村是一个小山村，绿树青山，山上云雾缭绕，空气清新，环境很不错。走在田间的路上，大口呼吸着新鲜空气，令人心旷神怡。

在村干部的带领下，我们来到李伍老人的家。家里的门开着，看到我们一行人

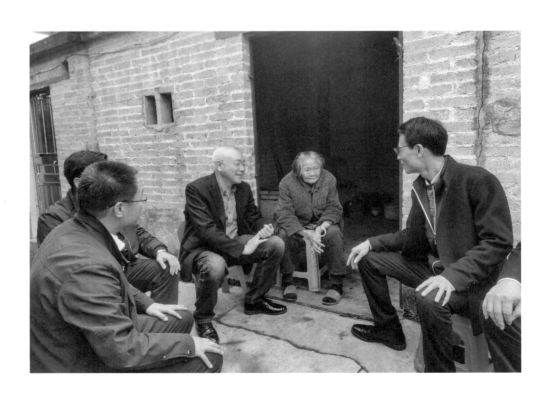

走来，老人从家里拖着凳子慢慢走出来，放到门口，向我们说些什么。老人说话很慢，但说话的中气很足，声音洪亮。

我们一行人围着老人在门口坐下，和老人以及村干部攀谈起来。

村干部先向我们介绍李伍老人的一些基本情况：老人生于1920年8月，现在正好满百岁。老人是20岁左右从另外一个镇嫁过来的，一直在这个村居住。老人现在四代同堂，有两个儿子、两个女儿，一个孙子、两个孙女，一个曾孙，有一个大家庭。老人由最小的儿子照顾，儿子住在老人房子后面。

"老人家的精神很好，平时身体还不错吧？"我向她儿子问道。虽然天气很冷，我握着老人的手仍感到许多暖意。

她儿子回答道："我妈妈平时身体很好的，只是耳朵有点背；前几年还可以去种菜；偶尔有点小感冒，去卫生院看一下很快就好了。"

"老人家的饭量怎么样？"我接着问道。

她儿子说："平时胃口都不错，可以吃小半碗饭。只是她一直以来吃饭都很慢，细嚼慢咽，一碗饭可以吃半个小时。她饭后有时候用柚子皮煮点水，慢慢喝。"

"她有什么特别的习惯吗？或者有没有其他什么特别的爱好？"我接着追问。

"好像也没有什么特别的。就是感觉她做事比较慢，慢慢悠悠，不急不忙。爱好嘛，也没有什么特别的——偶尔抽根烟。"她儿子思索了一下回答道。

"抽烟啊！老人家，来一支！"同行的云浮市统计局招松金局长平时抽烟，掏出一支香烟，递给老人。

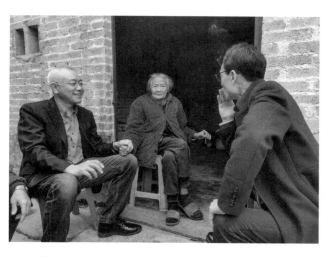

老人接过香烟，招局长帮忙点上，老人放进嘴里抽了起来。她跷起二郎腿，慢慢抽着香烟，静静看着远方，仿佛透过烟雾看到了自己经历过的百年岁月，时光似乎已经凝固。

看到老人享受的表情，我也不由得心痒痒，向招局长要了一支烟点上。

时间似乎又凝固了。拉着老人的手，陪老人抽完一支烟，我起身向老人家告辞。老人也慢慢站起来，握着我的手，不知说些什么。

同行的村干部对老人家说："老人家要你们再喝杯水再走。"

我摇摇手说："不用了，老人家，谢谢您，我们喝过了。"

就在这时，老人突然低头，拉住我的手吻了一下。同行的人都为老人家的举动惊奇欢呼起来，我也一下子呆住了。

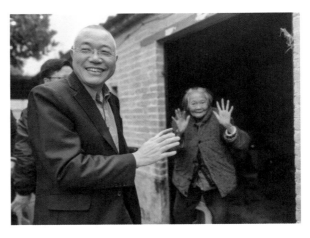

招局长说："杨局长，您带着我们来看望老人家，陪伴的时间虽然短暂，但这应该是老人家最开心的事，她舍不得您走啊。"

"是啊，我们这里偏远，外人来得不多。老人家开心，她舍不得你们走啊。"同行的村干部也说。

我赶忙拉着老人的手，连声说："老人家，希望您活到110岁。到下一次人口普查时，我们还会来看您的。"

在老人依依不舍的挽留中，我们离开了李伍老人的家。

老人小『资』卡	姓名：李伍
	性别：女
	出生年月：1920 年 8 月
	民族：汉族
	户口登记地：云浮市云安区

豪	碌	身	境		适	喜	献	师
种	炼	走	自		预	杂	珑	聪
体	豁	梦	和		纯	睡	贵	立

究	暖	潮	辣	三					
医	薯	坚	开	盖					
汤	欢	慢	粗	趣					
气	适	喜	献	师					
穷	劲	杂	珑	聪					
便	纯	睡	贵	立					

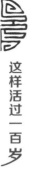

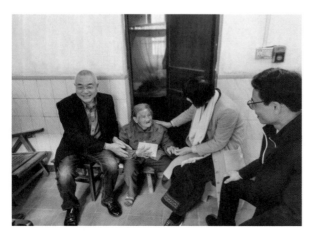

49　诀/粗

　　粗茶淡饭，亦养生。干粗活，吃得粗，有气力。村里头，女胜男，下地干活不含糊。一辈子，面朝大地，背对天，活得百岁乐翻天。

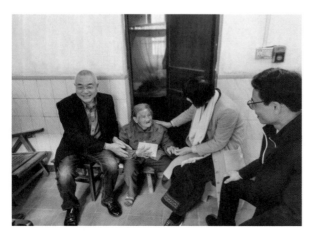

二○二○年十二月二十四日

云浮市云安区都杨镇桔坡村

百寿之诀　粗

　　经过20分钟车程，我们来到了都杨镇的另一个村庄桔坡村，这次我们拜访的是一位名叫李亚容的百岁老人。

　　李亚容，女，出生于1920年6月，今年刚满100周岁。

　　老人的家是农村一座很普通的平房。我们进入家门，看见一位瘦瘦的、穿着普通的老人坐在一个小木凳上。同行的村干部大声向老人打招呼："阿婆，省统计局和市统计局的同志们来看您啦。"

　　同行的招松金局长补充道："不只省里和市里，还有区、镇和村，五级的同志们都来看您啦。"

　　老人轻声回应了两句。村干部说："她说你们过来看她，很有心，她很感谢。"

　　围着老人坐下后，村干部指着旁边一位老人介绍说："阿婆是本地人，从邻近的松婆村嫁过来的。这位是阿婆的小儿子，是他在照顾阿婆。"

　　我问老人的儿子："老人家，您多大年纪了，兄弟姐妹几个？"

　　老人的儿子回答说："我今年68岁了，兄弟姐妹4个。我有个姐姐已经做奶奶了，四代同堂。"

　　"老人家身体怎么样？这里的电视她能看到吗？"我问道。

　　"她身体还不错，耳朵不太好，说话要大声才能听见。90岁之前还可以看一下电视，90岁以后基本上也看不清楚了。"他回答说。

　　"老人家吃饭怎么样？有什么特别喜欢吃的东西没有？"我问道。

　　"她胃口挺好，也没有什么特别喜欢吃的东西。和我们吃的一样，都是农村的普通饭菜，有什么吃什么，平时也没有什么讲究。"老人的儿子回答。

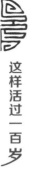

这样活过一百岁

"老人家以前是做什么的？"我接着问。

"我们家都是农民，家里条件一般。我妈妈是个普通的农村妇女，也没有上过学，是个粗人。我爸爸30多岁就去世了，我们几个都是妈妈拉扯大的。小时候在生产队种水田，白天干，晚上也干，还要砍柴、种菜，很辛苦。"

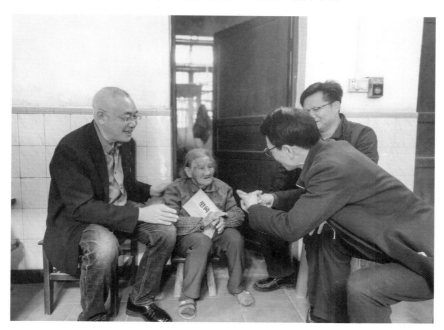

老人听着我们聊天，抬头看了我们两眼，突然回应了两句，不知道说些什么。她儿子说："她说你脸色好，皮肤好，不用干活。"招局长回应说："杨局长是不干体力活，干的都是脑力活。"招局长的话引得大家哈哈大笑。

想到今天的任务还比较重，向老人祝福后，我们离开了李亚容老人的家，去探访同村的另一位百岁老人。

老人小『资』卡	姓名：李亚容
	性别：女
	出生年月：1920 年 6 月
	民族：汉族
	户口登记地：云浮市云安区

50　诀/趣

　　风趣、幽默、诙谐，不仅仅属于城里人。农村老人，见面快言快语，毫无保留。递烟、接烟、吸烟，不扭捏。打开话匣，直诉衷肠，说了之后，不忘感恩党和政府。回看一生，笑谈人生心态好。

　　本次探访的第三位老人是陈逢娣，女，出生于1920年11月，刚刚满100周岁，也居住在都杨镇桔坡村。

　　离开李亚容的家，在村干部的带领下，穿过几个巷子，走大约七八分钟，就来到了陈逢娣老人的家。

　　陈逢娣老人住在一个单独的院子里，家里的生活条件相对好一些。我们进到屋子里，老人正光脚穿着拖鞋，独自坐在沙发上。

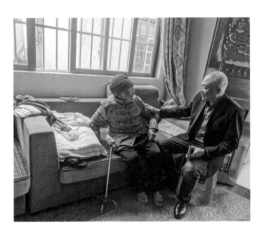

　　老人看到一行人进来后，很高兴。

　　围着老人在沙发上坐下后，我说："老人家，我们通过这次人口普查，得知您已经100岁了。这次我们省、市、区、镇、村五级同志过来看您。"

　　"老人家，很开心吧？"招松金局长说。

　　老人家先是面露一阵喜悦，然后又一阵低沉，说了好几句话。

　　村干部忙翻译道："老人家说又开心，又不开心。开心的是这么多人过来看她；不开心的是儿子这两天总出去，很少见到他，你们说说他。"大家都哈哈大笑起来。

　　她儿子忙不好意思地解释说："我这几天朋友家有点事，有的时候过去帮一下忙，她见人就告状。"

　　我看老人家笑的时候，露出好几颗牙齿，说："老人家很幽默啊。身体还好吧？这牙是真牙，还是假牙？"

　　"牙是假牙。我妈妈身体还不错，但是有些骨质增生，前几年做了个小手术。别的都还好。"

　　"你问问老人家，她是什么时候结婚嫁过来的？"我问道。

　　她儿子刚问完，老人就两手比画，眉飞色舞地讲起来，十分兴奋。

我忙问："她讲什么？"

村干部翻译说："她说，她是19岁嫁过来的。具体是哪一年忘了，好像是日本人打过来的第二年。当时是她老公用大红花轿抬过来的。"

"老人家吃饭怎么样？有什么喜欢吃的？"我问道。

"她饭量还可以，一个月可以吃10斤米、1斤油。有时候喜欢吃点镇里买的咸菜。午饭后有时候喝一点酒——自己泡的药酒。天气暖的时候自己也可以做一点点饭，她很容易满足的。"她儿子回答。

"抽烟不？"听到老人家喝酒，招松金局长忙问。

"偶尔抽一点点。"他儿子说。

听说老人抽烟，招局长忙递过去一支香烟，给老人点上。老人也不客气，接过就高兴地抽了起来，边抽边说些什么。

同行的村干部说："他说招局长的烟比她的好抽。"

她的话再次逗得大家哈哈大笑。

招局长说："好，以后我们多来看您，请您抽烟。"

我当然没有忘记我们此行的目的，我问老人的儿子："你觉得她长寿的原因是什么？"

她儿子想了想说："可能是她比较开心，心情比较好。年轻的时候就喜欢在家里说笑话，大家都喜欢和她聊天，说她是开心果。现在邻里都说她是老来乐。"

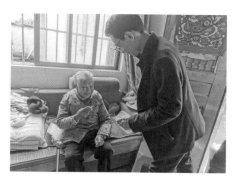

寻找到了我想要的答案，向老人送上慰问金和祝福，我准备向老人辞别。老人激动地说了两句话。同行的村干部说："她说感谢党，感谢政府。"

在一片欢声笑语中，我们离开了陈逢娣老人的家。

老人小『资』卡	姓名：陈逢娣
	性别：女
	出生年月：1920年11月
	民族：汉族
	户口登记地：云浮市云安区

51 诀/豪

百寿之诀 豪

云浮市云安区都杨镇桔坡村

二〇二〇年十二月二十四日

一生中，每个人都有自己的光芒。忘忧向上，聚集正能量。笑对人生，认知自我，抒豪情壮志，迈向幸福。有苦有乐，有得有失，豪迈牵引人生，铸造精气神。

离开陈逢娣老人的家，走路约5分钟，我们就来到云安区百岁老人之访的最后一站——都杨镇桔坡村的黎雪梅老人的家。

黎雪梅，女，生于1920年11月，刚好满100周岁。黎雪梅住在一座有些年头的旧院子里，院子的门口种着一棵高大的龙眼树。

我们进入院子，只见一位身材高大、五官端正的老人坐在一把木制的躺椅上，上身穿一件花棉袄，头戴一顶深色的线织帽子，脚穿一双老式的解放鞋。她应该就是我们本次要拜访的黎雪梅老人了。

同行的村干部打过招呼后，我们围着黎雪梅老人坐下，聊了起来。老人家身体还可以，就是听力不太好。

村干部对黎雪梅老人的基本情况做了介绍，老人有两个儿子、三个女儿，家里现在是四代同堂，老人现在由二儿子照顾。

"老人家的身体和平时吃饭怎么样？"我问他儿子。

"身体还可以，过得去，耳朵不是太好。还有腰有点毛病，有时候下雨，天气凉会疼，年轻时候落下的病根。吃饭正常，三顿饭，一顿一小碗米饭。"她儿子回答道。

"老人家最远去过哪里？有没有去过大城市？"我问。

她儿子翻译后，老人家面带自豪地回答了两句。

"她说最远到过广州呢，次数可能多过你们呢。有一次还玩过七八天呢。"她儿子说。

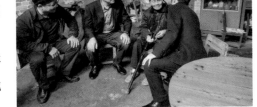

同行的村干部笑着说："比我多，可能没有招局长和杨局长多。"

村干部也向我们解释道："老人家在广州有个远房亲戚，早些年的时候应该去过广州。"

"老人家，您这衣服很漂亮啊，自己买的吗？"我问道。

　　她面带笑容骄傲地回了两句。村干部说："她说是深圳的亲戚买了寄过来的，云浮是买不到的。"

　　我笑着说："是，这么漂亮，很配你啊，广州也买不到，只有深圳才能买得到。老人家一直务农吗？"

　　村干部说："是的，一直务农，听村里老人说，她年轻的时候干农活是一把好手，还当过生产队长。80多岁的时候还种柑橘呢。"

　　"还是生产队长，那老人家很厉害啊。"我叹道。

　　老人家似乎也听懂了我们在说什么，脸上不自觉流露出自豪的表情。

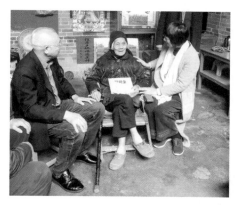

　　"你觉得你妈妈长寿的原因是什么？"我问她儿子。

　　"别的我都觉得和平常人差不多。就是她性格比较豪爽，做人做事比较大气，干脆利落，不后悔，不婆婆妈妈，不开心的事不去提，过去的事不去想。可能有这方面的原因，也不知道对不对。"她儿子想了半天，回答道。

　　我向老人递上慰问金，同时送祝福给老人："老人家，今年是第七次人口普查，您100岁。等到您110岁第八次人口普查的时候我们再来看您。"

　　老人家有些喜悦，又有些落寞，说了几句话。村干部说："她说，感谢共产党。现在就挺好，心满意足了。活得太长，给家里人添麻烦。"

　　我回答说："活长了，您还可以再到广州看看我们啊，看看广州有没有变化，和以前一不一样。"

　　听了我的话，老人又高兴起来，连连点头。

　　在离开黎雪梅老人家的路上，回忆起老人略带豪气的语言，我脑海里一直回想起前些年很红的那首歌——《向天再借五百年》。

　　是啊，想到当前的广东统计改革和构建经济大省之统计强省，我也想"向天再借五百年"。

老人小『资』卡	姓名：黎雪梅
	性别：女
	出生年月：1920 年 11 月
	民族：汉族
	户口登记地：云浮市云安区

52　诀/碌

与其被动忙碌，不如主动劳碌。后碌，强过前碌矣，因此得百岁。老人一生劳碌，仍洋溢着浓浓的喜庆。不怕碌，碌不怕，也许是她生命存在的重要理由。

2020年12月24日下午，我们来到了云浮市云城区，继续云浮市的百岁老人探访之行。

第一位拜访的是居住在云城街道土门村的梁汝芳老人。土门村的环境很好，老人居住的房子外面也是绿树成荫，走在村间小道，让人心情舒畅。

同行的村干部介绍，梁汝芳老人，女，生于1920年1月，100周岁，有4个子女，四代同堂，大孙子的孩子已经15岁了。老人身体、精神都不错，现在家里人

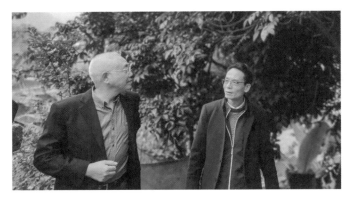

请了护工在照顾她的基本生活。

围着老人在沙发上坐下，我看到客厅的电视开着，正在放歌舞节目。我问道："老人家平时经常看电视吗？能看懂吗？"

照顾老人的护工回答说："她虽然听力还可以，但是看电视主要是看热闹，没事就打开，什么节目都看一看。"

"老人家身体还好吧？平时吃饭怎么样？"我问道。

"好着呢。前几年她孩子陪着去医院体检，医生说她的五脏六腑比年轻人还好呢。现在有时候还喜欢出去走一走，去小店和人聊聊天。就是孩子们有时候怕门口路上车多，不安全，不想让她多出去。平时吃饭胃口还可以，喜欢吃鱼。"护工说。

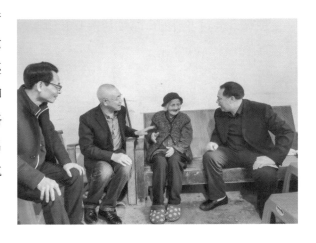

"老人什么时候结的婚？从哪里嫁过来的？"我问道。

村干部说："听说成家比较早，好像是十几岁的时候就结婚了，从另一个村嫁过来的。"

"老人以前是做什么的？"我问道。

"她以前一直务农，一生比较劳苦。她喜欢下地干活，95岁的时候还下地。孩子们不让去，她在家里就帮忙带带小孩，操持些简单家务，闲不下来。"

我接着问："老人家，您最苦时是什么时候？"

老人回答后，村干部翻译说："旧社会的时候。下地种田，上山砍柴，吃不饱，穿不暖，努力干活还经常会饿肚子，更不用说偷懒了。所以现在一干活就停不下来。"

"那老人家，您最幸福时是什么时候？"我追问道。

老人说："就是现在，生活好了，吃得好，穿得好，还有这么多人来看我，很开心。"

老人家的开心也是我们的开心，我说："老人家，现在日子越来越好了。祝您健康长寿，寿比南山。"

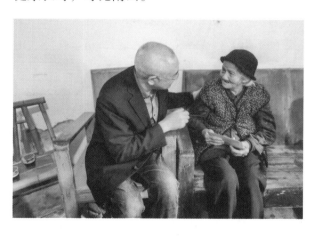

老人家拿着慰问金，开心地向我们祝福。

护工说："她说，祝你们回去每个人都身体好，长命百岁，活过她。"

招松金局长笑着说："老人家，我们不指望活过你，别说100岁了，90岁就心满意足了，哈哈。"

在一片欢声笑语中，我们向梁汝芳老人道别，离开了她的家。

老人小『资』卡	姓名：梁汝芳
	性别：女
	出生年月：1920年1月
	民族：汉族
	户口登记地：云浮市云城区

53　诀/身

身体力行，以身作则，言传身教。结果是，以身反哺父母，报答父母之恩。在生命的浪头与无数个浪花里，每个因素都有可能影响生命的长短。而为人之母，百年言传身教意义非凡，构筑了一个五代同堂家族的荣耀。

下午拜访的第二位老人是河口街道的陈群芳老人。陈群芳，女，生于1918年2月，河口街道泰安村人。

行车约20分钟后，我们来到了陈群芳老人的家。

"陈老有3个儿子，最小的都有62岁了。她跟着大儿子住，大儿子有些残疾，大儿媳妇在照顾老人。陈老家是一个大家庭，50多人，五代同堂，十分难得，在附近都很有名。"村干部说。

进入老人家的院子，映入我们眼帘的是一座挺新的平房。陈群芳老人，花白头发，口中还有好几颗牙齿，围着一条紫色围巾，戴着一双毛线手套，正坐在宽大的沙发上。她儿子坐在沙发旁边的轮椅上。

老人的大儿子和村干部寒暄两句，忙招呼我们坐下。

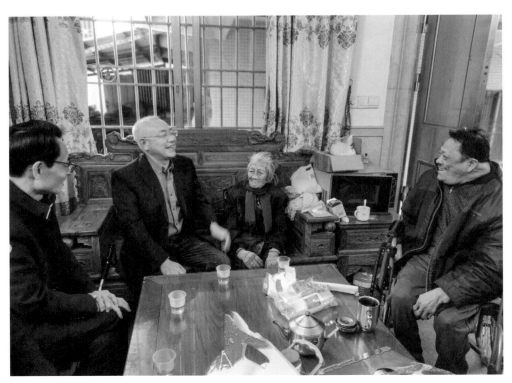

"您是老人的大儿子，听说你们家是一个大家庭？"我问道。

"是啊。我妈妈过百岁了，五代同堂。最小的第五代5岁。我们家里有50多人，共有7名共产党员、8名大学生、4名医生。"她大儿子自豪地说。

"在农村里，真是不容易啊。"我叹道。

我随即问道："家里这么兴旺，是什么原因？和老人家有关系吗？"

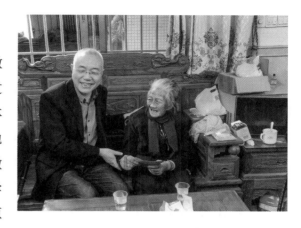

"当然有啊。我妈妈这个人，做事厚道，为人正直。她虽然没读过什么书，平时话不多，但做事都身体力行，注重言传身教，以身作则。她虽然没上过学，但教我们的都是些做人的大道理，终身受益，是书本上学不来的。我觉得这是她长寿的一个原因，也是我们家族兴旺昌盛的原因。"

我说："那真是家有一老，如有一宝啊。老人家的身体怎么样？"

她大儿子说："还可以，没什么大毛病。眼睛以前有白内障，做了手术好一些。血压稍微有些低，前几年骨折过一次。以前身体很硬朗，现在年龄大了，今年开始手脚没有以前有力气了。"

我接着问道："那老人家的生活有什么特点？"

她大儿子回答说："她平时吃的和我们一样，差不多。但是生活很有规律，不吸烟，不喝酒。晚上9点多睡觉，早上6点多就起床。她也经常这样教导我们。"

送上慰问金后，我起身向老人祝福告辞："老人家，您带好了一个大家庭，我们都向您学习。祝您身体健康，福如东海，寿比南山！谢谢您！"

探访陈群芳老人时，从她身上，我深深感受到了言传身教的力量。

老人小『资』卡	姓名：陈群芳
	性别：女
	出生年月：1918年2月
	民族：汉族
	户口登记地：云浮市云城区

54 诀/境

喀斯特地貌——地理环境是决定生命长短的重要因素。空气清新，环境优美，赏心悦目，乃长命之助。百岁老人，每天遇上"清、美、悦"，心旷神怡，渐入佳境，胜过好吃好喝，可延年益寿。

离开陈群芳老人的家，约半个小时后，我们来到了下午探访的第三位百岁老人陈惠卿所居住的云城区云城街道星岩社区。

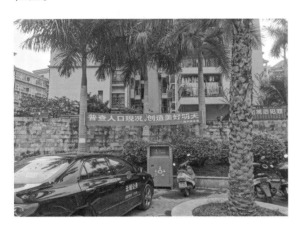

星岩社区在市区内，虽然地处城区中心，但环境相当不错。一进入社区，我就被高悬的"普查人口现况，创造美好明天"的人口普查宣传横幅吸引，我笑着对招松金局长说："看来云浮的人口普查宣传很到位啊。"

我们上了电梯，到陈惠卿老人的家门口，敲开房门，一位戴眼镜、穿着考究的女士把我们迎进家门。社区干部介绍说，她是陈惠卿老人的小女儿，陈惠卿老人一直跟着她居住。

转入客厅，见陈惠卿老人穿戴整洁坐在客厅里，家里收拾得干干净净，有条有理。听社区干部介绍我们的来意后，她握住我们的手。

坐下后，我问陈惠卿老人的女儿："听说你们是四川人，能否介绍一下家里的基本情况？"

老人的女儿回答说："妈妈以前在成都工作，1958年的时候响应国家支援西昌建设，去西昌工作，在饭店做会计，那年我才7岁。1978年的时候退休回到成都，跟着我工作调动又到海南，在海南待了4年。1982年我来到咱们现在的云浮硫铁矿集团中学做老师，她又跟我来到

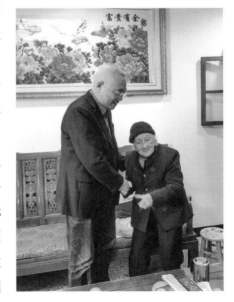

云浮。"

我惊奇道："老人家的这一生经历挺丰富的，辗转这么多地方。那老人家觉得哪里最好？"

她女儿不假思索，快人快语："当然是云浮啦。这里山好、水好、空气好、环境好，养人。您看这小区外面，看得见青山，看得见白云，空气清新。我妈妈在这里活过百岁，我也已经退休好多年，现在70多岁了。"

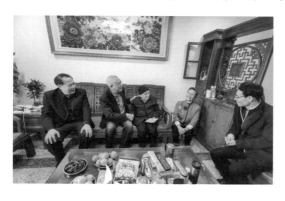

招松金局长说："您已经70多岁了？这真看不出来啊。杨局长，云浮是喀斯特地貌，市区不大，被山地包围，环境很好。这个小区外边就是喀斯特地质公园，等下可以去看看。"

"好啊，这也许就是老人长寿的原因。老人家看起来挺精神的，穿戴干净整洁，一脸福相。成都出美女，老人家年轻时想必也是个大美女吧。现在身体怎么样？"我问。

她女儿回答道："是啊，年轻时在成都，人家都喊她'赛三街'，意思是在周边都数得上的美貌。现在老了，身体总体还可以。只是牙不太好，吃一些软的东西，好消化；耳朵有一只不太好，眼睛有一只有白内障，考虑到老人年龄大，没敢去做手术。她现在是我们家的宝，现在的生活状况，我们很满足啦。"

了解到老人的基本情况后，我起身向老人告辞，对她女儿说："云浮山好水好，空气好环境好，您也照顾得好。她是你们家的宝，也是我们全社会的宝。现在是'七人普'，老人家103岁；再过10年是'八人普'，老人家113岁，我们再来看老人。"

她女儿笑着说："好，感谢感谢！我们争取。"

和陈惠卿老人告别后，我们来到了楼下社区附近的喀斯特地质公园。我忙中偷闲参观了公园，嶙峋的怪山、巨大的钟乳石，令我感叹自然界的神奇，在这神奇的土地上养育着一方幸福长寿的人。

老人小『资』卡	姓名：陈惠卿
	性别：女
	出生年月：1917 年 9 月
	民族：汉族
	户口登记地：云浮市云城区

55 诀/硬

女性，不单单柔情似水，隐忍负重，更有生命硬朗的一面，硬气、硬扛与硬朗，无不是百岁老人的写照。很多老人都无法选择自己的家庭环境，但他们可以选择解决生活困难与问题的各种方法。

下午5点30分，我们来到本次云浮探访之行的最后一站——103岁的岑秀连老人的家。

"岑秀连老人身世比较苦。她生了7个儿子、1个女儿，最后养活下来的只有4个。现在跟着61岁的三儿子住。三儿子身体还好，精神上却有点小问题，没结婚，是个'五保户'。"同行的村干部路上介绍老人家的基本情况。

听着村干部的介绍，我倒有些好奇：作为一个母亲，失去4个孩子，有这样经历的老人，活过百岁，确实很不容易。

老人的家四面环山，门口种着许多荔枝树。老人住在一间略有些破败的老式平房里。我们进入平房，只见一位头发花白的老人端坐在椅子上，上身穿一件深红色的大棉袄，脚穿一双绒布大棉鞋。另一位男性老人站在她的旁边，应该就是岑秀连老人的儿子了。

围着老人坐下后，村干部继续向我们介绍老人的一些情况：老人有1个儿子在珠海、1个儿子在深圳，有5个孙子、5个孙女，四代同堂。

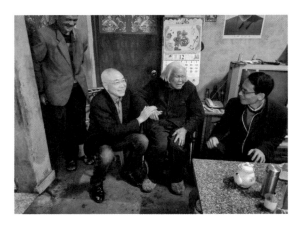

"老人家，您去过珠海或深圳吗？"借助村干部的翻译，我和老人慢慢聊起来。老人说话虽然听不懂，但语速很快，像连珠炮似的。

村干部说："她说去过珠海。她小儿子在珠海当兵，转业后留在珠海。前几年还去过，珠海人都很好，过年过节都送她东西吃。还说有一次感冒，她说不用去医院了，儿子非要带她去看，社区医院关门了，又去了大医院。"

招松金局长说："老人的思维好清晰，记忆力很好啊。珠海的事情都记得很清楚。"

"那老人家，那您为什么又回来呢？为什么不在珠海多住住呢？"我好奇地问道。

村干部回答道："老人家很要强，不喜欢被别人照顾。在珠海，家里人这要帮她，那要帮她，她不喜欢，她喜欢自己的事自己干。回到乡下自己家生活，什么都熟悉，自由又习惯。"

"老人家身体怎样？吃饭怎么样？"我接着问。

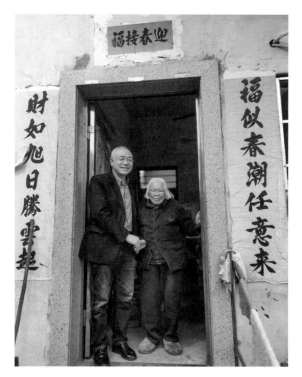

村干部说："身体都还挺硬朗，偶尔有点小感冒。吃饭可以吃一小碗，早上喝点稀饭。有的时候喜欢出去到门口走走，活动一下。"

"老人家，这是我们的一点小心意。祝您身体健康，寿比南山！"向老人送上慰问金后，我起身向老人告辞。

老人紧握着我的手，执意要把我送出门外，边走边说着什么。

村干部解释说："老人说，谢谢你们，你们太有心了。祝你们都长命百岁，九十九才是零头。"

听了老人的话，我们都不由自主地笑起来。

可爱、坚强的岑秀连老人。虽然家庭有过不幸，但老人坚强、勇敢地面对生活，并活过百岁，值得我们每个人学习。

回想起来，今日云浮之行，我共看望了8位百岁老人，平均年龄101岁。8位老人全部为女性，不由得深深赞叹在悠长的历史岁月中女性的坚强、女性力量的伟大。

老人小「资」卡	姓名：岑秀连
	性别：女
	出生年月：1917 年 1 月
	民族：汉族
	户口登记地：云浮市云城区

56　诀/气

　　清然之空气，是生命之氧。处天然氧吧，呼吸清肺，守护生命，延年益寿。许多长寿老人，均住在山脚下，大自然赋予人类最好的环境，让人类享受着无价之伦乐。

　　2020年12月25日一早，我们就离开云浮市，经过一个小时车程，来到肇庆市鼎湖区，开始肇庆的百岁老人探访之行。

　　在车上，肇庆市统计局林永红局长介绍肇庆市百岁老人的基本情况：根据初步统计，肇庆目前有百岁老人共295位，其中男性39人、女性256人；最大年龄的老人115岁，全市百岁老人平均年龄约102岁。

　　林永红局长说："杨局长，肇庆市男性百岁老人的数量不足女性的零头。"

　　我笑说："是啊。我在云浮看望的8位百岁老人，全部是女性。看来男同志们得加油啊。"

　　林永红局长说："我奶奶就是云浮当地人，也过百岁了。还好，我们肇庆还准备去拜访3位男性百岁老人，杨局长到时候可以重点留意。"

　　闲聊中，已经到了水坑居委会团结一队。团结一队距离鼎湖山国家级自然保护区不远，环境很好，空气清新怡人，让人醉氧。

　　这次要拜访的是蔡灶兰老人。一进老人家客厅，我们就看见右面墙上贴了满满一墙壁奖状。老人在家人的搀扶下从里屋出来。我们一行人围着老人在沙发上坐下。

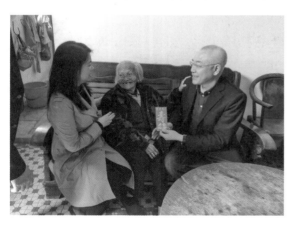

　　看到我们来看她，老人家笑容满面，露出几颗门牙，拉着我的手，拍着我的肩膀，很高兴。

　　村干部对老人的情况很熟悉，向我们介绍：老人家四代同堂，最小的儿子都67岁了，最小的重孙已经12岁，墙上的奖状就是重孙的。

　　"老人还记得是什么时候结婚的吗？"我问道。

　　老人的精神很好，村干部和她的交流很顺畅："老人说她是16岁从附近另一个镇嫁过来的，现在还记得当时结婚时的场景。"

　　说完，老人还翻出她的身份证给我看，上面清楚地记载着老人是1919年4月出生的。

"老人的身体怎么样？平时饮食怎么样？"我问。

村干部说："老人家身体还不错，有一只眼睛有点模糊，有时滴点眼药水。平时胃口都还好，早餐喜欢吃粉。"

"老人家，您的长寿秘诀是什么？"我追问道。

村干部听了老人的话，回答说："她说不要那么长寿了，有点烦，老了走路都走不动了。可能是因为环境好、空气好吧。"她的话引得大家都笑起来。

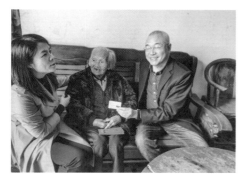

林永红局长接过话茬儿说："环境好、空气好也有道理。这里在鼎湖山脚下。鼎湖山国家级自然保护区成立于1956年，是中国第一个自然保护区。以前有句玩笑话，说鼎湖山的空气负离子浓度高、个头大，有鸡蛋那么大。"

林局长的话又引得大家哈哈大笑起来。

我向老人递上"寿"字红包，站起身向老人告辞并送上祝福："老人家，祝您寿比南山，福如东海，家庭和睦幸福！"老人在家人的搀扶下，一直把我们送出门外，嘴里也一直不停说着什么。

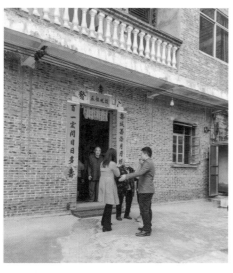

村干部说："老人家说，这么多人来看她，非常感动，让你们吃个饭再走也不迟。还说，对不起了，连茶都没有多喝几口。"

我止住老人送别的步伐，说："老人家，天气冷，快回去吧，10年后我们再来看您。"

我离开老人的家，走在鼎湖山下的乡间小道上，忍不住想放慢脚步，多呼吸一些这醉人的新鲜空气。

老人小『资』卡	姓名：蔡灶兰
	性别：女
	出生年月：1919 年 4 月
	民族：汉族
	户口登记地：肇庆市鼎湖区

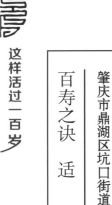

57　诀/适

适者生存。适应力强，生命力也强。一个人活了一百多年，一定经历得多，看得多，挑战得多。而在这一生命过程中，面对生活的艰难、坎坷与工作上的挫折，需要平衡自己，跨越生命拐点。

离开蔡灶兰老人的家，约15分钟的车程后，我们来到了鼎湖区坑口街道新园3街陈浩老人的家。

陈浩老人的家是一栋3层的自建房，1楼是客厅和厨房。我们到的时候没有看到陈浩老人，只有她儿媳在，她说老人在2楼休息。

在等候老人的时候，我们听她介绍老人的基本情况。陈浩老人生于1918年1月，今年102岁。他有5个孩子，3个是女儿。老人离休前在九坑河水库工作，是位技术人员。她老公是老大，也在九坑河水库工作，她儿子已经41岁了，老人一直跟着他们生活。

正聊天的时候，村干部突然说："老人家自己下来了。"

我抬头一看，一位身材高大的老人正从1楼和2楼中间转出，挂着一根拐杖缓缓下楼。

我忙问："老人家身体这么好，可以自己下楼啊？要不要人帮忙？"

他儿媳答："没事的，他身体可以的，可以自己下楼。"说着她走上楼梯扶着老人慢慢下到1楼。

我赶上前扶着老人的手说："老人家，您身体很好哇。我们通过人口普查知道您100多岁了，特地来看望您。"

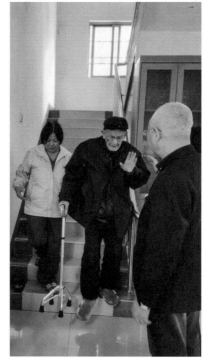

老人握着我的手很有力，连声说："谢谢，谢谢你们来看我。"

和老人在客厅沙发上坐下，我拉着老人的手问："老人家，您以前都做过什么工作？"

听了老人的话和他儿媳的补充，我们得知老人的经历很丰富：老人1953年入党，是一名老党员。70年代在农场工作过，后来在镇供销社工作，还到过镇办企业，最后在九坑河水库工作，是技术员。在水库工作时间最长，参与过很多水利项目建设。

听了老人家的经历，我有些好奇："老人家，您去过专门的水利学校学习吗？"

老人家摇了摇头："没有，自己学习。自己看书，向师父学。"

我向老人竖起了大拇指："老人家，自学成才，我们要向你学习。老人家，三年严重困难经历过吧，还有印象吗？"

老人想了想，说："有啊。那个时候，很穷，吃不饱肚子。后来农业学大寨，还有'文革'，都经历过。那个时候我还被批斗过呢。"

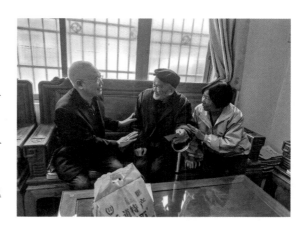

"您觉得公公长寿的秘诀是什么？"我问他儿媳妇。

他儿媳妇回答说："我们觉得他适应能力强。吃饭不挑肥拣瘦，有什么吃什么；工作不挑三拣四，到了哪个单位都好好工作。刚才他也讲了，经历过三年严重困难等那么多事，适应能力强才坚持下来了，活到百岁。"

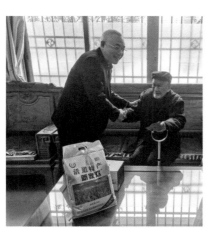

我握着老人的手说："对，适者生存。我看望了这么多百岁老人，男的比较少，干部比较少，有文化的比较少，城里的比较少，您算是一个特例。老人家，我们向您致敬，向您学习！"

在离开老人家的路上，林永红局长笑着："杨局长，陈浩老人给我们男同胞增强了信心，大家都加油啊！"

听了他的话，大家都在车上纷纷笑了起来。

老人小『资』卡	姓名：陈浩
	性别：男
	出生年月：1918 年 1 月
	民族：汉族
	户口登记地：肇庆市鼎湖区

58　诀/喜

人逢喜事精神爽。会喜，能活跃细胞，增添人的生命力。营造喜庆气氛，铸造喜庆心理，喜气洋洋的人生，何愁不长寿呢？

离开鼎湖区陈浩老人的家，我们一行来到了端州区，拜访蒙四女老人。

蒙四女老人，居住于端州区睦岗街道蕉园社区，生于1920年10月，今年刚刚满100周岁。

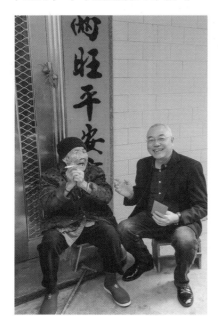

车子在市区街道停下，我们一行人下车转入一条巷子。看到不远处一户门口的小板凳上坐着一位老人，穿着深红色的棉衣，戴一顶紫红色的帽子，一边晒太阳，一边悠闲地抽着香烟。

村干部介绍说，她就是蒙四女老人。

看到我们一行人来，蒙四女老人想把手上没有抽完的烟收起来。

我忙说："不用收，老人家。您慢慢抽吧，没有关系的。"

老人这才继续抽，边抽边说些什么。

同行的村干部说："老人家说，不好意思啦。以前没事的时候抽，后来喜欢上抽烟，上瘾了，现在戒不掉了。"

老人的话让气氛一下子欢乐起来。

我说："老人家，通过人口普查，我们得知您已经100岁了。今天，我们省、市、区、街道、社区五级的同志们都过来看望您。"

老人忙不停向周围的人双手作揖，向我们表示感谢。

"老人家，这是我们的一点心意，给您买烟抽。祝您身体健康，寿比南山！"我向老人递上慰问金。

没想到老人从口袋里翻出来几个小红包，派给我一个。可能是村干部告诉老人有人来看她，老人提前准备了回礼的红包。

我说："老人家，谢谢您。您也很有心啊。"

林永红局长说："老人家，也派给我一个吧，我也沾沾您的福气。"

老人也递给他一个，嘴里念念有词。

林永红局长向我解释说："老人家说，今天这么多人过来看望她，是喜事，高兴、喜庆。祝我们每个人都活过她，都长寿。"

同行的村干部说："蒙四女老人比较乐观、和善，谁来都是这么高高兴兴、开开心心的。周围的人都喜欢她。"

我说："这也许就是老人长寿的秘诀吧。喜欢抽烟，喜欢热闹，营造喜庆气氛，过喜气洋洋的一生、长寿的一生。"

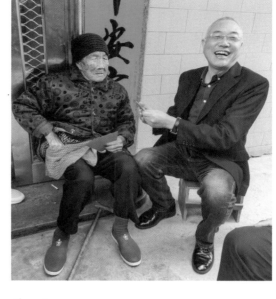

快乐的时间总是短暂的。我们也在喜庆欢乐的气氛中向蒙四女老人道别，继续今天的探访之行。

老人小『资』卡	姓名：蒙四女
	性别：女
	出生年月：1920 年 10 月
	民族：汉族
	户口登记地：肇庆市端州区

多 兵 苦 懒 开 灿 鱼 薯
乐 粗 　 　 　 　 粗 农
拳 好 温 国 窕 暖 潮 辣

59　诀/献

奉献精神，可谓百岁生命之柱。一个人，从小从戎，由一名战士，脚踏实地，为国家奉献自己的一生。在可敬可贺之余，我们也致敬他的生命里程碑，由战士到离休干部，又至百岁寿星。

离开蒙四女的家，我们来到了欧伟明老人居住的睦岗街道阳明山庄。

据同行的社区干部介绍，欧伟明老人，男，1918年8月出生，1938年加入东江纵队，参加革命事业，是一位具有传奇色彩的老革命。

欧伟明老人今年102周岁，身体很好，还可以使用放大镜读报。老人家一共4个儿子，他跟着二儿子在肇庆居住，二儿子今年也已经68岁，现在四代同堂。

听了社区干部的介绍，我心里也充满了憧憬之情，不由得加快脚步，希望能早点看到这位传奇的百岁老人。

跟着社区干部进入老人的家，老人和家人正在客厅等着我们。

欧伟明老人瘦高的个子，穿一件薄皮衣，戴一副浅色眼镜，头戴一顶皮帽，精神矍铄。

我紧紧握住老人的手："老人家，您为革命做贡献了！我们通过人口普查得知您满一百岁，特地来看看您，向您致敬！"

老人的手很大，温暖而有力。

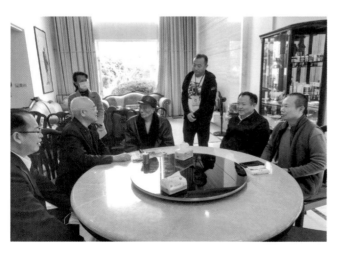

围着老人在客厅的圆桌前坐下，我说："老人家，您向我们介绍介绍您的革命经历吧。"

通过老人的介绍，我们得知老人家新中国成立前参加东江纵队开始革命，历任广东抗日游击队东江纵队九大队副官、西江人民抗日义勇总队军需处主任、粤桂湘边纵队绥贺支队一团副团长、肇庆地区西江支前司令部参谋长等职务，为中华人民共和国的成立浴血奋战；新中国成立后留在肇庆地方工作，为党和国家的事业贡献了一生。

听老人说新中国成立后他还曾任职肇庆地区税务局局长、中国人民银行肇庆支行行长，我笑着对老人说："老人家，您离休前当过税务局局长、银行行长，我是统计局局长，咱们都是财经口啊，我们向您学习！"

看到老人桌上的放大镜和旁边的《参考消息》《环球时报》，我问他家人："老人家能看懂报纸吧？"

他儿子说："他很关心国家大事。平时不怎么看电视，但喜欢看报纸。现在眼睛不好了，我们就给他买了放大镜，他没事就拿着放大镜翻一翻。"

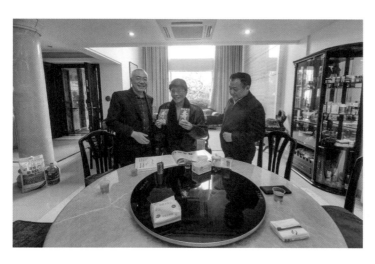

老人家听到我们说的话，拿起放大镜，对着桌上的一份《环球时报》看了起来。《环球时报》首页新闻的标题是"美一日制裁两国家引谴责"。

我看老人看得很认真，就问老人："老人家，这报上讲的什么啊？"

老人认真看报，没有抬头，喃喃自语道："美国最糟糕了。"

我很惊奇："老人家看得很明白，对世界大事很了解啊。"

"老人家身体怎么样？"我问道。

他儿子说："在革命的炮火中锻炼出的身体，很坚强。他很少生病，一年偶尔感冒一两次，有时候服用一些软化血管的药。"

临行前，我向老人家送上祝福："老人家，您的一生都献给了党和国家的事业，我们才能有今天的幸福生活。谢谢您，向您致敬，向您学习！您多保重身体。祝您身体健康，寿比南山！过10年我们再来看您。"

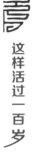

怀着深深的敬意，我们离开了欧伟明老人的家，赶往肇庆百岁老人之行的下一站。

老人小『资』卡	姓名：欧伟明
	性别：男
	出生年月：1918 年 8 月
	民族：汉族
	户口登记地：肇庆市端州区

60　诀/师

为人师表，也可长命百岁。百年过来，沧海桑田，唯有教育长青。传播知识，传播哲理，教书育人，亦燃生命之光。

约15分钟的车程后，我们来到了泰湖路2号东盛名苑，拜访黄文静老人。

东盛名苑环境不错，绿化很好。在社区干部的带领下，我们穿过小区的石砖路，上电梯到18层，来到黄文静老人的家。

黄文静老人，女，生于1919年9月，今年101岁，退休前是一名小学教师，教语文。

敲响黄老家的门，开门的是她的儿子，没有见到黄老。

她儿子指了指阳台，说："她正在阳台上做运动，锻炼身体呢。"

我顺着他指的方向看去，一位满头银发、精神矍铄的老人正站在阳台上，一只手扶着阳台的栏杆，一只手叉腰，正在做踢腿动作。

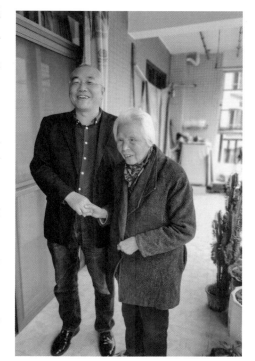

我赶忙走过去，握住老人的手，说："老人家，我们是省统计局的同志。通过人口普查得知您满100岁了，过来看望您。打扰您做运动了。您身体很好啊！"

我和老人的儿子扶着老人走进客厅，和老人一起在客厅的椅子上坐下。

"老人家都是您在照顾？"我问老人的儿子。

她儿子回答道："是啊。我们兄弟姐妹4个，我是最小的，和她一起住，我在照顾她。"

"老人家的身体很好啊，经常锻炼吗？"我接着问。

"以前锻炼多一些。现在年纪大了，少一些了。有的时候下去小区走一走，不下去的时候就在阳台活动活动。"她儿子回答说。

我问："听说老人家以前是老师啊？"

她儿子说："是的，教小学语文，当了30多年老师，退休大概有50多年了。刚退休的时候一个月退休金5块钱，现在一个月4000块钱。您看，这都多少个年头了！"

"毕业的学生各行各业都有。有的还经常回来看看，有的她还能记起来，有的已经记不起来了。不过每次有人回来看，她都很开心。她说她的学生是她最宝贵的财富，是她生命的动力和源泉。"她儿子接着补充道。

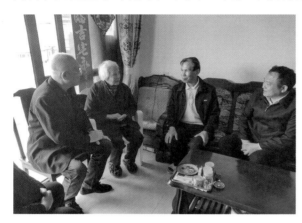

尊师重教是中华民族的优秀传统。黄文静老人热爱教育事业，她惦记学生，也是她长寿的重要原因。

"谢谢您，黄老师。请允许我代表所有的学生和家长向您致敬。祝您寿比南山！过10年我们再来看您。"我站起来再次紧紧握住黄老的手，充满敬意地向黄老辞别。

老人小『资』卡	姓名：黄文静
	性别：女
	出生年月：1919 年 9 月
	民族：汉族
	户口登记地：肇庆市端州区

巧 乐 粗 律 孝 劳 汤 粗 农 劳
淡 拳 好 温 国 究 暖 潮 辣 三

61 诀/种

在乡下，挖地种植，种菜、种薯、种花生，挑得百斤担，赢得百岁来。

离开教书育人的黄文静老人家，我们来到黄冈街道嘉湖新都市乐湖居，来这里拜访百岁老人杨子群。

杨子群老人，生于1916年5月，今年104岁，是目前在肇庆拜访的年龄最大的百岁老人。

上了电梯，敲开老人的门，老人的儿子把我们迎进去，大家围着老人一起坐下。

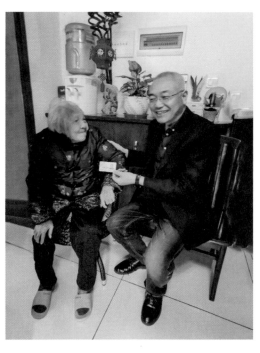

杨子群老人满头银发，身穿一件紫色绣花的棉衣、一条黑色棉裤，脚踏一双拖鞋。虽然脸上满是皱纹，但是精神很好。

老人的儿子向我们介绍了老人的一些基本情况：老人出生于1916年5月7日，之前一直居住在云浮市郁南县女儿家中。为了让老人得到更好的照顾，前两年他把老人从云浮接过来和他一起住。

为了说明老人的年龄，她儿子特地从抽屉中拿出老人的身份证指给我们看，上面的出生日期写着1916年5月7日。

"老人以前是做什么的？"我问道。

"我们家以前都是农民，妈妈就是农村妇女。不过她很能干的，年轻的时候，什么农活都干，可以当一个男劳力使。种菜，种水稻，种柑橘，种木薯，一次能挑近百斤的担子，远近闻名。90多岁了她还下地种木薯。也多亏那个时候打下的好基础，现在身体好。"

"老人家现在身体怎么样？"我问道。

她儿子回答："前几年她得过一次大病，看好后，我把她从乡下接到市里面了。老人家现在身体没什么大毛病。感冒也很少得，即便感冒也不怎么吃药。就是眼睛不太好，有点青光眼。"

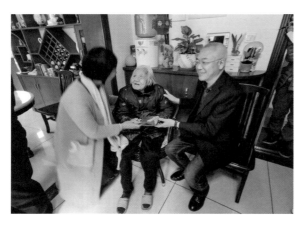

我接着问："老人家吃饭怎么样？"

"吃饭跟着我们一起吃，饭稍微给她煮软一点。一次可以吃一小碗饭。"

"那还不错。感谢你们辛苦照顾老人家。百岁老人不仅是你们家的财富，还是省里的财富、市里的财富。祝老人身体健康长寿，也祝你们阖家幸福！"

看看时间，已是中午12点30分了，向老人送上祝福后我们就离开了杨子群老人的家。

老人小『资』卡	姓名：杨子群
	性别：女
	出生年月：1916 年 5 月
	民族：汉族
	户口登记地：肇庆市端州区

62 诀/炼

百寿之诀 炼

肇庆市端州区黄冈街道

二〇二〇年十二月二十五日

一个人，从15岁被国民党抓去当壮丁，到18岁响应共产党号召参军，浴火重生。这种转折，让他从淮海战役开始就有着非凡的人生，百岁年华浓缩了烟火生死带来的无限印记。

12点40分，我们来到了端州区黄冈街道棠岗路的莫旺山老人家。

同行的社区干部介绍，莫旺山老人，男，1920年12月出生，刚过百岁生日，四代同堂，住在最小的儿子家。老人是一名老战士，经历过解放战争，在战争中出生入死，英勇无畏。

莫旺山老人住在儿子家，那是一栋小楼房，共三层。来到一层客厅，老人家的儿媳说老人在二楼休息，带着我们一起上到二楼。

老人在床上静养，家人把老人扶起，在床边坐下来。

老人身材很高大，穿一件羽绒夹克，头戴一顶鸭舌帽，精神很好。

"老人家，我们从人口普查得知您满100岁了，过来看看您，能不能讲讲您的革命经历？"我问道。

老人一边讲，他儿子一边在旁边补充。

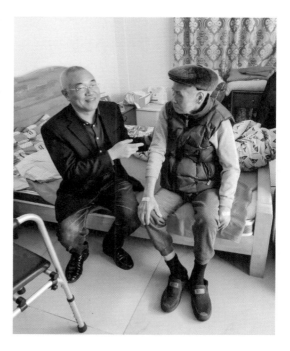

老人15岁就被国民党拉壮丁参军，18岁的时候脱离国民党军队，加入革命队伍。老人懂一点点医术，是部队的卫生员。他在淮海战役的时候被炮弹的弹片击中受伤了，虽然没有生命危险，但炮弹的弹片永远留在了老人身体中。

老人一边讲还一边用手向我们指右边的胸口。他儿子说："当时医生讲，真是够幸运，如果再偏那么一点点就没得救了。现在身体没其他毛病，就是遇到天气冷的时候，那里还会有点痛。"

"老人家，您再给我们讲一讲您打仗时的事情吧？"

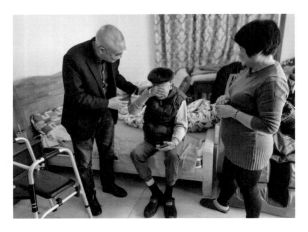

老人低声说了几句，我们听得不是太清楚。他儿子说："淮海战役打起来之前，连长给了他一包私人物品，让他先帮忙保管着，等到打完仗再还给连长。"

"那后来呢？您受伤了，找不到他了？"我好奇地问道。

突然，老人用手抹着眼泪低声哭起来。

他儿子忙在旁边低声解释道："后来……后来，连长再也没有回来，在战役中牺牲了。"

我在旁边也有些想哭的感觉，忙握着老人的手说："连长为了革命事业牺牲了，死得其所，我们大家都记得他，向您和连长致敬！老人家，您多保重身体，我们还会来看您的。"

在离开老人家的路上，一起探访的肇庆市常务副市长李奔说："我们唱《送战友》，那是用嘴在唱歌；他们唱《送战友》，那是用心在送别。"

是啊，没有经历过战争的人是体会不到战争的残酷的。我在心里默默地再次向从战火中走出来的莫旺山老人和他的连长送上最诚挚的祝福。

老人小『资』卡	姓名：莫旺山
	性别：男
	出生年月：1920 年 12 月
	民族：汉族
	户口登记地：肇庆市端州区

进 葆 粥 农
依 福 舍 辣

63　诀/走

百寿之诀　走

二○二○年十二月二十五日

肇庆市端州区黄冈街道

走起，行动自如。在家里，各楼层上下走动，晒太阳，晾衣服，家常活动不在话下。在户外，每天走几百米，持之以恒。生命是走出来的。

12点55分，我们来到了今天肇庆百岁老人探访的最后一站——100岁的叶瑞英老人的家。

同行的村干部介绍说，叶瑞英老人，女性，生于1920年11月，今年刚满100岁。20世纪90年代，老人一家人从郁南迁居过来。老人家有1个儿子、3个女儿，四代同堂。儿子在这里买了地，盖了自建房，她就一直在这里定居下来。

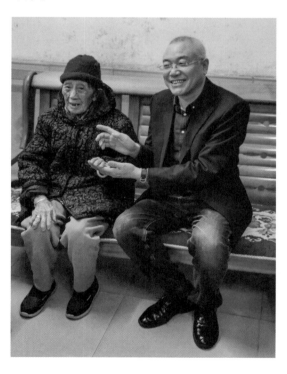

我们进入老人家客厅，见老人正坐在沙发上，穿一件深红色大棉袄，戴一顶红色的帽子，精神很好。

围着老人在一楼客厅的沙发坐下来后，我和老人的儿媳攀谈起来。

"都是您在照顾老人家啊？老人家的身子骨看起来很硬朗啊。"我问道。

"是的。她喜欢走动，自己的事还喜欢自己做，她可以爬楼梯到四楼晾衣服。没事喜欢走动，她在家闲不住的。天气不好的时候就在家里走动，天气好的时候出去走动，有的时候还到这附近的江堤边上去转转。"

"到这附近的江堤边？好像到这里大概将近一公里吧，还挺远的啊。"林永红局长说。

"是的，但她可以自己慢慢走过去，我们都挺放心的。"她儿媳妇回答说。

我问："老人家的饮食怎么样？"

她儿媳妇说："她还有几颗牙齿，胃口挺好，一般都可以吃一碗饭。长的菜，或者大块肉，我们有时候帮她用剪刀剪一剪，她吃得可好了。有的时候她喜欢吃一点水果，也不挑食，有什么吃什么。"

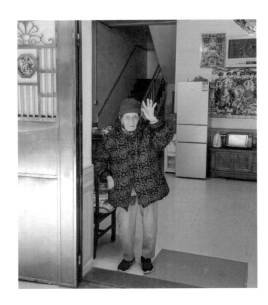

我感叹道："看来您照顾得还是挺细心啊。你们婆媳关系和睦，老人身体健康，其乐融融。她能不能离开您？"

她儿媳妇说："在一起习惯了，也可以说是相依为命吧。她离不开我，我也离不开她。"

我对老人家说："老人家，您对儿媳妇满意吗？"

旁边的村干部把我的话讲给老人听后，老人家一个劲地点头表示满意，她儿媳妇也笑了起来。

为了给明天的行程留出时间，今天上午探访安排得比较满。我看看时间已接近下午1点，向老人送上祝福后，我们一起离开了叶瑞英老人的家。

老人小『资』卡	姓名：叶瑞英
	性别：女
	出生年月：1920 年 11 月
	民族：汉族
	户口登记地：肇庆市端州区

		苦	懒	开	灿	鱼	薯	医
		律	孝	劳	汤	粗	农	劳
		温	国	究	暖	潮	辣	三

64 诀/自

自理，自食其力。老人自己动手，做饭洗衣，自理生活，自得其乐。通过自我劳作，增强体质，获得强大生命力。

2020年12月26日上午，我们从肇庆市区出发，来到四会区，拜访四会区的两位百岁老人。

上午9点，我们来到了四会区东城街道前锋村，拜访居住在这里的张进喜老人。张进喜老人，女性，生于1917年5月，今年已经103周岁了。老人家四代同堂，有四个儿女，她现在跟着二儿子住。

来到老人家，老人的儿子接待了我们。不巧的是，老人刚好去附近活动了，他说马上叫家人去叫老人回来。

我忙打住说："不急不急。不要打扰老人，我们正好先聊一聊，了解下老人的基本情况。"

我刚说完，就听见门外一阵喧哗，听见人喊："老人回来了，老人回来了！"

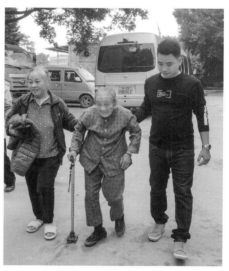

我们一行人急忙转出门，远远看见一位身材瘦小、头发花白的老人，在两个人一左一右搀扶下，拄着拐杖，从远处走来。

我急忙喊："不忙不忙，慢慢走，慢慢走。"

我们一行人急忙迎上前，我紧握住老人的手说："老人家，您身体真好。打扰您啦，快进来休息休息。"

我赶忙扶着老人走进客厅，在沙发上坐了下来。

"老人家经常出去走吗？"我问老人的儿子。

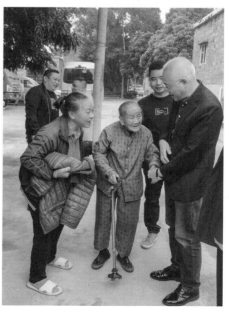

"是的，她身体比较好，一般早上都会到村头转转，尤其是天气比较好的时候。前几天天气比较冷，今天天气暖和，她就忍不住出去了。"她儿子回答说。

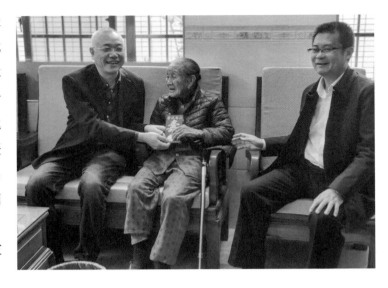

我问："老人家身体怎么样？"

"她做什么事，都喜欢自食其力，自己能做的事一定要自己做，身体也一直很好，就是耳朵有点不太好。有了小毛病就自己去抓中药煲来喝。"她儿子回答说。

"老人家年龄这么大了，还能做什么事吗？"我好奇地问道。

她儿媳妇在旁边插话说："能做的事情可多了。她可以自己洗衣服，有的时候还可以自己煮饭吃，凡是她能做的事，都不要我们帮忙。我们帮忙，她还不高兴呢。"

我们在聊天的时候，老人一直在指着桌上的茶杯，示意让我们喝茶。

我忙端起茶，喝了一口说："老人家，您的茶，我们是要喝的。"

林永红局长说："是，大家都喝一喝，沾沾老寿星的福气。"

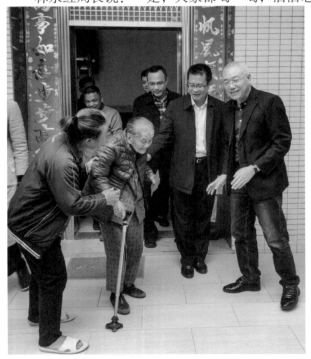

喝了一口茶，我问老人的儿子："老人家以前是做什么的？"

她儿子说："我妈妈以前是个农民，一辈子也很辛苦，所以养成了自食其力的好习惯。我承包鱼塘养鱼，她70岁的时候有时还过去帮忙。"

我向老人家递上慰问金，送上祝福："老人家，祝您健康长寿，这是我们的一点心意，请您收下。祝您健康长寿，10年后我们再来看您。"

老人家听说我们要走，拄着拐杖，非要亲自把我们一行人送到大门口，我们上车后，她才向我们挥手作别。

老人小『资』卡	姓名：张进喜
	性别：女
	出生年月：1917 年 5 月
	民族：汉族
	户口登记地：肇庆市四会区

65 诀/束

自束，自我约束，是一种生命强大的内力。自律生活，什么不该做，什么不该吃，老人一清二楚。自我管束生活，调节生命常青。

穿过前锋村中几条窄窄的巷子，9点20分我们来到了四会区第二个百岁老人的家中，也是本次肇庆10位百岁老人探访之行的最后一站——101岁的陈东贵老人的家中。

陈东贵老人，女，生于1919年10月，今年101周岁。老人家有两个儿子、3个女儿，现在跟着最小的儿子和孙子一起住。

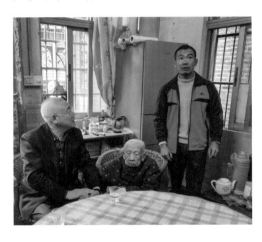

我们进入老人家门，看见老人坐在客厅的一张藤椅上，花白的头发，宽大的衣服罩着上半身，皮肤很白。

老人很安静，老人的儿子和孙子在旁边向我们介绍老人的情况。

"老人家是什么时候结婚的？"我问她儿子。

"我妈妈是20多岁结婚的，从旁边一个叫沙头村的地方嫁过来。我们这里以前经常有血吸虫，我爸爸在我8岁的时候就去世了。我们几个兄弟姐妹都是妈妈拉扯大的，她很坚强。"

我说："那真是不容易啊。老人家年轻的时候是做什么的？"

"我妈妈年轻的时候就是种田，我也基本上跟着妈妈种田。现在到我儿子这辈，他们开始开鱼塘养鱼。"她儿子回答说。

"你都是你奶奶带大的吧？"我问她孙子。她孙子瘦瘦的，也许是经常在外劳作，脸晒得很黑，和他奶奶形成了鲜明的对比。

"是啊，从小爸爸妈妈去干活，都是奶奶把我带大的。奶奶最疼我了，我也喜欢奶奶。现在养鱼，有新鲜的鱼，都带回来给奶奶吃。"她孙子说。

"那她平时有什么其他特别喜欢吃的吗？"我问道。

她孙子回答说："那倒没有。平时可以吃小半碗饭。我们出去聚餐的时候她也都要跟着去，倒不是说喜欢吃什么，而是喜欢和家里人在一起其乐融融的那种气氛。家里的小辈她也都能叫得上名字。"

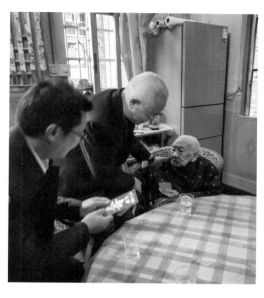

"她身体很好吧？"我问道。

"是的，身体很好。90多岁的时候还能爬到五楼，除了洗头要人帮忙，其他都可以自己来。她还记得我们的手机号码，是记在心里。有时候我们出去了还给我们打电话，叫我们回来吃饭。在广州有个远房亲戚，她有时候也会打电话过去。"她孙子说。

"能记住电话号码，那老人家的记忆力确实不错。你从小和你奶奶长大，你觉得她老人家长寿的原因是什么？"我问道。

她孙子说："我觉得我奶奶长寿的原因是她能管得住自己，自我控制能力比较强。她不抽烟，不喝酒，医生或者我们告诉她不该吃什么东西，她就绝不会吃。每天也非常有规律，早睡早起，早上8点起床，晚上8点左右睡觉，比钟表还准。"

是啊，管别人简单，管自己最难。能约束自己，还有什么事办不成呢？

向老人送上慰问金和祝福后，我们就拜别了陈东贵老人，结束了本次肇庆的百岁老人探访之行。

本次的肇庆百岁老人探访之行，两个半天分别拜访了鼎湖区两位、端州区6位、四会区两位，共10位老人，其中3男7女，弥补了在云浮没有看到男性百岁老人的遗憾，收获颇丰，不虚此行。

老人小『资』卡	姓名：陈东贵
	性别：女
	出生年月：1919 年 10 月
	民族：汉族
	户口登记地：肇庆市四会区

66　诀/穷

嫁穷。从殷实之家，选嫁穷人。穷则立志，穷则立命，珍惜生命来之不易。

在肇庆市四会区看完两位百岁老人后，我们马不停蹄地赶往韶关市新丰县。

经过两个半小时的车程，我们到达韶关市新丰县马头镇潭石村。趁着还没有到中午吃饭时间，我们探访了刘九老人。

刘九老人，女，生于1918年2月，今年102周岁。刘老有三个儿子、四个孙子、三个曾孙，目前和二儿子住在一起，由二儿子照顾。

在村干部带领下，我们来到刘老和儿子在村头的院子，院子里面是一栋两层高的房子。刘老正坐在客厅的一把塑料椅子上，身穿一件大红色棉袄，头戴一顶紫色的帽子，脚穿一双棉鞋，略有些富态，精神不错。

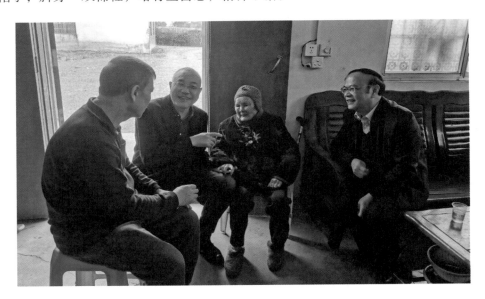

刘老的儿子招呼我们一行围着刘老坐下，便和我们拉起了家常。

我对老人的名字有些好奇："老人家以前在家里排行第九吗？"

刘老的儿子说："是的，听说小时候本来的名字叫刘九妹。在农村里，大家慢慢叫习惯了就变成了刘九。"

我问道："你们家都是做什么的？"

刘老的儿子说："我们家都是务农的，父亲1993年走了。我今年62岁了，哥哥住在前面，我和哥哥在家里种田，弟弟出去打工了。我有一个儿子和两个女儿。"

我握住刘老的手，老人的手很热、很暖。我问："老人的身体还好吧？"

刘老的儿子说："身体还不错。眼睛有点模糊；消化不是很好，吃饭一般吃粥。年龄大了，有的时候到医院去打一点营养针。"

我接着问："你问问，老人家是什么时候嫁过来的？"

她儿子问了老人，对我说："她说记不清楚了，大概30岁的时候生的第一个儿子。她是小女儿，一直舍不得出嫁，结婚比较晚。"

"那你再问问，老人家长寿的原因是什么？"我又抛出了这个我关心的问题。

对于这个问题，老人家也是想了好久才开始回答。

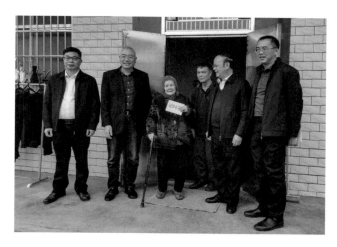

她儿子说："我妈妈说，嫁穷。她说我外公当村长，家里条件还不错。所以在我妈妈出嫁的时候，说还是找一个穷点的人家嫁了。穷人家的人能吃苦，心地好，会对媳妇好，还不乱花钱，懂得珍惜，懂得上进。"

俗话说，富不过三代。老人家说的话也有道理，嫁到穷人家里，成为刘九老人长寿百岁的重要原因。

向老人送上慰问金和祝福后，老人也很感谢我们，祝福我们顺顺利利，并坚持要把我们送到门外。

在门外，我们一行和刘九老人合影后，在老人不舍的送别中离开了老人的家。

老人小『资』卡	姓名：刘九
	性别：女
	出生年月：1918 年 2 月
	民族：汉族
	户口登记地：韶头市新丰县

67　诀／预

预则立，看相测人生。笑看人生，测己测人，预测预防，福如东海。

午饭后，我们没有休息，继续新丰县的百岁老人探访之行。

本次要去的是新丰县黄礤镇营盘村。黄礤镇营盘村位置偏远，从县城到营盘村约有25公里，一路翻山越岭，要越过一部分云髻山，最高处和最低处海拔落差有300多米，在车上耳朵还有些难受。

经过约1个小时的车程，我们来到了营盘村。营盘村位于山中间的低洼处，共有两位百岁老人，我们要拜访的第一位是张齐娇老人。

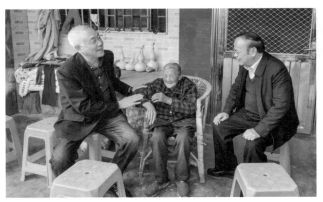

在村干部的带领下，我们来到张齐娇老人的家。张齐娇老人的家是一间农村常见的平房。

我们进入院子，见到老人正在门口的一把椅子上晒太阳，穿一件花格子外衣，花白的头发整齐地向后盘着。院子里堆着两筐番薯，后面的桌子上晒着几个大葫芦。

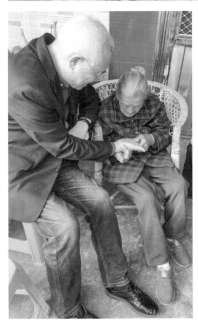

围着老人坐下后，村干部向我们介绍了老人的基本情况。张齐娇老人生于1920年8月，刚满100周岁，有1个儿子，70多岁，平时都以种田为生。老人家是从韶关翁源县嫁过来的，四代同堂。

我问村干部："营盘村挺偏僻的，交通不是很方便，老人最远去过哪里？去过广州吗？"

村干部问了老人后回答说："广州倒是没有去过，最远去过惠东。"

就在这时，老人家拉住我的手仔细端详起来。

村干部这时说："阿婆会看手相，还挺准，在四里八乡都挺有名。听说根据手相她还避过几次灾祸，才活过百岁。"

没想到张齐娇老人还有这种本领。看老人家看得很仔细、很认真，一边看，一边嘴里念念有词，我也来了兴趣，问道："老人家，您看出来什么吗？"

村干部说："老人说您要防车辆，尤其是注意在农历八月十八日不要去公路上。"

我听了哈哈一笑："谢谢老人家提醒。"

村干部说："老人家还问，您信不信？"

我看着老人家认真的样子，说："信，我信。我们什么时候都要注意交通安全，不是吗？"

站在旁边的韶关市统计局杨水养局长说："老人家，您也帮我看看嘛。"说着也伸出手来。

老人家仔细看了一阵。村干部说："老人家说您在别人吵架打架的时候，距离远一点，别凑过去。"

杨水养局长说："君子不立于危墙之下。远离是非，也是对的。谢谢您提醒，老人家。"

我向老人递上慰问金，并送上祝福："老人家，非常感谢您的提醒。您过了百岁，这是我们的一点心意。祝您健康长寿，我们有空再来看您。"

老人害羞地笑着，嘴里说着什么。村干部说："老人家说谢谢你们，祝福你们，也祝你们健康。"

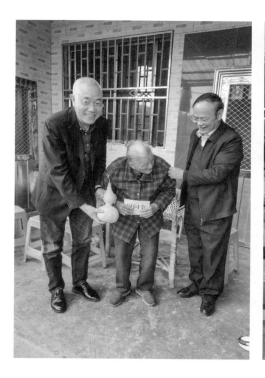
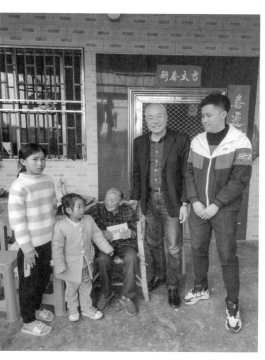

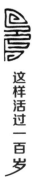

信则灵。张齐娇老人看手相测人生，测己测人，预测预防。预则立，预则备，这也许就是她的长寿之道吧。

老人小『资』卡	姓名：张齐娇
	性别：女
	出生年月：1920 年 8 月
	民族：汉族
	户口登记地：韶关市新丰县

68 诀/杂

百寿之诀 杂

韶关市新丰县黄礤镇

二〇二〇年十二月二十六日

人生，五味杂陈。长寿秘诀，也需杂糅各种能量注入。劳动妇女，不输男劳力，一天插上一亩水田，粗茶淡饭，打下坚实的身板。

离开张齐娇老人的家，在村干部的带领下，行走大约200米，穿过两个巷子，上一个土坡，就来到了同位于营盘村的廖梅娣老人的家。

廖梅娣老人，女，生于1917年3月，17岁的时候从本村嫁到现在这家来。老人家有两个儿子，现在和大儿子居住。老人家五代同堂，玄孙今年刚上初中。

廖梅娣老人住在土坡上的一间平房里，平房比较旧，已经有些年头，门口贴着大红对联。老人从房间走出来，看到我们后亲切地打招呼。

村干部向老人介绍说："阿婆，人口普查的时候得知您已经100多岁了。这位是省统计局的杨局长，专程过来看望您老人家。"

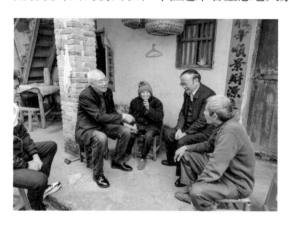

老人家紧握着我的手，在门口的凳子上坐下，十分激动，一直连连说着什么。

村干部说："你们来看她，她很高兴，说让她儿子带你们去她儿子家喝茶，还让她儿子去给你们煮饭吃。"

我忙说："老人家，不用了。我们就坐这里，和您聊聊天，就很开心了。"

我转向她儿子问道："您是大儿子吧，老人和您一起生活吗？老人家身体怎么样？"

她儿子说："是的，我是老大，70多岁了。她眼睛有点模糊，身体最近这两年有点不如以前了。"

我接着问："老人家最远去过哪里？"

村干部接话说："老人家老实本分，随遇而安，没有出过太远的门，最远只去过附近的县城。"

"老人家以前是做什么的？"我问她儿子。她儿子回答说："我们家一直都是

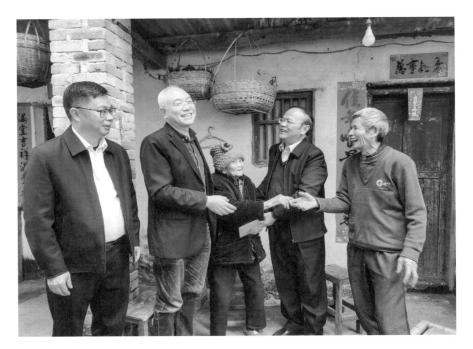

干农活的。妈妈很能干，在生产队干活的时候，经常挑七八十斤的担子，插一亩水稻都不休息。90多岁的时候还下地种菜，前两年还可以用藤编东西出去卖。"

"那您觉得她长寿的原因是什么？"我接着问道。

"这个，我也说不准。以前家里比较穷，老人家习惯了吃五谷杂粮，早上吃杂粮粥，中午吃杂粮饭，薏米、小米、玉米、番薯什么都吃。晚上吃白饭，肉也吃一些。可能和这个有关系。"她儿子接着回答。

探寻到老人长寿的秘密，我起身向老人送上祝福并告辞。老人家拉着我的手不放，一直说着什么。村干部笑着说："老人家说这么多人大老远过来看她，一定要在这里住一夜。她儿子家里有床给大家睡。"

我也紧握老人的手笑着说："谢谢您，老人家。祝您长寿，过10年我们再来看您。"

可爱的老人！我们一行在老人的挽留声中，离开了黄礤镇营盘村。

老人小『资』卡	姓名：廖梅娣
	性别：女
	出生年月：1917 年 3 月
	民族：汉族
	户口登记地：韶关市新丰县

69 诀/珑

八面玲珑，长寿人生。发现美，挖掘优点，赞美别人，等同善待自己，笑容可掬，五代同堂。

离开黄礤镇营盘村，又经过近1个小时的车程，我们返回到新丰县城，去探望丰城街道103岁的张木秀老人。

张木秀老人，女，生于1917年10月，和儿子生活在一起，五代同堂。她儿子已经退休了，是老师，教小学语文。老人由儿媳妇照顾。

在街道干部的带领下我们进入老人家，是老人亲自给我们开的门。老人身穿一件深色的棉袄，头戴一顶帽子，面容清瘦，精神很好。

老人面带笑容，非常热情好客，与我们进屋的人一个接一个握手。老人的手指

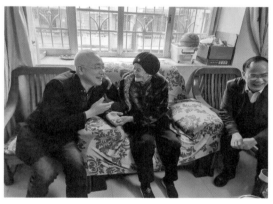

修长，握手有力。

街道干部介绍了来意后，我们围着老人坐在客厅的沙发上。老人坐中间，我和杨水养局长分坐左右，老人亲热地拉着我们的手。

我笑着对老人家说："老人家，通过人口普查得知您过百岁了，我们来看望您，给您拜寿。我姓杨，旁边韶关的这位同志也姓杨，我们是双羊（杨）拜寿来了。"

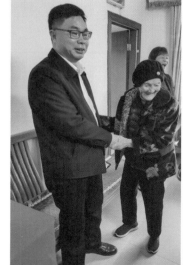

老人家左手握着我的手，右手拍着我的肩膀，高兴地说着什么。她儿媳说："老人家可以听懂一点普通话，但是不会说。她刚才说感谢你们来看她，很好，很有心。看得起她，才来看她。"

正在这时，新丰县常务副县长刘国洪同志走了进来。杨水养局长介绍说："这位是县里的同志，刘国洪副县长也来看您了。"

令我们意想不到的是，老人麻利地站起来，三步并作两步快速走到刘国洪副县长面前，握着刘副县长的手，并说了些什么。她儿媳妇说："她说多谢国

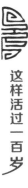

家，你们都是人才。"我们都哈哈大笑起来。

我笑着对她儿媳妇说："老人家思维和逻辑都很清晰，很会说话啊。看刚才老人家的动作很敏捷。"

她儿媳妇说："是的，她身体很好，眼睛很好，可以看电视。人很随和，从不和别人吵架。吃饭也很随意，平时喝点绿茶。"

"老人家最远去过哪里？"我问道。

"老人家是从附近的镇上嫁过来的，听说最远去过佛山。她坐车还可以，现在年龄大了，很少出远门。有时候带她到附近走走。"

听到她儿媳说话，老人指着桌上的茶水，示意我们喝茶。

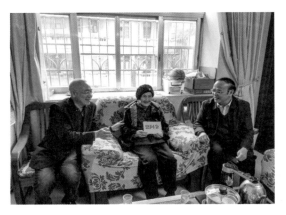

我忙喝了一口，对她说："老人家，谢谢您的茶。您身体这么好，儿媳妇照顾得很好、很周到啊。"

她说了几句话，她儿媳妇说："她说她老了，天天很开心。年龄大，家里人照顾她很辛苦。"

我向老人家递上慰问金，说："老人家，这是我们的一点心意。看到您这么开心，我们也很开心。10年后第八次全国人口普查，我们再来看您。祝您福如东海，寿比南山，一家幸福快乐！"

老人家笑着向我们连连作揖，也向我们送上祝福。她儿媳妇说："她说感谢你们来看她。也祝你们健康，祝你们工作顺利、全家健康。"

辞别了开心快乐的张木秀老人后，我们继续踏上新丰县的百岁老人探访之行。

老人小『资』卡	姓名：张木秀
	性别：女
	出生年月：1917 年 10 月
	民族：汉族
	户口登记地：韶关市新丰县

70 诀/聪

虽然盲了，但依靠听力而活着，也是人生的一盏明灯。

我们离开张木秀老人的家，约15分钟后，从丰城街道北区来到东区东门路，来探访住在这里的刘炳娣老人。

刘炳娣老人，女，生于1917年4月，现年103周岁，身体别的方面都还好，只是双眼已经看不清了，听力也不太好。

同行的社区干部说，刘炳娣老人和儿子住一起，儿子的家在9楼，是楼梯楼，上下楼很不方便。儿子就在阳台自建了一间房，供老人居住，方便她在楼顶阳台活动。

爬上9楼，转入楼顶，看到一个个子不高、手里拿一根拐杖、穿一件大红棉袄的老人正在门口。听到动静，她小心地拄着拐杖退回了房间。

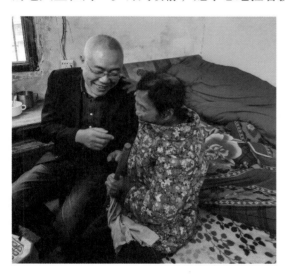

她儿媳妇在旁边介绍说："她眼睛不太好，基本看不见了，可能有一点害怕。"

她儿媳妇把我们带进房间，看到老人家神色有点紧张，坐在床边，我就走过去拉着她的手，说："老人家，通过人口普查得知您过百岁，我们来看您来啦。"

老人家似乎也没有听懂，顺着我的手往上摸去。她摸到我的手表，说了一句话。她儿媳妇说："她说戴手表，男的。"

老人家神色有些缓和，拉住我的手又往上继续摸了摸胳膊。我没有抽开手，老人家的手一直顺着胳膊摸到我的肩膀和头。

可能老人家逐渐感受到了我们的善意，神色渐渐高兴起来，拉着我的手，拍了拍床，示意我在床边坐下。

她儿媳妇笑着说："她接受你，认可你了，觉得你是好人。"

我问她儿媳妇："虽然老人家眼睛看不见，耳朵听不清，但我感觉她什么事心里都明白着呢。平时她是怎么生活的？"

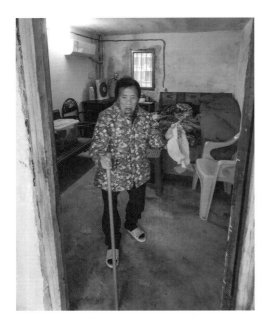

她儿媳妇说："是的，她虽然年龄大，看不见了，但一点都不糊涂。生活基本可以自理，这个阳台比较宽敞，她拄着拐杖，有的时候可以到阳台走一走，活动一下。衣服平时我们帮她洗。吃饭的时候用不了勺子和筷子，有时候我们帮忙喂一下，有的时候搞好放盘子里，她自己可以用手抓着吃。"

我说："那是挺不容易的。老人家以前是做什么的？"

"以前我们家都是农民，她是农村妇女。现在我们家基本上靠打零工生活。还好现在政策好，百岁老人都有补贴。"她儿媳妇回答说。

我拿出慰问金递给老人，祝福说："老人家，这是我们的一点心意，您买点东西吃。您多保重身体，我们有机会再来看您。"老人家接过慰问金，用手捏了捏，小心地把慰问金放到口袋里。

起身向老人告辞后，我们刚转到楼梯口，却听到叮叮当当的声音。回头一看，老人拄着拐杖送我们到了家门口。

"再见！"我回头再次向老人告别后离开了刘炳娣老人的家。

老人小『资』卡	姓名：刘炳娣
	性别：女
	出生年月：1917 年 4 月
	民族：汉族
	户口登记地：韶关市新丰县

71　诀／体

体质，是生命的基石。体质好，方有体力。体力好，才有健康肌体。劳动强体，长期吃地瓜养体、保体。好体质，是健康快乐幸福的基础。

离开丰城街道东区刘炳娣老人的家，我们又马不停蹄地来到了丰城街道南区，来探访曾二桥老人。曾二桥老人，女，生于1920年4月，现100周岁。

约下午5点30分，我们来到曾二桥老人的家，开门的是曾二桥老人的儿媳妇，曾二桥老人在她的身后。老人穿一件大红色的毛衣，头戴一顶黑色的帽子，略有些富态，格外有精神。

围着老人在客厅的沙发上坐下，老人的儿媳妇向我们介绍了老人的基本情况：曾二桥老人育有两男两女，现在跟着二儿子住，曾孙一辈有16人，最大的已经28岁，马上就五代同堂了。

我问她儿媳妇："老人的身体怎么样？"

她儿媳妇说："婆婆她耳聪目明，身体很好，很少生病，我身体还没有她的好呢。我买回来的东西放在楼下，她在家分三次帮我搬到了楼上。"

"老人家身体这么好，以前是做什么的？"我好奇道。

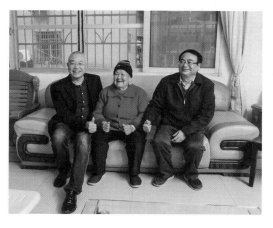

"以前是佃农出身，在农村种田种菜，那个时候就有一副好身板。年轻的时候干活，中午都不带午休的，有一次一口气扛10袋大米，胜过男劳力。"她儿媳妇对老人以前的事情如数家珍。

我问道："老人家平时吃饭怎么样？有没有什么特别喜欢吃的？"

"饭量平时也就一小碗。不过她平时喜欢吃地瓜，经常要我给她买地瓜。每次给我买菜钱的时候，总是说别忘了给她买地瓜啊。"

"给你买菜钱？她还管钱啊？"杨水养局长脱口而出。

"是啊，她以前在家里管钱。别看现在年纪大，家里日常用的零用钱都存在她那里。她给我钱的时候还经常叮嘱我要买什么东西。有时候还经常对我说，300块钱这么快就花完了，要省着点用啊。"

她儿媳妇的话刚说完，大家就哈哈大笑起来。经历过过去穷苦时代的人，格外懂得珍惜。

"你们婆媳关系很好，相处很融洽啊。"我说道。

她儿媳妇自豪地说："那当然啦。我老公有的时候不在家，我就和婆婆一起睡。她也喜欢和我聊天。有的时候我出去回来，她就会问我，碰到什么人了，遇到什么事了。她出去回来也会和我聊天，又碰到同村的谁谁了，他们聊了什么，都会给我讲。"

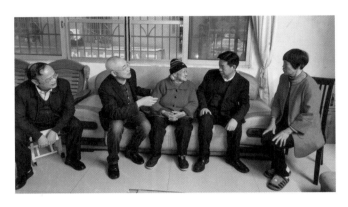

我拉着老人家的手，说："儿媳妇照顾你怎么样？照顾得好不好？"

老人家伸出大拇指，满脸笑容地夸奖着儿媳妇。村干部翻译老人的话说："老人家说好，儿媳妇人特别好，照顾得很周到。现在自己年龄大了，多亏有她。现在家里红红火火，一切都好，很幸福。"

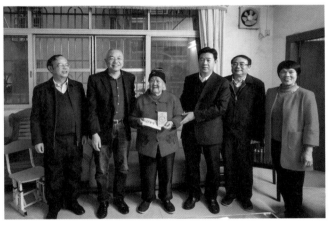

我向老人送上慰问金说："老人家，这是我们的一点心意，可以让媳妇给您买地瓜。祝福你们家里继续红红火火；祝您身体健康，寿比南山！"

在一片欢声笑语中，我们离开了其乐融融的曾二桥老人家，出发去探访今天韶关一行的最后一位百岁老人。

老人小『资』卡	姓名：曾二桥
	性别：女
	出生年月：1920 年 4 月
	民族：汉族
	户口登记地：韶关市新丰县

72 诀/豁

豁达，与生俱来。不论小时被卖，找不到父母，还是种地、砍柴、挑水、做饭、洗衣等生活重担，都压不垮她，以豁达岁月，拥抱百年人生。

约下午6点，我们来到了韶关市新丰县探访百岁老人的最后一站——丰城街道，看望百岁老人陈桂娣。

陈桂娣老人，女，生于1920年3月，现在刚好满100周岁。老人家有4个儿子、3个女儿，四代同堂。

老人和三儿子住在一起，住在一栋临街的房子里，一楼是一家便利店，老人住在二楼。

在社区干部的带领下，我们上到二楼。老人正坐在二楼客厅的沙发上喝茶，花白的头发，红色马甲，花格子绒衣，穿着十分喜庆。

社区干部介绍来意后，我们围着老人在沙发上坐下。

我握着老人的手问："老人家，您多大年纪了？"

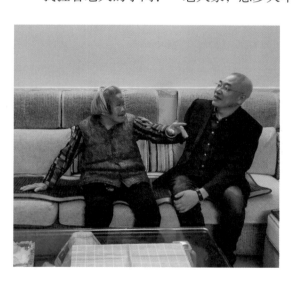

老人伸出两个指头，用当地话说着什么。她儿媳妇解释说："她说二百岁。年龄太大了，对岁数已经没有概念了。"

"老人家身体还好吧？"我问道。

"身体还不错，小毛病有一些，大毛病没有。我们平时也比较放心。"她儿媳妇说道。

"老人家是什么时候嫁过来的？"我接着问道。

她儿媳妇回答道："旧社会那时候，我婆婆她父母家女儿比较多，就把她卖给了别人，做了童养媳。那时候年龄小，原来的家在哪里、父母是谁都不记得了。"

杨水养局长叹了口气说："那老人家身世确实是挺苦的。"

她儿媳妇说："我婆婆她还是想得开，从来没有抱怨过。以前说起这段往事的时候说，她说不恨父母，一切都随缘。现在生活都挺好的，感谢他们。"

我问道："老人家，您觉得以前的生活好，还是现在的生活好？"

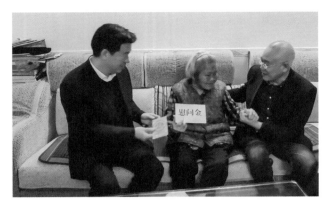

我的话勾起了老人的回忆，老人拉着我的手，喃喃自语，说的同时，她儿媳妇向我们解释："她说以前小的时候很可怜，生活很苦。吃不饱，穿不暖，没有鞋子穿。要去砍柴挑水，没有化肥买，要去捡猪粪。后来共产党带领我们，大家一起勤劳努力，生活越来越好。"

"老人家，我们进行人口普查，得知您过了一百岁，特地过来看望您，这是我们的一点心意。希望您的生活过得越来越好。"我递上慰问金，向老人送上祝福。

老人接过慰问金，拉着我们的手直说："感谢共产党，感谢共产党，有了好生活。"

出身虽然不能改变，命运却可以改变。豁达的性格，不自怨自艾，又赶上了好时代，长寿幸福生活，其实也很简单。

老人小『资』卡	姓名：陈桂娣
	性别：女
	出生年月：1920 年 3 月
	民族：汉族
	户口登记地：韶关市新丰县

73 诀/梦

心中有梦，有追求。梦里有信念，就有视野，有胸怀。生命也因此而被源源不断注入新的活力。

2020年12月28日下午，我在一天忙碌的工作中见缝插针，同白云区委书记赵军明一起，前往白云区机场路拜访百岁老人。正值岁尾年终，此行既是践行习近平总书记"访贫问苦"的要求，凸显人民情怀，更是让我沉淀凝思，追寻内心的平静与安宁的好机会。

车辆驶入广州中医药大学的校门，院内松木挺立，直拔云霄；老旧的混砖结构的宿舍错落有序，墙角的藤蔓植物悄无声息地生长；一户寻常人家的栅栏里，各种不知名的小花肆意绽放芳华。

老人叫陈文慧，今年103岁，家住四楼，是位女性。

陈老的家，如同她的名字一般充满文雅聪慧的气息。房子不大，却收拾得简洁利落。四面墙上都挂着古画墨宝，"松寿遐龄"四个红底黑字苍劲有力、赫然醒目。墙角立着一个1.8米左右的青花瓷花瓶，给厅堂平添了几分诗意与古韵。

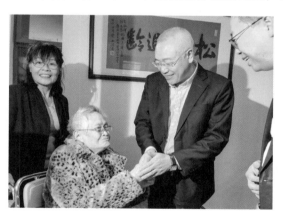

"老人家，我们来看望您啦！"我高兴地说。

"你们坐啊！"陈老见一群人进门，笑着招呼我们。她身穿豹纹的绒大衣，坐在轮椅上，腿上披了条厚毛毯。她的眼睛炯炯有神、明亮带光，鼻梁上架了副金属细框老花镜，皮肤白皙，嘴唇微粉，精神矍铄，气色非常好。

"老人家，您是哪里人呀？"

陈老的耳朵不太好，她身边的儿子回答："母亲祖籍广东东莞。"

"您有几个子女呢？"我追问。

"我母亲生育了6个子女，我是最小的儿子，现在由我和我爱人照顾母亲。"

"您有多大年纪了？"看着老人的儿子也是满头白发，我不禁问道。

"我都77岁啦，我的孙子都上大学二年级了。"老人的儿子面露悦色。

"那你们很快会五代同堂啊。"我打趣道，"老人家以前从事什么工作呢？"

听到这个问题，老人的儿子打开了话匣子："我母亲1936年加入中国共产党，开始了她的革命生涯。当时她以教师的身份掩护，开展抗日救亡及妇女工作，后加入东江纵队，还亲历了榴花塔战役。新中国成立后她在银行系统工作了一段时间，之后在广东省教育厅工作。1983年离休，1988年被确认为老红军。"陈老的儿子如数家珍般引以为豪地说着。

社区的工作人员补充道："陈老的先生是广州中医药大学原党委书记，他们两公婆是在东江纵队参加革命时认识的，是难能可贵的革命伴侣。她的先生2018年过世，也是高寿，101岁。"

寥寥几句，让我肃然起敬。东江纵队，这是一支驰骋在华南抗日战场的英雄部队，也是广东人民解放战争的一面旗帜。眼前这位慈眉善目、弱不胜衣的老人，在她如梦如诗的青春芳华里，用坚韧刚强的意志、临危不惧的果敢、蕙质兰心的聪慧，为那个暗淡无光的时代增添一抹光亮，点燃一盏心灯。

我意味深长地说："革命人永远是年轻的，大概就是这个道理。"然后我继续追问老人，"您什么时候结的婚，您还记得吗？"

听到这句，陈老腼腆地笑了笑，眉眼间蹿出了几缕灵动的星光。她陷入了沉思，仿佛把她如梦如诗的一生回味了一番，她缓缓地摘取出恋爱的片段，拾掇起丝丝清浅的甜蜜，有些迷蒙而娇羞地说："好几十年了，不记得了。"

"您这辈子遇到最开心的是什么事情呢？"我继续问。

"最开心的事啊。"陈老慢条斯理地回答说，"最开心的事情就是你们来探望我！"

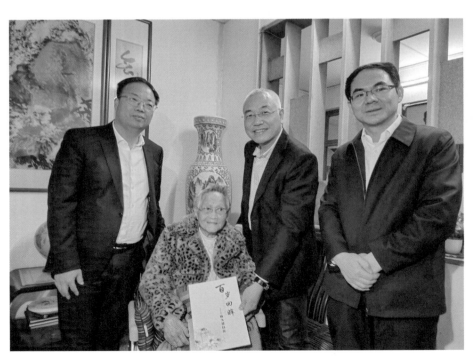

　　我心里一阵暖流涌上，陈老如此朴实真挚、简单纯粹的情感流露，在这个五光十色、纷繁复杂的世界显得弥足珍贵。

　　"您这辈子去过最远的地方是哪里呀？"

　　"我工作时去过北京。"老人气定神闲地说，"退休后和老伴儿去过欧洲旅游，当时我都80多岁啦！"

　　说罢，老人又陷入了沉思，或许是回想起曾经和爱人双宿双飞、琴瑟和鸣的美好过往。

　　彼时，陈老的儿子拿出了一本书，上面印着《百岁回眸——陈文慧自传》，陈老的儿子介绍，这本书是陈老口述，他们几个子女记录整理的。

　　我静静地翻阅着这一页页薄薄的纸张，好像把陈老传奇而光荣的一生在脑海里闪放。

　　临别之时，陈老笃定地同我们说："我还要参加明年建党一百周年大庆。"

　　"好！好！"我连连称赞，钦佩不已，"陈老，我们都要向您学习，做生命的强者，祝您健康长寿！"

　　颠沛流离的革命战争年代，一个梦想捆绑着信念，坚定不移；平静安逸的晚年生活中，一场梦境裹挟着甜蜜，矢志不渝。一个梦字，一晃百年。

老人小『资』卡	姓名：陈文慧
	性别：女
	出生年月：1917 年 6 月
	民族：汉族
	户口登记地：广州市白云区

乐忘	绣平	和简	便苦	适勇	劲弼	兵净	芳绿	棋烟	乐国
宽	养	芳	律	龟	育	舍	绣	艺	盖

74 诀/和

二○二○年十二月二十八日

广州市白云区三元里街道

百寿之诀　和

性情温和，心态平和，乃长命。平常不与人争高，耳闻目染神医家，康养有道平实处。

今日拜访的第二位老人，也是居住在这一栋，叫黎香，101岁，是位女性。

我们从陈老家出来，下一层楼，就到了黎老的家，同一栋楼出现两位百岁老人，赵军明书记打趣道："这栋楼风水好，是福寿聚集的宝地。"

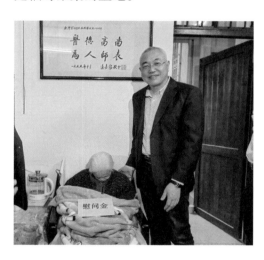

进入黎老的家，客厅里电视机开着，低声播放着歌曲，东西两侧的墙上各挂着一幅题字："医德高尚，为人师表——祝贺刘仕昌教授从医从教六十五周年""一代神医——敬赠刘仕昌教授"。黎老静坐在字匾下方的沙发上，耷拉着头，一头银发雪白锃亮、丝丝分明。她一动不动，好像时光在此刻定格。

我无从看到老人的面部表情和容颜，小心翼翼地问："老人家是睡着了吗？"

旁边的女人轻轻地抚摸着老人的头，捋了捋银丝，压低声音说道："是的，她每天都要睡很长时间，这会儿陷入沉睡了。"

"您是老人家什么人哪？"我不禁问。

"我是她儿媳，这是我老公。"女人指了指一旁的男子。

"老人家有几个子女呢？"

"我母亲生育了五子一女，我是最小的儿子，现在由我和我爱人照顾母亲。"男子回答。

"儿子、儿媳都很年轻啊，您是哪一年的？"我追问男子。

"不年轻了，我1963年的，都有孙子了，现在我们家是四代同堂。"男子眼角上扬着笑意。

"老人家年轻时做什么工作啊？我看家里有很多的牌匾。"我疑惑地问。

"我母亲是普通的家庭妇女，一辈子都生活在柴米油盐酱醋茶中。家里的这些题字、牌匾，都是送给我父亲的。"

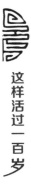

"他的父亲刘仕昌教授，是广州中医药大学的终身教授，也是全国年纪最大的抗击非典型肺炎的英雄，被评为'非典功臣'，刘仕昌教授抗击完'非典'，2007年离开了人世，逝世时94岁。"社区工作人员动情地说。

原来小小的一栋楼里，深藏功与名，有这么多精彩纷呈的故事，有这么些震古烁今的人物。

"您现在是从事什么工作呢？有没有子承父业？"我继续问老人的小儿子。

"没有，我现在虽然在医院工作，但不是从医。"小儿子腼腆地摆了摆手。

"老人家现在身体怎样？"

老人的儿媳细声回答："母亲精神尚可，睡眠时间长。她以前有高血压，每天吃药，现在有所好转。2017年时，母亲摔了一跤，股骨装了一根钢钉，后来不能走路了。"

"老人家吃得怎样呢？"我继续问。

"母亲一顿吃一碗饭、一碗汤，每天吃三顿。我没有工作，全职照顾她。"小儿媳回答。

"那你们照顾老人家辛苦了！"我由衷感叹。

"不辛苦，这是所有儿子儿媳应该做的事情，没有什么的。"小儿媳云淡风轻地说。

"您觉得老人家这么长寿的秘诀是什么？"我虔诚地探寻。

儿子若有所思，片刻后回答："也没有什么特别的，我母亲心态平和，一辈子不纠结、不计较，什么事情都看得开。她为人随和，待人和善，家庭和睦。"

听完一番话，我顿悟出一个"和"字，这是在黎老漫长的一生中熠熠生辉的字眼，是她生命之树蓬勃向上、生生不息的关键字。

"老人家现在生活保障怎么样呢？"我追问。

"我母亲每个月有500元的百岁老人金，还有200元的老人补贴，父亲也留下了一部分财产，所以母亲的基本生活保障没有什么问题。"小儿子平静地说。

几句简短的寒暄之后，怕打扰黎老休息，我们将慰问品和慰问金放在茶几上，悄无声息地离开了老人的家。时至下午5时许，夕阳还在尽情地燃烧着最后的余热，城市华灯初上，高架桥上车水马龙，一切似乎跃跃欲试，等待着一场晚高峰的降临。

老人小『资』卡	姓名：黎香
	性别：女
	出生年月：1919 年 8 月
	民族：汉族
	户口登记地：广州市白云区

75 诀/动

生命在于运动。随地而动，有生命力；随身而动，是保持生命长青的重要法宝。

今天拜访的最后一位老人，居住在白云区隆康花园，叫马荣，102岁，是位男性。

"老人家，我们来看望您啦！"走进马老的家，老人伫立在客厅中央迎接我们，我连忙上前扶他坐下。

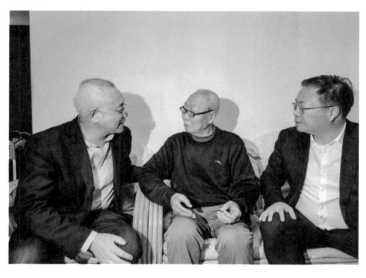

"老人家，您是哪里人啊？"我一边握住马老的手，一边问道。

老人的手掌厚实而温暖，他剃着板寸头，戴着一副黑框眼镜，眼睛眯成了一条缝，身穿一件黑色运动款的T恤，内里套了一件立领毛衣。他的皮肤比较有光泽，脸颊的苹果肌稍

稍凸起，上颚的牙齿微微突出，给人一种敦实憨厚的"老男孩"的感觉。

"我是广州番禺钟村人。"老人缓缓地说。

"您在这里住了多久了？"

"差不多7年了，以前住在应元路那边。"

我问老人身边的女子："您是老人的什么人哪？"

"她是我女儿。"老人抢先回答了。

见老人思维清晰，能听懂普通话，我便直接与他交流："您有几个子女啊？"

"三个女儿，她是我大女儿。"

"三朵金花啊，老人家您有福气啊！"我感叹道。

老人的女儿笑盈盈地说："我都70多岁了，儿子50多岁，孙子读大二了，现在我们家四代同堂，确实有福气。"

"老人家，您以前是做什么工作的呀？"我不禁问。

"我以前是广州副食品公司的营业员，慢慢做到副厂长，后来工人转干部身份

退休的。"老人一字一句地说着，"我1959年入党，还做过几届党支部书记呢。"

说罢，老人的女儿拿出了"南粤七一"纪念奖章，大红色的盒子里嵌着一枚金黄色的沉甸甸的奖章，无声地诉说着老人61年党龄的岁月。

"您是老党员，我们都要向您学习！"我向老人竖起了大拇指。

不知是否想起了自己的光荣岁月，老人突然眼眶湿润，眼角微红，他动情地说："你们来看我，我很高兴，也很感激！"

女儿指着桌上的水果说："爸爸知道你们要来看他，激动得一中午没睡觉。他还下楼亲自挑选了水果招待大家。"

我被老人这浓厚炽烈的待客之情感染着，心情澎湃。

"老人家您现在身体怎么样呀？"

"我身体好，能吃能睡，大小便正常，自己还能推着轮车下楼散步。"老人得意扬扬地说。

"老人家，您觉得长寿的秘诀是什么？"我满怀期待地询问。

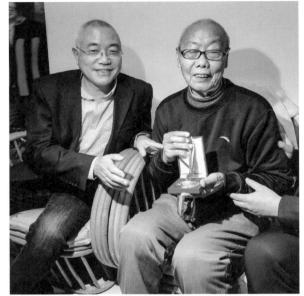

"心情舒畅，合理膳食，适当运动。"老人寻思片刻，停顿了一下，不急不忙地说，"我自己按摩穴位，平时还举哑铃，玩健身球。"

我往茶几上打量，上面放置着石哑铃、握力棒、健身球等器具，还有一本泛黄的中医养生书。

社区工作人员把沉重的哑铃递给老人，马老两只手各举一只哑铃，时而上下移动，时而左右拉伸，他呼吸均匀、轻松自如、怡然自得，丝毫没有期颐之年的疲态。

半晌，我接过马老手中的哑铃掂量了一下，确实有一定重量，我继续追问："老人家还有什么兴趣爱好吗？"

"打麻将。我爸爸很喜欢打麻将，我们三姊妹每星期都会陪他打几圈。"大女儿喜不自禁地说。

"老人家，您这一辈子遇到最高兴的事情是什么？"我继续发问。

"我1984年退休，当时退休工资只有80元，现在涨到4000元啦！"老人乐呵呵地回答。

一片欢声笑语中，我们准备起身离开。热情的马老执意要送我们，只见他推着轮车，一步一步缓缓挪动，穿过昏暗狭长的楼道，踱步到电梯口，深情地凝望着我们进入电梯。

古人有云：流水不腐，户枢不蠹。老人以自然之道，养自然之身，在日复一日的坚持运动中，探寻出扭转乾坤的力量。

老人小『资』卡	姓名：马荣
	性别：男
	出生年月：1918 年 11 月
	民族：汉族
	户口登记地：广州市白云区

76 诀/便

老人说，党和政府为人民群众带来巨大的变化。吃方便，住改善，医有保，行便利，实现老有所养，创造了新的生命力。

也许是因为今天日出颇早了些，清晨时刻的穗城上空明亮非常。趁着这大好晴天，我们早早就驱车前往汕尾市，准备拜访百岁老人们。怀着明媚、欣喜的心情，我不禁幻想着，今天我会遇见什么模样的百岁老人呢？他们生活得如何？如此健康长寿是因为什么……还在思索时，车已行至海丰。

今天我上门拜访的第一位老人家，便是住在海丰县海城镇新园社区龙津东片4区的吴雨告老人。

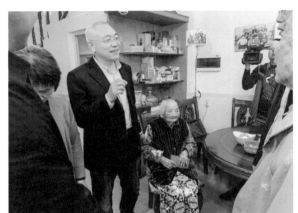

出生于1917年10月的吴老，有着一头银白的头发，小小亮亮的眼睛周围，布满了岁月的纹路。我一进门，就见她乖巧地坐在圆形饭桌旁边的木椅上，身上那件深色的马甲绒衣衬得她白白净净的，很是可人。

我热情地同她问好，不过老人家只听得懂本地话，她儿子便用潮汕话同她介绍我，老人家听后朝我笑了一笑。

我询问吴老的儿子家里的人口情况。他告诉我，他儿子47岁了，大女儿还没出嫁。他有3个孙子：大的今年都26岁了，在外地上班；剩下两个小的是一对双胞胎。以前家里的收入，就是靠勤勤恳恳务农种地；年纪大了以后就没法再下地，现在家里的收入，主要来源于他的小孩和他的孙子。

我啧啧称赞，潮汕地区的小孩真是能干，有头脑，还顾家。

他自豪地笑笑，接着同我介绍起他母亲。吴雨告老人祖籍是海丰县的赤坑镇，十几年前建好了新房才搬来海城镇的新园社区，到今年为止老人家在这边生活已经足足47年了。

我便问他吴老以前是否是童养媳。

他点点头，道："妈妈很小的时候就被抱过来养了，大了之后才同我父亲成家。她婆婆，也就是我奶奶，30多岁就去世了，所以妈妈应该是有长寿方面的基因。"接着，他颇为感恩地说起，党和国家一直以来都很照顾农民，利好政策落实之后，家里务农赚得比以前多了很多，生活条件跟得上了，生活水平也提高了。现在老人家有时身体不舒服，去医院看病很方便，而且吴老每个月的补贴金能有近400块钱，老人家自己都说感觉像在领工资，很有成就感，邻里和社区同志们都对老人家很关心，讲礼貌，敬老爱老，他特别感恩。

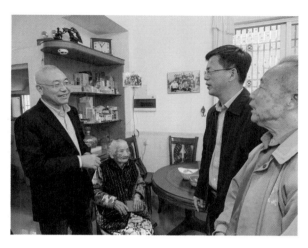

交流过程中，吴老会抬抬眼帘观察大家，虽说听力不太好了，但当讲到有趣的事情时，众人欢笑起来，她便也不时微微一抿嘴，嘴角向上，配上亮晶晶的双眼，实在令人喜爱。

我和汕尾市常务副市长林少文、汕尾市统计局局长戴德旺向吴雨告老人送上慰问金和果篮，祝她福如东海、寿比南山；并嘱咐她儿子一定要照顾好老人家，多给老人补充营养，家住在一层还可以常常陪着晒晒太阳，希望10年后"八人普"能与吴雨告老人再次握手相见。

临走之际，老人轻声同我讲了句"谢谢"。我想，这声"谢谢"，不仅是对今日众人陪伴和关心的感谢之意，更是老人对党和国家心系人民的感恩之情！

老人小『资』卡	姓名：吴雨告
	性别：女
	出生年月：1917 年 10 月
	民族：汉族
	户口登记地：汕尾市海丰县

77 诀/纯

人活着，像青山碧水一样，如山水般清澈、纯粹，可延年益寿。老人的生活中，没有杂质，也没有杂念。他住山下，呼山风，泡擂茶。过了百岁，像五十岁，越活越年轻。

车跟随指引，一路行至莲花山山脚下，满眼的青翠层层叠叠，在这般绿意面前，更感受不到广东的冬季了。山下的道路开阔，不远处能看到几户围起了篱笆的人家，所种植株长得真好，一排排扎根在这肥沃的土地里，期盼着来年春天再冒点新芽。

走过一小段不加修整的沙土路，我们便到了吴直老人的家。这是一幢漂亮的小洋房，两三层的样子，客厅很宽敞，但摆放的家具简单、朴素，阳光隔着窗户轻轻地透进来，给整个客厅蒙上了一层微微的明亮，让人感觉到舒适。

吴直老人起身迎接我们，他的儿子也热情地迎我们进门，我忙跟老人家问好，请他一道坐下。

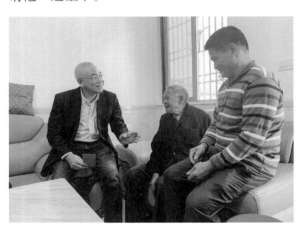

老人家头发尚未全白，着一件黑色衬衣外套，精气神很好，看上去颇有些帅气。我向他夸奖起他茂密的头发，他嘿嘿笑起来，眼睛成了两弯月牙。

"您有几个小孩？"我轻拍他的臂膀，问道。

吴直老人比了比手，跟我说："五个男孩呢！"

老人的儿子走过来告诉我，他是家里的第三个儿子，已经当爷爷了。

我便问他："老人家是农民吗？"

"我们家是种茶叶的，以前父亲都自己下地，现在换成我了。"他指了指门外，接着说，"门口这里种了一些，后面还有一小片，两三亩吧，现在收益一般般了。平常茶叶能收100多斤，有意向的人就来我这里收购，偶尔做做零售，我卖的价格都不贵，所以利润就少一些。"

他还跟我介绍了很多吴直老人的情况。吴老原先是普宁市的，后来从普宁市那边搬过来海丰县生活，在这莲花山山脚一住就是40多年。他30多岁才娶媳妇，当时这个年纪在当地算成婚较晚的了。吴老平常都很少出门，但年轻时去过深圳，也算见过新奇世界的一处美景。虽说常年居住在莲花村，但老人家从来没有爬上过莲花山山顶。

这山确实是高大，来的路上我所见之处，也只是莲花山的小小一角，这样想来也就不足为奇了。

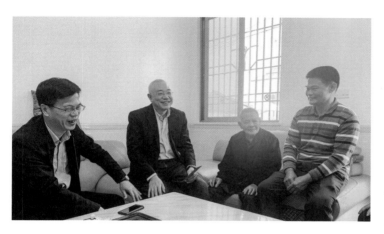

我向吴直老人请教他长寿的秘诀，他说他吃食都不挑剔的。他儿子也告诉我，吴直老人胃口还可以，口味偏咸，虽然饮食重盐不太好，但耐不住老人家喜欢。他还跟我说，老人家爱看报纸，眼力可好了，为人纯朴，想法简单，对人对事心地都好，想来长寿也是这样修来的福分。

我不禁由衷地感慨，常说一方水土养一方人，海城镇莲花村便是如此，不仅水好、空气好，这里的人也好。老人家内心纯粹，于莲花山山脚自垦良田，种植茶树，敬畏自然之时被自然哺养，毫无私心杂念，乐得逍遥自在，抛却消耗生命的烦恼事，时间流动也不改变其品格思想，行至期颐，却像半百，其宽容、纯粹的心态，越来越似少年。

来得匆忙，但实在不舍。走出吴直老人家的家门，我看到了他儿子提到的家里种的茶树，门前这一小块土地虽只有十几株梅尖，但株株长势正好，青翠欲滴，如同吴直老人的百岁活力，令人禁不住地欢喜和期待起来。

老人小『资』卡	姓名：吴直
	性别：男
	出生年月：1920 年 7 月
	民族：汉族
	户口登记地：汕尾市海丰县

78 诀/睡

会睡，爱睡，不失为一种幸福的养生之道。老人的生活状态与睡有着很大关系，能吃会睡，有胃口，营养能跟上，为生命注入能量。

离开美丽的莲花山，我们赶往今天上午的最后一站——海丰县海城镇云岭社区富荣大厦，去探望下一位百岁老人甘翠。

甘翠老人家在楼房的第7层，我边爬边想，老人家住在这么高的地方，估摸是很少下楼走动了。正想着，便到了甘翠老人的家门口。

甘翠老人的女儿给我们开了门，一进门便是亮堂堂的阳台，日光丝毫不被遮挡，大大方方地照进了窗子。阳台边上摆放的几棵植物，翠绿翠绿的，我想，甘翠老人如果不能常常下楼，家里还有这么一块地方，供她走动，给她透透气也是极好的。

在她女儿的带领下，我们来到了老人家的卧室。卧室虽小，但也有专门的一方亮堂堂的小阳台。甘翠老人穿得很漂亮，红色的马甲棉服极喜庆，她安静地坐在双层床铺的下铺床位上，见我进来，便喜盈盈地看着我。可惜老人家现在常常需要依靠助力器才能行走，不然我挺想邀请她来阳台上一起晒晒太阳，聊聊以前的趣事。

我同老人家热情地问好，她笑呵呵地让我坐在她身旁，我便同他们交流起来。

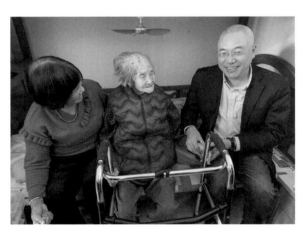

甘翠老人今年刚过百岁，现在同三女儿一同住在海城镇。老人家的大女儿都有十几岁的重孙了，家里是五代同堂，实在有福。

我询问起老人家是否原先就是当地的人。她的三女儿告诉我，他们以前居住在陆河，是后面才搬来海城的。她同我讲起甘翠老人年轻时的经历：老人家十八九岁就结婚了，那会儿还在矿山的矿场里工作赚钱。虽然她是那里的职工，但是由于矿场那时候不属于国营的单位，退休了以后就没有退休金，所幸现在镇和社区都会定期给老人家发放养老补贴，老人家心里美滋滋的，开心起来还爱念叨。

我仔细同老人的三女儿了解了甘翠老人的一些生活习惯。老人家吃得不少，一

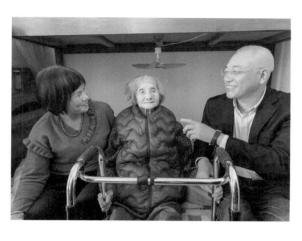

餐能吃一碗多米饭，也不挑食；天天都要喝碗擂茶，这已经是从小到大深深刻在骨子里的习惯了。作息方面也规律，早睡早起，不过老人家有个与众不同的地方，就是她起床后不会马上就起来，睡醒之后总爱再继续躺一躺，赖赖床，再小憩一会儿，所以常常会再多浅睡一小段时间，才慢慢起身下床洗漱。

我见老人家视力、听力都稍微弱些，但身子骨还挺硬朗，想来许是她比旁人爱多睡会儿的缘故。给自己充足的睡眠，来让自身肌体循环修复。少闻窗外烦恼事，身心皆处于一片平静，睡出强韧，睡出长寿，这何尝不是一种简单、直接的延年益寿之法？

愉快地交流之后，我们给老人家送上准备好的慰问金和拜访礼，同甘翠老人握手告别，真心祝愿老人家健康长寿，幸福常伴身边。

老人小『资』卡	姓名：甘翠
	性别：女
	出生年月：1920 年 4 月
	民族：汉族
	户口登记地：汕尾市海丰县

79　诀/贵

生命诚可贵，贵在坚持，贵在坚守。耕作与劳作，一直相伴在身边。珍惜别人，也珍惜自己，无怨无悔，付出辛苦，获得子孙满堂。

百寿之诀　贵

二〇二〇年十二月二十九日

汕尾市城区凤山街道凤苑社区

约好的经济统计观点讲授，终于在今日下午同汕尾市的同志们一道分享和学习，我也收获了不少新碰撞出的思考火花。

课程一结束，我们便驱车前往汕尾市城区凤山街道凤苑社区，去看望住在那里的曾乱老人，她是我们今天拜访的第4位百岁老人。

曾乱老人出生于1920年11月，现年100岁。这边社区的楼房之间距离宽敞，路也用水泥铺上，宜散步走动。我们拐进一栋白色住宅楼，爬上2层就到曾乱老人的家了。

我一进门，就见将银白发髻梳得整齐漂亮的曾乱老人坐在厅里，面前放着方正的茶具，杯里盛着金黄的茶水，一股淡淡的清香轻轻将我环绕起来。曾乱老人热情地迎我进屋，紧握住我的手向我道谢。我们的到来让老人家感觉到幸福满满，我的心里也充满着无法言说的美好情绪。

"老人家，我们今天来向您学习来了！"我向曾乱老人简单问好之后，与她热络地聊起了天，"您以前是做什么的呢？"我同老人家并排坐下，询问起来。

她回道："农民！我祖籍在汕尾的红海湾遮浪那边，年轻时是耕田的，下地干活才有饭吃。"

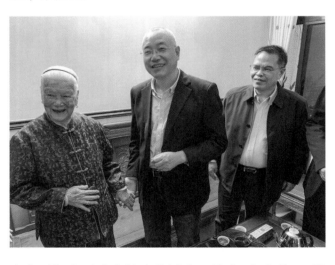

我们笑起来，继续问起曾乱老人的爱好。她告诉我们，她早上很爱做运动，现在都会下楼去走走，遛遛弯儿，住在2楼也不高，她腿脚还行。当问及她有几个孩子时，老人家兴奋地拿来她的全家福，同我分享起来。她指着相片里的人，一个一个给我介绍。说起人数时，老人家不好意思地边笑边告诉我，她有8个小孩，5男3女，个个都是好孩子。她还有个曾孙，今年25岁了，但是住在香港，偶尔会回来一两次。如果扩大到整个大家族

这样活过一百岁

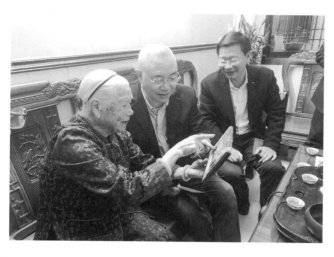

来说，宗亲共有200多人呢。

我们听完，纷纷觉得其家族庞大，和睦团结。我见老人家能说会道，便好奇地问起了她年轻出嫁时的趣事。她大方地告诉我们，她18岁那年就结婚了，家里父母做的主，门当户对，不过她到二十好几才生养小孩。虽说这在当时属于晚了些的，但一生就生了8个。我不禁夸奖起来，这一家子真的很有出息，人丁兴旺，喜气洋洋的，令人好生羡慕。

我还向老人家请教了她健康长寿的诀窍，她便同我讲起了她的生活习惯。曾老的饮食很固定，早餐要吃两碗粥，中午还爱吃擂咸茶，晚餐要喝两碗汤，一直以来她都这样吃。平常她还能自己洗衣服、做饭，简单地劳动一下，活络自己的筋骨。有时她还帮忙带小孩，生活充实，乐趣颇多。

她儿子在一旁跟我讲，由于父亲去世得早，家里大事小事都是曾老亲自操持，她是一位好妈妈，也是一位好当家。现在曾老年纪大了，身为儿子，他会好好孝顺曾老，照顾好老人家的。

都说孩子是父母的缩影，有什么样的父母，就能养育出什么样的孩子。在曾老一家身上，我对这句话又有了深切的感悟。待人真诚、勤劳朴实，这些简单的道理说起来容易，做起来难。曾老的品格可贵之处在于她将这些朴实无华的做人道理落实到她所做的每一件小事上，教养小孩也是如此，对自己的要求也是如此。这难得的坚持、难得的坚守，时至期颐仍是如此，故能儿孙满堂，家和万事兴。

小坐片刻，我们便起身与曾乱老人一家告别，希望下一次"八人普"还能相见，祝福老人家身体健康，平平安安。

老人小『资』卡	姓名：曾乱
	性别：女
	出生年月：1920 年 11 月
	民族：汉族
	户口登记地：汕尾市城区

百寿之诀 立

汕尾市城区香洲街道新瑶社区

二〇二〇年十二月二十九日

80 诀/立

自立，诠释生命的自强。晒盐，是一种体力活。对一个女性而言，晒盐挑盐，让她练就了一副好身板，支撑着生命的自强自立。

离开凤苑社区后，我们跟车前往香洲街道新瑶社区，去看望现年同是100岁的黄珍老人。

步行至小巷往里数的第二个巷口，我们来到一处老旧的房屋。这屋子用的还是以前旧式的厚木门，门上分别贴着写有"集福""凝祥"的红纸，透着些许古老韵味。

我们跨进高高的门槛，就见黄珍老人坐在轮椅上，认真地看着电视上播放着的动画片。

我向老人握手问好，礼貌地问她会不会打扰她看电视，许是听力欠佳，老人同我笑了一笑，没有再说什么。

屋内走来一个妇女，挽着袖子，像是正在干活，见我们都坐在厅里，忙出来同我们打招呼。她跟我们介绍说，她是被聘请来这里帮忙照看老人家的保姆，黄老的子女并不住在汕尾，已经定居香港很久了。

我便询问黄珍老人她有几个小孩。社区干部帮我们跟老人家沟通，大声地在她耳边问她，她晃了晃手指，用手势比了个5，轻声告诉我，她有3个儿子、两个女儿。

我便继续问老人家住在这边多久了。

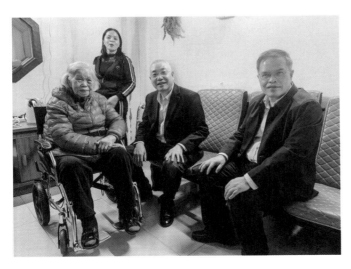

保姆告诉我，老人家其实一直都是在这边生活的，只不过这几年来身体不大好了，所以她来帮忙照顾，已经照看黄老3年了。

我还向她了解了老人家的生活习惯。黄珍老人一餐三顿正常吃：早餐胃口小一些，喝一碗粥便觉饱了；中午和晚上吃得多一些，就要吃一碗饭，配青菜、肉类，都是比较普通的食物。现在老人家没办法正常下地走路了，所以就常常坐轮椅活动，家门会常常打开，有时看看电视，有时坐着听听巷口的声音。

我见老人家还能说一些话，便耐心地询问她一些年轻时候的故事。黄珍老人柔柔地、慢慢地讲起来，她以前是在盐场帮工的，那时候她可是挑盐晒盐的一把好手，只不过是去盐场临时帮工，后来就没有很正式的工资发放，只是按劳动换工钱，挑多少就能有多少的报酬。现下住的这小屋，是她30多年前和自己的先生自建的住房，别看老旧了些，对她来说这是有感情的物什了，住久了，便离不开。

老人家年轻时便能干巧干，靠自己的劳动生存和生活，如今虽子孙在外，老人家自己也过得好有趣味，自立刚强，笑对百岁，不觉自己孑然一身，体验不同的人生百态。老来自立，老来独立，内心所获皆为新生能量，以一己之力达到的平和圆融，自是更为纯真和丰盈。

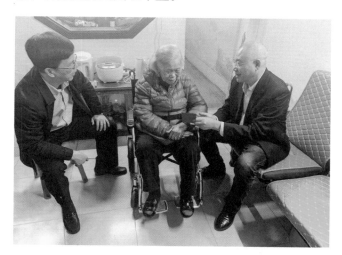

黄老接过我们递送的慰问金时深觉不好意思，嘴里还念叨着"这怎么能行呢""太感谢了"，我拍了拍老人家的手，让她安心收下，感谢她让我看到了生命的自立和自强，她高贵的品格值得我们不断回味和学习！

老人小『资』卡	姓名：黄珍
	性别：女
	出生年月：1920 年 11 月
	民族：汉族
	户口登记地：汕尾市城区

81 诀/棋

　　人生，如弈棋。一个离休干部，能从手握枪杆子，到领养孩子，到离休下棋看戏。人生跨度愈大，调节适应能力愈强，带来的生命亦愈长。

　　今天探访的最后一位百岁老人，是住在香洲街道城南社区的李彬老先生。

　　来之前，汕尾市的常务副市长林少文同我介绍，李彬老人是汕尾市的离休干部之一，1913年12月出生，今年107岁了。老人家于1946年参加中国人民解放军，后曾参加过淮海战役、渡江战役和解放西南、华北、华中和西藏等战役，还参加过青康公路建设等。一直到1956年复员才回到家乡，回汕尾之后就去参加"土改"工作队，曾经当过红草区东联乡支部书记、汕尾镇蔬菜公司股长和城内村生产二队队长，1970年到香洲供销总社工作。老人家有传奇的人生经历，现在有人扶着的话还能走动，身体硬朗。

　　我们到达的时候，老人家正从房间出来，进入客厅，我们等李老慢慢踱步出房，便小心翼翼地扶他在木椅上坐下。

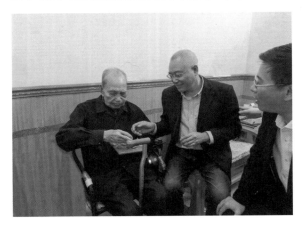

　　李老将放在桌上的奖章和证书展示给众人看。我们都惊呆了，单单是奖章，就足足有9枚，每一枚都沉甸甸的，承载着李老的血和汗。我禁不住崇拜起这位坐在我面前瘦小的老人，他实在是值得我们赞美和敬佩。

　　老人家尚能同人流畅沟通，告诉了我很多以前的故事。记忆中他自己从军是因为十六七岁那时，国民党来村里抓壮丁，他没办法，只能硬着头皮上战场打仗。后来军队到达山东，当时国共内战，国民党军队被包围了，没有粮食，那场仗就打输了。后来共产党对存活下来的他们不仅没有处决，还把这支军队收编了，他从那个时候就开始为共产党、为人民打仗。战争结束后，他复员回乡，40多岁的时候终于回到村里，成了村里第一名共产党员。李老觉得自己肩上的责任更重了，无论如何，都要听党的话，做一个正派的人。

　　我便请李老跟我讲得更细一些，他认真地补充起来。当兵那些年日子苦得很，

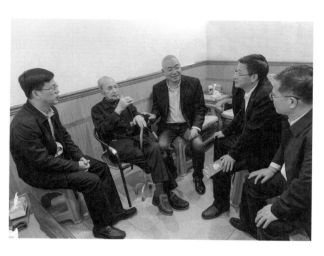

他走时双亲健在，回来时全都驾鹤仙去了。而且自己从军那些年没有往家里寄过一封书信——哪怕有一封，李老都不会深觉遗憾和难过。他当时所在的连队，时至今日只剩他一人，有时回想起那时的事情和经历，难免觉得有些落寞。

李老的女婿告诉我，老人家40多岁时收养了一个女儿，后来他和李老的女儿成家，大家就一起照看老人的生活。除此之外，李老并无亲生子女，但是他和他的妻子一直都将李老当成亲生父亲在照顾。家里现在生活还可以，李老的离休金都按时发放，如有病痛也不会有太大的经济压力。只不过老人家现在腿脚留有年轻时从军的伤，所以平时需要他们搀扶着才能走动。

"老人家胃口怎么样？"我关切地询问李老的女婿。

他宽心一笑，说："胃口还好，会吃，所以营养能跟上，身体素质还可以。"

"您觉得老人家如此长寿有什么秘诀吗？"我紧接着问道。

"可能年轻时当兵受过训练，所以身体底子是很好的。除此之外，岳父他对于复杂的人和事从来不会管太多，但只要是人家求助于他的和我们交代他的事情都会认真负责到底。以前还爱下棋和看戏，现在不能去太远的地方，戏就没怎么看了，但是棋还一直在下，坚持到现在。我觉得下棋也挺好，可以活络他的神经，所以他思考事情的思路都很分明。"李老的女婿认真地答道。

社区的干部也同我们说，李老对党和国家下发的政策和通知都是大力支持的，高度拥护我们的党组织，坚守我们党的立场，是一位很优秀的老党员。

我紧紧握住李老的手，这是一双为人民捍卫祖国安宁的手，这是一位为党、为国家无私奉献的可敬的党员！无论是现在，还是未来，他都值得我们向他致以崇高的敬意，并将他视为学习的榜样。祝福李彬老人健康长寿！

老人小『资』卡	姓名：李彬
	性别：男
	出生年月：1913 年 12 月
	民族：汉族
	户口登记地：汕尾市城区

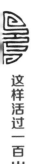

百寿之诀 乐

揭阳市揭东区云路镇象岗村

二〇二〇年十二月三十日

82 诀/乐

乐观向上，无私奉献。抱养之子，胜似亲子。这种大度情怀，贯穿其一生，为揭开长寿秘诀做了最好的诠释。

与昨日的暖和不同，今日虽也大晴，但温度往下降了降，寒气逼人。早起用完餐，我们便驱车从汕尾前往揭阳，去看望我们今日要探望的第一位百岁老人——谢记粧。

谢记粧老人住在揭阳市揭东区云路镇的象岗村，出生于1918年10月，今年102岁了。

我们到老人家中时，她正坐在小小的厅里看电视，全神贯注，可认真了。

"老人家，我们来看您了，向您学习！"我同她问好。老人家一下就抓住我的手握了起来，她的手温暖得不得了。

村主任站在一旁，不好意思地跟我说道："老人耳朵有点背，听力不太好了。"说罢，便去里屋叫谢记粧老人的孙子来。

老人家的孙子帮忙大声转达我们的问候和关心，谢记粧老人听完用本地话跟我说："祝大家平安顺遂！"我听完，不禁一阵感动，同谢记粧老人的孙子聊了起来。

"老人家是多少岁嫁来村里的？"

谢记粧老人的孙子告诉我，老人家是18岁时嫁过来的，不过不到六七年光景，丈夫便去世了，膝下养育着一个女儿和一个儿子，只不过儿子是抱养的。但无论是亲生的孩子，还是抱养的孩子，老人家都一样地疼爱，并且倾尽所有教养他们。孩子们长大后成人成才都没有忘记老人家这份恩德。现在家里是五代同堂，老人家的孙子都当爷爷了，实在是福气满满，难能可贵。

我便向他继续了解老人家年轻时的工作。他告诉我，谢记粧老人以前对做手工活非常拿手，刺绣和串花样样精通，那时候大家生活都比较艰苦，钱不好赚，好在老人家勤劳肯干，不仅去厂里帮人刺绣串花，还去帮忙做些修水库和下田地的活，后面还去过学校食堂给人帮忙。煮饭啊担水啊都干过，力气也大，有时候人家还喊她推石磨磨米、磨豆腐什么的。在生产队的时候，她也是极其勤劳的，那时候要是不干活就没有工分，没工分就没饭吃。老人家为了几口粮，辛苦了大半辈子，但是从不埋怨，反而教孩子们要乐观起来，笑着面对生活，现在日子好了，终于可以享福了。

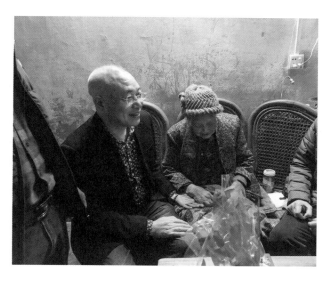

老人家的孙子说着说着，哭了起来，他告诉我，昨天他的母亲，也就是老人家的儿媳妇，不小心摔倒了，他担心了一整天。好在谢记粧老人身体还好，他虽然苦累，也觉得万幸，家人对他来说便是一切。

我拍拍他的肩膀，安慰他，56岁了真不容易，要照顾老母亲，还要照看谢记粧老人，真是一个孝顺的人，我们都得向他学习。

问及老人的生活习惯时，老人家的孙子告诉我们，谢记粧老人很爱干净，而且每天乐呵呵的，很疼孙辈们。孩子们也很喜爱老人家，常常给她买新衣服，让她穿得漂亮，觉得开心。不过老人家饭量挺小，平常都是吃小小一碗粥，觉也少，晚上不太睡得着，但是白天又醒得早。起床后她也不吵别人，就坐在床上等他们来叫她，不给人添麻烦。

谢记粧老人听完悄悄地跟我说："哎呀，我是觉得自己老了，可是大家还这么珍惜我，我要自觉一点才好。"

我听完，心里五味杂陈。谁说老人会越活越像小孩？这分明是拥有了这么多过往和经历，人变得更懂珍惜和满足。只要一点点的幸福，就能让他们快乐很久，不对旁人过分索求，自己也对万事接纳和付出爱，时间便对他们友好仁慈。感恩时间的馈赠！

愿人、愿事、愿时光，善待这般美好的老人，祝福谢记粧老人，幸福安康！

老人小『资』卡	姓名：谢记粧
	性别：女
	出生年月：1918 年 10 月
	民族：汉族
	户口登记地：揭阳市揭东区

83　诀/依

　　相依为命，父女不离不弃。有一种人生力量，叫亲情，这在百岁老人身上体现得淋漓尽致。修水库，种地，样样都干，得长寿人生。

　　离开谢记粧老人的家，我们前往离象岗村不远的洪住村，去看望同姓谢的谢如准老人。

　　我们在村干部的指引下，来到一座老旧的房屋。一进门，我们便见到一位头发花白的老人，身上穿着一件薄薄的蓝灰衬衫，静静地蹲坐在地上铺着的几层棉被上。我被眼前的这位老人震惊了，心想着地板这么冷，老人睡在这上面会不会太凉。

　　谢如准老人的女儿忙过来跟我们解释，老人是因为之前摔倒了，医生专门嘱咐，不能爬上爬下和睡太高的床，怕会拉伤老人家的骨头，所以才选择了休息时在地上睡。

　　我便着急地问她天气降温了老人家咋穿得这么少。她同我讲，这是谢如准老人自己要求的，他实在是怕热，不爱穿得多。他们也很担心老人会不会着凉，但每次给老人穿上厚外套，老人都会自己脱掉，他就觉得这天气穿这些刚刚好。

　　我听完，才渐渐放下心来，抬眼看了一圈老人的家：这旧屋有一定年代了，窗户都是老式的，墙壁也老旧得发灰，地面没有铺瓷砖，只是单单用水泥薄薄地铺了一层。虽说是睡地上，但家里人都给铺了好几层厚被子，我拍了拍，能感觉出来厚实。

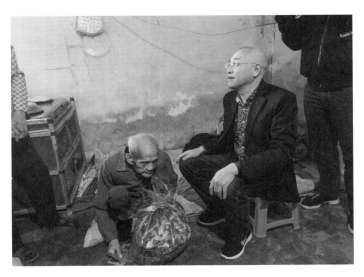

　　"家里种地吗？"我看向老人的女儿，问道。

　　她用不是很标准的普通话，努力地回答："家里虽然没有专门在干农活，但我父亲年轻时是在水库干土工的，偶尔也帮忙下地劳作，是辛苦过来的。之前身子还行的，后来摔倒了一次就常常蹲着，他觉得舒服。"

村支书也跟我们介绍，村里现在没有什么田地，村民的经济来源多以做陶瓷生意为主，或者外出务工，所以村里老人比较多。

我继续问起家里的一些情况。老人的女儿告诉我们，她父亲是32岁有的她，对她非常疼爱。在她3岁的时候母亲就去世了，父亲一直都没有想过再娶的事情，因为老人担心她会被后妈欺负。父女俩相依为命，她的先生是作为上门女婿娶的她，现在两个人一起照顾老人，他们的孙辈们也常回家看望老人。

我便问起来："您还记得您母亲的模样吗？"

她笑了笑，摇摇头："去世得太早，对样子已经没有什么感觉了，那时候也小，记不住的。"

交谈间隙，老人家示意女儿拿痰盂，她非常熟练地把痰盂放在老人家面前，轻轻拍着老人的后背，帮老人顺气吐痰，罢了还给老人家擦嘴，并扶他躺在地铺棉被上休息。

我向她请教起老人家长寿的原因。她跟我们说，老人家烟酒茶三不沾，吃饭也口淡，不爱吃有味精的饭菜，但喜吃番薯。以前她同老人常常依偎着吃番薯，父女俩有说不完的话。他现在年纪大了之后猪肉和鱼也不吃，一天就只吃两顿白米饭，偶尔就点青菜，米饭吃得可好了。身体很健硕，都不怎么怕冷。平常睡觉老人家都自己慢慢挪着到地铺，不太想要别人帮忙。

现在政策好了，大家生活好起来了，谢如准父女二人依旧相依为命，不离不弃。老人的女儿对父亲的这份心意依旧不变，感怀过去的艰苦和困难，都一一挺过，日子会越变越好，父亲在，幸福和爱就在。

离开之际，我们叮嘱村干部要多多照顾谢如准一家，多送关爱和温暖。迎来让人欣喜和期盼的新的一年，祝福谢如准老人身体健康！

老人小『资』卡	姓名：谢如准
	性别：男
	出生年月：1919 年 10 月
	民族：汉族
	户口登记地：揭阳市揭东区

84 诀/爱

心中有爱，生命长青。爱人者，人爱之。老人家嫁入400多年的古村古宅后，从未离开过祖屋，奉献永远的爱。

离开洪住村，我们往棋盘村驶去。行至一方开阔处，我们在石头砌起的大门前停下，村干部领我们往里步行。沙土铺着的巷道每绕一回便是一户人家，如果不是有人指引，怕是会在这里迷了路。

一直到看见两扇开着的旧木门，我们终于到了曾如粧老人的家。屋内开着暖气，热乎乎的，就连入厅前的小庭院都是暖和的。曾如粧的儿子热情地向我们问好，将我们迎进屋内，招呼我们坐下喝茶。他告诉我们，坐在左边红色软椅上的老人家，是他母亲；再往右边过去一点的椅子上，坐的是他的大哥。我顺着他的手势看过去，他的大哥跟曾如粧老人一样，都已经头发花白了。

我看这位同我们热情介绍的老人的儿子坐得笔直，便好奇地问他是否是干部。他笑着答不是，憨憨地挠了挠头。

我见他普通话说得好，便询问起他家里的一些情况。他告诉我，曾如粧老人有着8个兄弟姐妹，但现在只剩一个亲戚还健在。老人家育有7个子女，大家都是勤恳务农的老实农民，现在主要是他在照看母亲。

我想了想，问他："老人家以前多大年纪嫁过来的？"

他好似不知道母亲出嫁的年纪，用本地话大声地在曾如粧老人耳边问起来。老人家点了下头说18岁，她丈夫比她大1岁时娶的她。

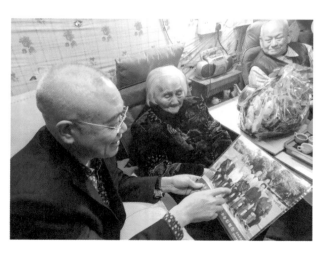

我便继续问起来："家里现在还有地吗？"

他摇了摇头，告诉我，现在家里已经没有田地了，地都是村集体所有的。他现在年纪大了，也没再出去务工了，靠家里的小辈们赚钱养活老母亲。好在母亲的身体还算健壮，眼神也还可以，现在都还能走动。

说罢，他便拿来家里的合照给我们看。我跟曾如粧老人家一起看着这张照片，家里孩子多，照片看起来非常热闹。我们问老人："还能辨认得清照片上的人吗？"老人家用本地话介绍了一下上面的家人，脸上洋溢着幸福的笑容。

我继续同曾如粧老人的儿子了解老人家平常的生活习惯。他跟我们讲起来，曾如粧老人到现在手脚都还很麻利，吃饭都是自己吃，不用他们帮忙喂，作息方面很规律，早睡早起。他大哥也跟着老人家一起住，所以有时候他顾不上，大哥也会帮着照看。

他还告诉我们，家里的孩子都很爱老人家，因为曾如粧老人疼惜幼小，尊重小辈，孩子们大了也就一样爱她，有空都会回家陪陪老人家。这也是家里一直以来遵从的，对万事万物都要充满爱意和善意。

我们将准备好的慰问品赠予曾老，老人家非常感动，一直在用本地话跟我们道谢，说："今天真的好开心，谢谢大家给我这么个大红包。大家都来看我，像过年一样，真的好热闹。"

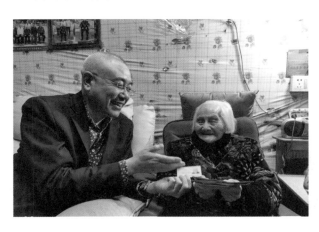

我们听完，都跟着老人家笑起来。曾老常跟家人说，要懂得知恩图报，为社会做贡献，她还要求家里的小孩都要做勤勤恳恳的老实人，做好人，做好事。她虽然不识字，但是懂得很多人生道理，并且寓教于行，用这些潜在的家规教养家中晚辈，为人善良，难怪时光愿意为她停下衰老的脚步。

相聚短暂，幸福却是长久的，我们走出曾如粧老人家门时，她的孙女还给我们洗了家里新鲜的青橄榄，一边分给我们，一边不舍地送我们出门。我握着手里这几颗青橄榄，真心地祝愿着曾如粧老人健康常在，幸福快乐。

老人小『资』卡	姓名：曾如粧
	性别：女
	出生年月：1915 年 8 月
	民族：汉族
	户口登记地：揭阳市揭东区

85　诀/福

福气，来自自身。满满的福相，让人觉得很幸福很舒服。见到这样的百岁老人，既如沐春风，又遇见福星满满之福。

村干部领我们继续往村子里走，拐过几条小道后，便见眼前这未砌瓷砖、古朴的房屋门口贴着副朱红色对联——"竺兰玉树竞娟秀，青鸟蟠桃共岁华"，横批是"寿比南山"。这便到了棋盘村新堂下曾汉粧老人的家。有趣的是，这位曾汉粧老人，便是刚刚我们探望过的曾如粧老人的堂妹，真真双百姐妹花。

屋内上方是几根粗壮的梁木和一排黑褐色木板架起来的天花板，低矮得很，日光从高高的旧窗户进来，只能照亮屋里的一处角落。与窗相对的，是曾汉粧老人睡觉的床铺，除此之外，屋内还置放着一个木衣柜和一个木制储物柜，简单地立在角落，留出中间不大的面积给老人放几张椅子。

曾汉粧老人往后扎着头发，极有福气的耳朵上戴着一对圆圈银饰，鬓边几缕银丝垂在肩头，福相十足地坐靠在椅子上。

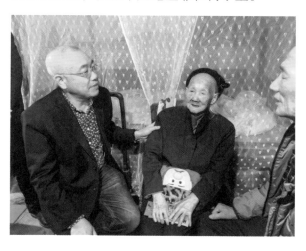

我向老人家热情问好，她的五儿子一边帮我们用本地话传达，一边给老人家戴上棉帽。我向他问道："您今年多少岁了？家里还有什么人？"他转过身同我聊起来："我今年74岁了，是我母亲的第五个小孩，家里儿子女儿都大了，孙子外孙还小，旁边这个是我儿媳。"老人家的五儿子指着站在一旁那位背着小孩的妇女同我介绍起来。平常都是他俩照顾老人家多一些，我便向他们了解一些情况。

"您父亲还健在吗？"我看着曾老的五儿子问起来。

他答道："父亲70多岁的时候就走了，以前家里都是干农活的，母亲的身子健壮些，那个时候也常下地，眼睛都还看得见，去年还能自己煮饭吃。我们成家之后大部分时间都在照顾自己的家庭，分家后母亲就自己独立生活，今年身体差了一些，我们兄弟几个都会带饭过来给她吃，顺便照顾她。"

曾老的孙媳妇还告诉我，她嫁过来这边已经6年了，自己有两个小孩，这些年帮忙照看曾老，由衷地敬佩这位老人家。曾老很多事都亲力亲为，不会仗着自己年纪大就好吃懒做，反而很为小辈们着想，去年自己还能烧火、煮饭、洗衣服。她要照看曾老，还要顾孩子，因为老人家的好习惯着实让她省心不少，她非常感激。

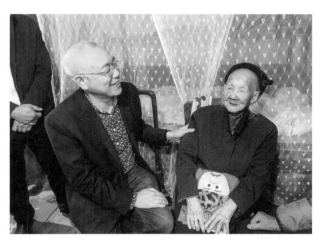

当问及曾老的长寿原因时，孙媳妇感慨起来：老人家很会为别人着想，每天晚上6点钟就关门睡觉，夜间如需方便也是自己在出恭桶上解决。有时候家里孩子担心她就想来陪她，老人家却说他们为了来照顾她要放下很多手头的事情，她实在没办法安心。在很长一段自己生活的日子里，老人家虽然都不怎么出门，但靠着乐观和勤劳，也体验着生活的乐趣，过得自在幸福。

家有一老，如有一宝。曾汉粧老人常常念叨要勤俭和善待他人，家里的孩子都清楚记得，并且尊重她，爱护她，旁人见之也羡慕不已。这福气，是曾汉粧老人一生之福，也是家庭美满之福，这福报可不只百岁，而且是年年岁岁，胜过南山！

老人小『资』卡	姓名：曾汉粧
	性别：女
	出生年月：1917 年 8 月
	民族：汉族
	户口登记地：揭阳市揭东区

86 诀/育

书香世家，教书育人，也养育人命。老人当私塾先生，懂得人生真谛。知恩典，善传播，有情怀，岁长长。

离开棋盘村后，我们继续穿梭在云路镇的大街小巷，下一位我们要拜访的百岁老人，便是住在中夏村的吴碧芳老人。

吴碧芳老人出生于1918年的金秋，今年102岁，是位有着深厚阅历的老党员。我们到她家时，老人家正坐在木椅上等待我们的到来。见我们到了，吴碧芳老人笑眼弯弯，向我们热情地问好。

这是一间小巧别致的屋子，门的左侧放置着一个高大的木柜，跟普通的柜门不同，这柜子安的是透明的玻璃门，不用打开便能仔细瞧见里面的书本和照片，虽然透着时光的老旧，但摆放得极整齐，让人感到赏心悦目。

村干部向我们介绍，吴碧芳老人一家子都是共产党员，老人家的丈夫已经过世，她的兄弟姐妹也都去世了，现在她跟儿子住一起，家里经济条件还可以。

我紧紧握住吴碧芳老人柔软温暖的手，向她表示关心和慰问，还跟她的儿子了解一些家里的情况。

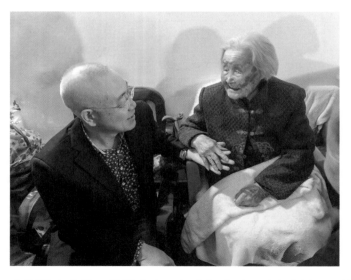

吴碧芳老人的儿子告诉我们，吴老现在还能走路，听说我们来看她，老人家高兴了好久，今早还一直走出去门外看看大家来了没。吴老一听，不好意思地笑起来，露出几颗尚在的白牙。她儿子继续说道："妈妈以前是老师，那个时候叫私塾，她识字，在那里当先生。后来到了生产队，就跟大家一起参加劳动，力气挺大，干的活也多。"

我听完，转身问吴老："您以前教书，教的什么科目呀？"

吴老摇摇头："我耳朵聋了，听不太清。"

我们便凑近一点跟老人家大声问起来。

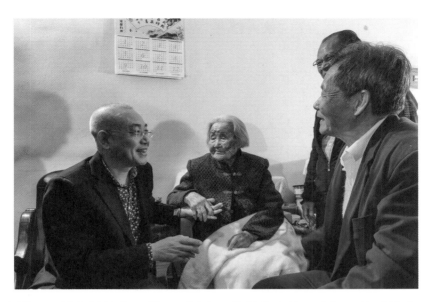

吴老说："就是教的普通科目，语文、数学什么的。我们以前还教《三字经》的，小孩子都学。"她一边说，一边握着我的手，我能感觉到吴老的手挺有力气。

老人家的儿子还告诉我们，他的父亲以前是校长，门口书柜最上面挂着的，就是他父亲的相片。我跟随他的手势看过去，相片上那位西装革履带着一股书卷气的男士，便是吴老的丈夫。

夫妇二人年轻时皆是俊男靓女，将自己的青春奉献给了党和国家，育人一代一代不求回报，书香门第却没有架子，呕心沥血，任劳任怨，情系教坛，恪尽职守，对人民、对国家有着不可磨灭的功绩。走过岁月的泥泞之路，却依旧一路用汗水浇灌、滋养着祖国的花朵，用知识和智慧，托举起祖国明天的朝阳，影响着一批又一批后来居上的年轻人。

看着吴碧芳老人，我突然想起我许久未见的老师们，他们育我才识，也育我为人。百年大计，教育为本，作为人类灵魂的工程师，希望岁月可以给他们多一些照顾和爱意，感恩这群可爱的人，祝愿他们过得健康，过得开心，过得幸福！

老人小『资』卡	姓名：吴碧芳
	性别：女
	出生年月：1918 年 9 月
	民族：汉族
	户口登记地：揭阳市揭东区

87　诀/舍

施舍别人，忘我无我。这位老人一辈子取得又舍得，收养孤儿，不留钱物，总是乐于助人，帮衬他人，不贪不占，心里总装着需要的人。

今天要探访的最后一位百岁老人，是住在云路镇田东村的王桂珍老人。

路过一片沙地，我们在村干部的带领下来到一座宅子门前。宅子的外观同潮汕地区常见到的祠堂外观相似，想来是颇有些年代了。大门口的上方挂着一块匾，匾上是繁体字样的"公義廳"三个大字，透着些许威武和刚正。我们跨过高高的石槛，便见中间一方透亮光明的天井，两侧是连着的几个小房间。这里的顶梁到处都有着古老的木雕，附着的积灰却没有掩盖住这些木雕的光彩，反而让人更好奇其中的故事，想来住在这里的人们，应该都有着不平凡的经历。

我们往宅子最里侧的房间走，王桂珍老人就在这间屋子里。房间很小，只够放得下一张床、一张桌子和几把凳子，所见之处，只有一些零碎小物，再无其他。王桂珍老人着一件紫色棉袄，头发梳得整齐，额前的发丝还用卡子别着，看得出是位爱整洁的老人。

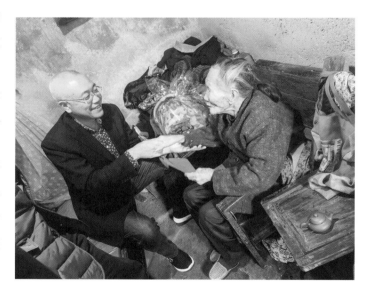

我们向王老问好，她笑着招呼我坐在床沿上。我见老人面前的木桌放着一把别致的茶壶，便指了指茶壶同她聊起来。

"您平常很爱喝茶吗？"

王老用本地话慢慢说道："喝啊！你说我这茶壶吗？我经常用它来喝茶，所以就放在这里了，方便拿。"

几句寒暄过后，老人家同我们热络起来，给我们讲了很多她年轻时的事。王桂珍老人19岁时就曾拿过枪。那时候为了帮村子抵御外敌，王老常常双手提枪，赶跑敌人。因为打过仗，老人明白活着不易，更加珍惜。日子虽苦，但王老依旧养了四个孤儿，对他们比对自己亲生的小孩还要疼爱。

老人家的儿子告诉我们，这座宅子是后来他们才搬过来住的，原先的老房子还不在这里。小的时候亲戚来家里做客，家里穷得都拿不出食物招待人家。虽然家里穷，但王老一有什么好东西，她都拿去送给生活更苦的、比他们更需要这些东西的人。他结婚时，婚房什么的都是跟别人家借的。"家里穷得叮当响的时候，母亲还是会把东西送给更需要的人，我们小孩都饿怕了。"老人的儿子一边说着，一边站在一旁轻摇着头。

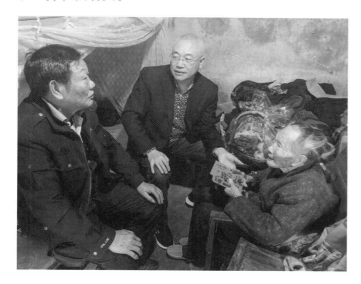

王老这种无私奉献和甘愿付出的情怀，实在是令人肃然起敬。王桂珍老人是真正看明白了生命的真谛，她懂如何活着，在苦日子里没放弃自己，也没放弃别人，相互扶持照应，一定能冬去春来，度过每一个艰难时刻；她懂爱，让无家可归的孩子扑进她的怀抱，享受家的温暖，这样瘦弱的她，撑起了她自己三个孩子的天，也撑起了另外四个孤儿的天。

感谢时光让王桂珍老人行至百岁。我想，这样好的一个人，值得走得更远，去享受时间的馈赠，享受长寿的福运。祝福王桂珍老人，平安健康，幸福快乐！

老人小『资』卡	姓名：王桂珍
	性别：女
	出生年月：1920 年 9 月
	民族：汉族
	户口登记地：揭阳市揭东区

88　诀/绣

潮绣，抽纱绣花。人生过程，也是如此，细工慢活，绣人生。

二○二○年十二月三十日

潮州市湘桥区古城

百寿之诀　绣

从揭阳驱车不到50公里就来到潮州。潮州是一座历史文化积淀丰厚的城市，习近平总书记在经济特区成立40周年的时候视察广东的第一站就是潮州。身处潮州古城中，阡陌小巷与特色民居，共同构成了这座城市的灵性。我今天要拜访的6位百岁老人就居住在古城区的大街小巷。

经过紫阳旧家古民居，拐过一条小巷，就来到我要拜访的第一位百岁老人的家。老人叫陈慧芳，现在由保姆照顾，小女儿和长孙也经常过来帮忙照顾。陈慧芳老人满头银发，精神矍铄，腿脚便利，看到我们的到来，老人显然十分开心，用潮汕方言不停地说："感谢！感谢！"

老房子房间略显狭小，光线也有点暗，几个人一站就已把房间填满，我与老人坐在方桌旁，她的长孙坐在对面凳子上，就这样开始了我们的聊家常。因为当地人，尤其是老人普遍讲潮汕方言，所以我与百岁老人的交流基本要靠家人"翻译"。

她的长孙告诉我，他的奶奶是一位普通家庭妇女，煮饭带孩子之余，在家里绣花，就是潮州人常说的"绣娘"。

"手很巧啊，都绣些什么啊？"我很惊叹老人的手艺。

站在一旁的小女儿说道："就是潮州那个抽纱绣花，比如枕头枕巾上的花草和鸟虫，都会绣，绣了很长时间，具体多少年也不太记得了。" 虽然对抽纱这两个字比较陌生，但这绣花的针线活肯定少不了心静心细，我眼前仿佛看到老人年轻时一针一线做抽纱的情景。

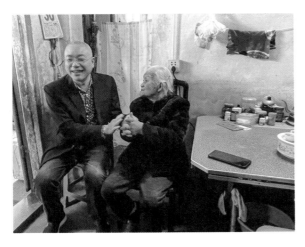

小女儿告诉我们，母亲18岁就嫁过来，在这座古宅一住就住了80多年，从来没有离开过。老人平时除了绣花，还喜欢"拜老爷"，饮食也很清淡。"平时吃饭不多，每天就一小碗，还喜欢喝茶，每天都喝工夫茶，喝了几十年了。"方桌上摆着潮汕地区家家户户少不了的工夫茶具。

"妈妈生活基本能够自理，现在保姆陪伴她。她身体一直比较健康，有时还自己去市场买菜。满 100 岁之前她从没有生过什么病，也没去过医院打针吃药。"小女儿已经60多岁，比较了解老人的生活起居。

问起老人这一生中最难忘的事，小女儿说老人经常讲以前本地沦陷的时候去卖茶叶，抗日时期如何避难、生活艰苦。"现在有这么好的生活全靠共产党，政府好！"老人话不多，听着我们聊天，有时插进来一两句话。

得知老人的长孙是金山街道交通局执法部门的，我叮嘱他："奶奶感谢政府，感谢人民，你也要以身作则，为人民执法！"她的长孙听了，连连点头。

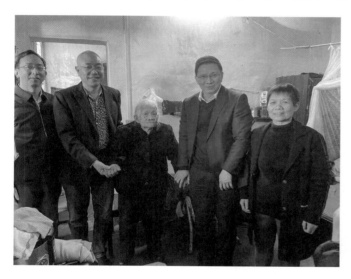

"老人家现在最开心的事是什么？"我问小女儿。老人耳背，小女儿在老人的耳朵旁大声地重复了几遍，老人终于听清楚了。

"能够活到这么老肯定开心！"老人发自肺腑的话，大家听后都笑了，多么简单又真实的心态！正是对生活的热爱，正是这种无欲无求，才使得老人能够始终抱着轻松的心态生活，生命之花才会越开越灿烂。

回到车上，陪同的温金荣常务副市长告诉我，"抽纱"是潮州刺绣的一种，亦称"花边"。潮州抽纱是绣工们把抽纱技术与潮州绣艺结合起来的一种工艺品。二十世纪七八十年代，潮汕地区近百万"绣娘"在煮饭带孩子之余，提针引线，挑灯织锦。陈慧芳老人的故事也犹如潮州这座古城，娓娓道来，慢声细语，一针一线，皆是文章。

老人小『资』卡	姓名：陈慧芳
	性别：女
	出生年月：1920 年 1 月
	民族：汉族
	户口登记地：潮州市湘桥区

89 诀/艺

　　17岁出嫁，学艺育子，满堂乐。艺德如人品，坦荡人生。

　　离开陈慧芳老人的家，走过几条小巷，一路经过不少古民居建筑。这些风格迥异的古民居，留下了历史的痕迹，也蕴含了潮州的古老与神秘，如同我要拜访的百岁老人，同样见证了岁月的沧桑痕迹。我们来到杨淑芳老人家，老人与儿媳妇、小女儿已经在家等候我们了。

　　"老人家，我们来看您啦，向您问候！"老人非常激动，在家里人的搀扶下拉着我的手。

　　我扶着老人坐下，然后问老人的小女儿："老人家现在身体怎么样？"

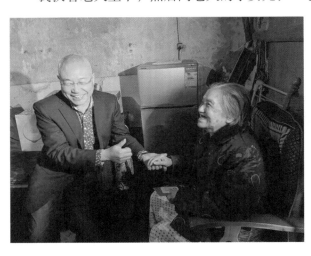

　　"生活基本能自理，就是耳背，今天特别开心！"小女儿用挺标准的普通话跟我讲。

　　"老人家的手还很软啊，挺棒的身体！"老人紧紧握住我的手，她的手温暖有力，真不像已逾百岁的人。

　　"平时都是谁在这里照顾老人？"我问道。

　　"我嫂子照顾得多。"老人的儿媳妇是个典型的潮汕妇女，一看就很孝顺体贴老人，她站在一旁只是憨厚地笑着，没有太多言语。

　　杨淑芳老人有三个儿子和两个女儿，也是子孙满堂。当问起老人年轻时都做些什么的时候，小女儿告诉我，她母亲平时也是跟大多数潮汕家庭的妇女一样，在家做饭带小孩，有空就做抽纱。

　　"五代同堂了吧？"

　　"没有五代同堂吧，我最大的姐姐有曾孙了，但是哥哥还没有曾孙，孙子20多岁了。"潮汕家庭一般认为只有有儿子才算真正的传宗接代，所以当我问这个问题的时候，他们更多地理解为是问他们家的男孩子是否够称五代。

　　"我母亲16岁嫁过来，17岁就生下我大哥。父亲63岁就去世了，目前三个哥哥轮流照顾老人。老人生活基本可以自理，哥嫂对老人都非常关心，婆媳关系也非常好。她生活习惯好，喜欢早起床。"50多岁的小女儿乐观开朗，向我们继续介绍母亲的情况。

小女儿讲起母亲年轻的时候，日本人进村，母亲在门缝里面看到日本鬼子，父亲赶紧让母亲躲起来，这才逃过一难。现在再讲这段故事的时候更多的是一种回忆与感慨，但在当时该是多么惊心动魄的场面！

"亏得躲起来了，不然这么个花姑娘肯定要遭殃！"我开玩笑地说，老人有点羞涩地笑了。

正聊得欢的时候，老人的三个儿子陆续回来了，看得出老人的儿子们非常团结和睦，他们共同把老人照顾得无微不至。

我与老人一家合影留念，祝愿老人健康长寿，儿孙满堂。我叮嘱老人，天气凉了，要注意防寒保暖，等下一次人口普查的时候再来看她。

杨淑芳老人一辈子全心全意为家庭操劳，到老了享儿孙福，一大家子生活得有滋有味，其乐融融，我认为是和睦让她活到了一百岁。

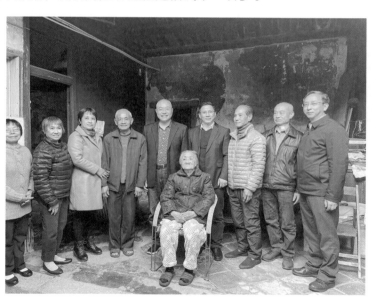

老人小『资』卡	姓名：杨淑芳
	性别：女
	出生年月：1920 年 10 月
	民族：汉族
	户口登记地：潮州市湘桥区

90 诀/俭

走小街小巷，探老人。节俭持家，克己复礼，过百岁。

潮州古城与国内其他粉刷一新的"古城"相比不同的是，至今仍有超过70万人悠然自得地在古城内生活和工作，与星罗棋布的文物古迹相得益彰，犹如一座"活着的古城"。离开杨淑芳老人家，乘坐电瓶车，不一会儿就来到董木英老人的家。老人家住在一座有前后屋的古宅。一进门，我就见到了中等身材、体形匀称、打扮讲究的董木英老人，老人身着红色上衣，显得特别有精神。

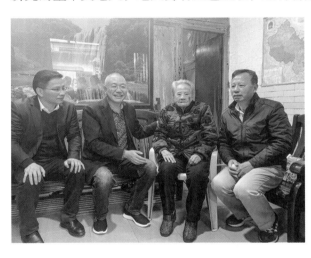

见有人来看她，老人非常开心。我向老人表示祝福问好，并向老人送去慰问金。老人家有点不好意思，一直推却。我忙解释道，这是祝她健康长寿的，老人家才收下了。

董木英老人有四个儿子，四代同堂，她年轻的时候在服装厂工作，也是辛苦操劳一辈子。"我母亲动手能力很强，什么东西都喜欢亲力亲为，也会操作很多电器。"还没有等我开口，老人的大儿子就指着旁边烧热水的热水壶，自豪地说，"电视、微波炉这些电器她都会操作，动作稳健、利索，就是91岁的时候摔了一跤，现在行动能力差点。"

"思路也很清晰、敏捷，外孙亲戚家的儿子、我的孙子的名字她都记得。"坐在一旁的大儿媳妇补充道。

"现在都是谁照顾老人啊？"我问道。

"我们四兄弟轮流照顾，老人住后面的房间，安静；我们就住前面的房间，有什么事情随时可以照顾到。"老人的大儿子告诉我。

在聊天中我还得知，尽管已过期颐之年，但老人的身体状况依旧不错。素日里热情好客的她，经常与街坊邻居相谈叙旧，生活亦能自理。近几年，老人的视力越来越差，仅剩光感。2020年10月，老人在孩子们的陪伴下在当地医院做了白内障手术。令人欣喜的是，术后老人的眼睛恢复得十分顺利，原本只能听声辨人的她，感慨道："终于能看清孩子们的脸了。"

老人这种对光明的执着令人感动，也体现了她对生命质量的要求。当我问老人长寿的秘诀时，大儿子想了想，说道："可能有长寿的基因吧，外公活了90多岁，老人的饮食也没有什么特别的，什么都吃，酸的也吃，甜的也吃。"

坐在一旁的大儿媳妇补充道："我婆婆对自己要求很高，平时非常勤俭持家，什么活都自己干，自己做家务，把家里打理得干干净净。经常教育我们和子孙，不能有钱了就浪费，不能剩饭，每次少做一点，吃完下顿再做。"

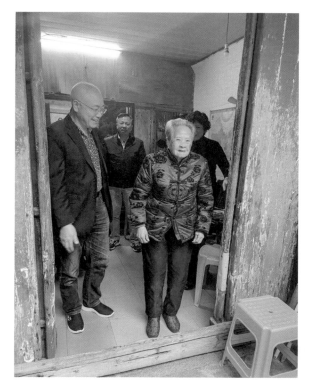

老人一家热情好客，在我们聊天的时候，大儿媳妇已经泡好潮州工夫茶，端起茶杯热情邀请客人们喝茶，我赞叹道："好茶！""这都是孙子们拿来孝敬老人家的，孙子们都很孝顺。"大儿媳妇很自豪地说，"逢年过节，孙子们都过来看望老人！"

勤俭持家意义重大，这不仅是一种生活方式，更是一种美德。我想：老人身上这种勤俭持家的品质，再加上老人笑对生活的态度，才是她长寿的秘诀吧。

看着老人依然硬朗的身体，我祝福老人健康长寿、福如东海。

老人小「资」卡	姓名：董木英
	性别：女
	出生年月：1919 年 6 月
	民族：汉族
	户口登记地：潮州市湘桥区

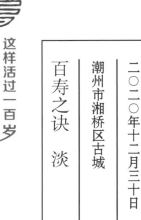

百寿之诀 淡 | 潮州市湘桥区古城 | 二〇二〇年十二月三十日

91 诀/淡

清淡人生，百岁老人。吃得淡，看得淡，不争高低，心放平，寿比南山。

走进大门，我们看到一位慈祥的老人，脸上带着微笑，旁边站着她的儿子，这就是百岁老人陈斌。老人住的房子客厅宽敞明亮，还有一个种满花草的庭院，十分温馨、惬意。

陈斌老人虽然年纪大了，但思维依然十分清晰，步子也还矫健。据她儿子说，老人一生没得过什么大病，连感冒都很少。"视力还很好，前几年还会穿针引线，缝补衣服，现在眼睛差了些，听力却依然很灵敏。"

在她儿子的记忆里，母亲一生都十分勤劳、节俭。孩子们不在家时，她总是闲不住。她把家里闲置的东西放整齐，还经常教育孩子，不要大手大脚地花钱。

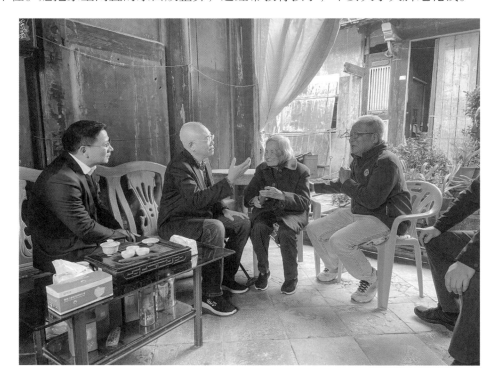

陈斌老人有两个儿子和两个女儿，目前跟小儿子一起居住，生活过得满足而幸福。她儿子告诉我，老人乐观开朗，心态好，教育子女做好自己，不要与他人比高低。老人有一个亲戚在新加坡，在她40多岁的时候还去新加坡住了大半年。

"不简单啊，还出过国。"我啧啧称赞，与我拜访的很多连本村都没有迈出过半步的百岁老人相比，陈斌老人也算是百岁老人当中见过世面的人了。

　　陈斌老人的一生，平淡却不平凡。她的善良，如和煦春风，让人倍感亲切和温暖；她的开朗，明净而富有感染力。最珍贵的，还是她永远积极向上的人生态度。人生在世，怎能不遇困境？但你若有打不倒的决心和毅力，有宽容待人的心境，就会收获幸福。

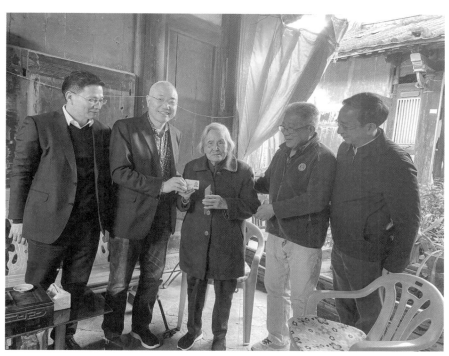

老人小『资』卡	姓名：陈斌
	性别：女
	出生年月：1918 年 7 月
	民族：汉族
	户口登记地：潮州市湘桥区

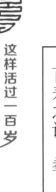

百寿之诀 拳

潮州市湘桥区古城

二〇二〇年十二月三十日

92 诀/拳

打拳，运气，满脸红润。看上去只有七八十岁，不像百岁之年，却扎实过百岁。凭着打拳等运动，轻松过百寿。

陈维权老人是今天在潮州市拜访的唯一一位男性百岁老人，在全省一万五千分之一概率的百岁老人中，男性百岁老人的概率更低。眼前的陈维权老人目光炯炯，精神矍铄，身体硬朗，看上去像七八十岁的人，加上长了一对长长的白眉毛，犹如仙鹤。

老人住的古宅少说也有一百多年的历史，走进宽敞的大厅，老人的一大家人陪着陈维权老人一起早在等候着了。一张大方桌上摆满了新鲜的还带着叶子的橘子、葡萄等时令水果，全家人摆出的阵势，分明是把今天当作一个重大的日子。

一见面，老人家就激动地拉着我的手，让我坐下来。我和老人一家围着客厅的方桌子坐下来。"老人家，您多少岁了？身体不错吧？"我向老人表示问候。

"102岁了，你们来看我，是我最大的幸福。"老人家激动得都不知道说啥好了。为了证明自己已经有一百多岁了，老人家还特意拿出身份证给我们看：1918年出生。据了解，老人有五个儿子、两个女儿，年轻的时候在工厂打工。

"老三、老四、老五、老六全在这里，老二在广州。知道今天有领导过来探望老人，老人的4个儿子都聚集在一起了。"

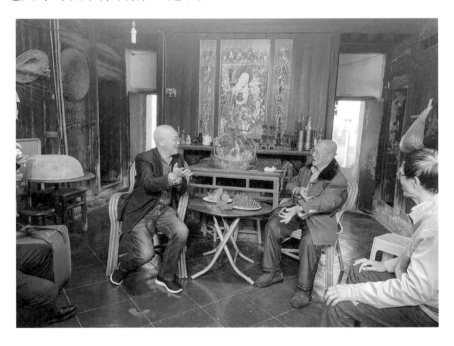

"最喜欢哪个儿子呀？"我打趣问老人道。

"都一样！"老人不假思索地说，大家都笑了。"我们五兄弟两姐妹都很孝顺，不计较。"旁边的大儿子笑呵呵地说。老人的七个子女都这么孝顺、团结，实属不易。

我见陈维权老人神态自若，行动自如，不禁夸奖老人气色好、脸色也好，问道："老人家身体这么好、这么长寿，有什么生活秘诀吗？"

大儿子说父亲在饮食上并没有什么讲究："但我父亲喜欢锻炼，他有一项强身健体的特长，就是打拳。父亲也没专门拜过师，就是自学自创，至今还会时不时地练习一下，打起拳来力道还是很强劲的。"

一听老人会打拳，大家都想一睹百岁老人打拳的风采。陈维权老人也不推却，兴致勃勃地给我们表演，一拳一脚，有板有眼，可以看得出充满力度。大家都拍手鼓掌，老人也越打越起劲，竟然停不下来了。我禁不住与老人一起合影比拳。打完拳，老人还谦虚地说："老啦！老啦！"

"一点不老，您这身骨架，十年后还棒棒的，第八次人口普查我再来探望您！"旁边的家人听了，都表示赞同，老人身体还这么棒，再活个十年不成问题。

"谢谢你们，这几年每年都有领导来看我，我很开心，感谢政府！"老人恳切地说。

生命在于运动，适量的运动能够给各组织器官一定强度和量的刺激，坚持下来，总有好处，打拳应该也是陈维权百岁老人的长寿原因之一吧。

老人小『资』卡	姓名：陈维权
	性别：男
	出生年月：1918 年 8 月
	民族：汉族
	户口登记地：潮州市湘桥区

93 诀/好

老人对子女好，子女对老人好。好人一生平安。

我推开门见到石銮英老人时，她正在看电视剧，老人见到我，十分热情，拉着我坐到床边。这是一个穿着干净、体面的老人，五官匀称，眉目清秀，个头小巧，因为听力衰退的原因和方言的问题，我们交流也只能通过她的儿子。

石銮英老人生活能够自理，自己一个人住，3个儿子每天轮流过来照看，陪老人喝茶聊天。老人年轻的时候也度过艰难岁月，但现在日子越过越甜。"以前天天是烂粥烂饭，现在餐餐能吃白米饭了。现在很好了，政府对老人很照顾，每个月能拿500元的高龄补贴。"她儿子告诉我们。

"老人年轻的时候都做些什么？"我问老人的儿子。

"我母亲20多岁就结婚了，除了干家务活，还在家里做点针线活，现在儿孙满堂，四代同堂了。"她儿子告诉我。

老人虽然不能用普通话跟我交流，但一直紧紧握着我的手不放，我可以感受到老人的手温暖有力。

屋内的墙上挂着一些照片，有石銮英老人不同年龄段的照片，有年轻时扎着麻花辫的黑白照片，也有90多岁的寿星照。在家族成员的合影中，老人的幸福生活都显现在她的脸上。

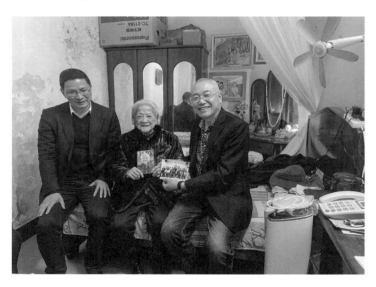

我的目光停留在老人年轻时的黑白照片上，她儿子告诉我们那是老人28岁时的照片，岁月虽然在老人身上留下了痕迹，但依然不改年轻时候的漂亮与单纯。"年轻时候也是一个大美人啊！"老人听到我的话后略带羞涩地笑了。

石銮英老人起身把墙上的照片一一取下来给我们欣赏。"以前照得好，现在老了。"老人有点感慨地说。"不老不老，我们祝您健康长寿，您会越活越年轻

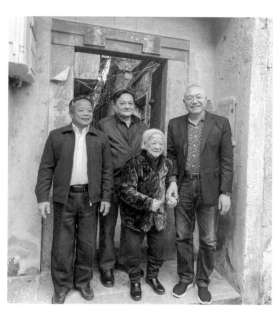

的。"看完照片，我仔细地帮老人把照片放回原处。

"今天你们来看我，我就很开心，一整天都会很开心。现在国家好，大家好，心态好，越来越好，100年来都没有看到社会如此好过。我的5个孩子个个好，儿子好，孙子也好，都很孝顺。"老人不停地说，掩饰不了内心的喜悦。

临告别老人的时候，我特意与老人在古宅前面合影留念。老人居住的老宅虽说破旧，但院子很干净。石銮英老人的人生，虽说已经流走了一个世纪的光阴，但至今我感受到的是"树老根不老，人老心不老"。她能健康长寿的秘诀我想在于她始终牢记别人的好处，包容他人的不足，心里敞亮豁达，没有什么纠结，做到真乐观，才有了百岁高寿吧。

老人小『资』卡	姓名：石銮英
	性别：女
	出生年月：1920 年 3 月
	民族：汉族
	户口登记地：潮州市湘桥区

定 粥 净 绿 烟 葆
福 育 舍 绣 艺 立

94 诀/温

温饱，为生存之基。旧社会，有这顿没下顿，挨饿受冷；现在，党和政府予以了各项保障，解决温饱，有了长寿保障。

百寿之诀　温

汕头市龙湖区新海街道西南居委

二〇二〇年十二月三十一日

今天已经是12月31日，2020年的最后一天，新年的脚步也离我们越来越近了。我来到潮汕地区最后一站——汕头。汕头是改革开放经济特区之一，一座美丽且充满活力的海滨城市。习近平总书记在庆祝特区成立40周年时也视察了汕头。我在汕头市双德会常务副市长的陪同下，来到龙湖区新海街道西南居委百岁老人林素英的家里。今天虽然寒意明显，但冬日里的暖阳，加上我探望百岁老人的殷切心情，让我内心温暖激动。

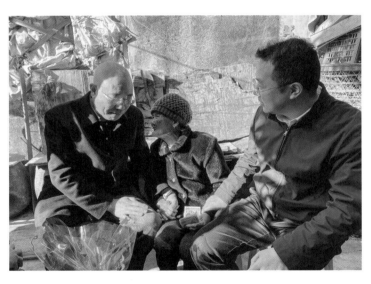

林素英老人住在一个略显穷破的院子里，没有经过仔细打理的院子显得有点凌乱。老人自己从屋子里慢慢走出来，我赶紧上前扶着老人坐在院子里的凳子上。林素英老人虽然衣着朴素，但干净整洁，精神也不错。

在聊天中，我们得知林素英老人以前的生活非常艰苦，日子过得紧巴巴的，经常有上餐没下餐，温饱也成问题。老人膝下只有一个儿子——她原本生了两个儿子，但是实在养不起，就把其中一个送给别人领养，另一个在家里自己照顾。丈夫去世后，她一个人含辛茹苦，将孩子抚养成人，助他成家立业。

问起老人年轻时都做些什么，社区的人告诉我，老人年轻时主要就是下地种田、插秧种菜过日子。她16岁就从汕头外砂邻近乡镇嫁过来，一辈子待在这个小村子里，没有出过什么远门，更别谈什么坐飞机、火车了。

老人现在跟儿子一起居住，还有个20岁的孙子。"老人现在身体怎么样？""就是耳朵听不清楚，正常吃饭，身体没有什么毛病！也不用打针吃药。"老人的儿子看起来老实憨厚，用不怎么流利的普通话告诉我们。

　　林素英老人和儿子如今的生活虽不宽裕，但老人依然很乐观。一番寒暄之后，老人的话匣子就打开了。老人对我说，政府从没忘记他们："以前很艰苦，现在不知不觉就活到这么老。16岁嫁过来没有吃饱的日子，要去讨饭吃，还是填不饱一家人的肚子，一家人常常靠吃野菜来充饥。生活太辛苦了。

　　"虽然没有吃的，但是再怎么饿，我们也不会想去做贼，去做偷鸡摸狗的事情。现在生活好了，因为有好的政府，才能活到这么老啊！"老人继续倾诉着，仿佛已经把我当作一位老朋友。我紧紧握住老人的手，老人的手略显冰凉，这是一位在经历生活困难后依然保持内心善良的老人。生活虽然清贫，但是老人行得端，走得正，正是这种无愧伴随她走过岁月的沧桑。

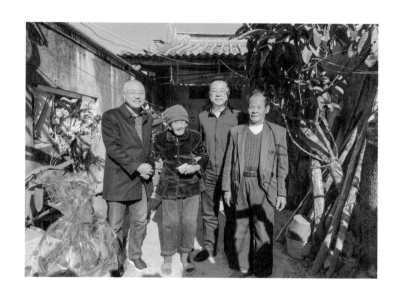

　　社区的人告诉我，政府对老人很照顾，每个月能拿社保。老人现在每个月还有400元的高龄补贴，每年也有一些别的补助，温饱早已不成问题，社区也经常关心百岁老人的生活起居。

　　临走的时候，我安慰老人："今天省、市、区、街道、社区的人都来看您了，您的生活会越过越好的！"我叮嘱社区的人要多关心、关注老人的生活。

老人小『资』卡	姓名：林素英
	性别：女
	出生年月：1918 年 4 月
	民族：汉族
	户口登记地：汕头市龙湖区

95　诀/国

生命诚可贵，爱情价更高。嫁一个比自己大近20岁的人，百岁老人回忆起来还有些羞涩。年轻时是个美人胚子，是为了国家命运，她嫁给一个地下党，因而转战各地，生命不断被赋予新的含义。

离开林素英老人家，我们来到碧桂园一个小区看望百岁老人杨瑞贞，她是汕头大学附属第一医院的退休干部。老人的住宅宽敞明亮，是我们已走访过的百岁老人中，居住和生活条件相对好的。进屋时，老人坐在轮椅里，正在阳台晒太阳，平静而优雅。

"老人家，我们向您问候，祝您身体健康！"我向老人送去慰问金并亲切地问候她，老人微笑着接过红包，不停地说感谢的话。

"老人家能说普通话吗？"我问老人。

"我母亲现在已经不太能说普通话了，但能听得懂，潮汕话没有问题。"老人最小的儿子告诉我们。

杨瑞贞老人有8个小孩，最小的儿子也已经60多岁了，已从企业退休，目前在家里照顾老人。一坐下来，谈起父亲母亲，儿子仿佛回到过去的岁月。"我母亲跟我父亲做地下工作。父亲20世纪20年代就参加革命，经常被追杀，为此就不停地到处跑，到处躲，母亲也跟着我父亲颠沛流离。母亲一生跟着父亲转战南北，当年我父亲被国民党反动派抓走的时候，是我母亲拿了很多钱去赎回来的。"

"当时一解放，很难找到依据，没有什么记录，我的父母亲是真正的无名英雄。"老人的儿子娓娓道来，不免有些激动，"我父亲后来成为汕头市政协副主席，生活条件逐渐变好。母亲是汕头医学院的离休干部，每个月1万多的离休工资。"

当我问起老人长寿的原因时，儿子表示并没有太注重饮食什么的。"母亲思想比较单纯，一生也没有做太多琐事。以前身体很好，这几年身体差了，但是母亲非常坚强，90岁的时候还在广州市的中山大学附属肿瘤医院做过乳腺癌手术，医院还把我母亲的病例作为典范。"

"大家来看我，我很开心！"老人感动地说。

"我父亲以前的处境很惨，不到30岁就离婚了，单身了七八年，近40岁的时候才跟我母亲再婚。我母亲是在我舅舅的介绍下，决定嫁给我父亲的。母亲那时才20多岁，当时在揭阳榕城也算是数一数二的大美女。"老人虽然已近百岁，但从她的一举一动、一颦一笑，我们依然可以看出老人年轻时候的风采。

"您知道您母亲嫁给您父亲最大的理由是什么吗？"听了老人的故事，我对这个问题很感兴趣。

这个问题显然由老人自己回答比较合适，儿子起身在母亲旁边重复了我的问题，她听完有点不好意思地告诉我们："我不是爱他的人，而是爱他为国家，当时相差近20岁，嫁给他，其实很害羞的。""在那个社会里，父亲没有钱。我母亲这么好的条件居然还愿意嫁给父亲。父亲也幸好有母亲的陪伴和照顾。"儿子很感慨地说。

"他们是革命伴侣啊，很有家国情怀。"我向老人竖起大拇指。

老人的儿子继续讲父亲的革命故事，讲母亲的身体情况，告诉我们他母亲的腿近年做了很多次手术，现在腿里面还有钢板，医院专门来老人家里采访，报道老人家这种坚强的意志和精神。

离开的时候，我叮嘱老人的儿子要好好照顾好老人。"您父母亲的故事真实感人，要把他们的故事留下来！"

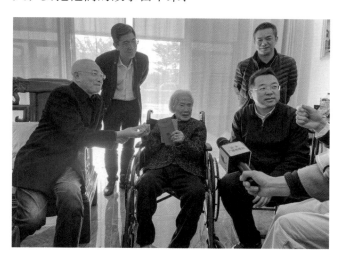

确实，百岁老人这代人，都经历过战乱，经历过政治运动的冲击，他们是生活中的强者。我想正是这种家国情怀，让百岁老人杨瑞贞历经沧桑磨难依然屹立不倒。

老人小『资』卡	姓名：杨瑞贞
	性别：女
	出生年月：1920 年 11 月
	民族：汉族
	户口登记地：汕头市龙湖区

96 诀/究

尽管贫寒，但是讲究饮食，精心生活，过精致人生，一样可以长寿百岁。考究讲究，追求质量，干净利落过日子，致敬生命的花好月圆。

我们来到百岁老人蔡玉琴的住处时，是她的大儿子出来开的门。蔡玉琴老人的大儿子正准备喂老人吃饭，显然我们的到来不是时候。我让她的大儿子继续喂老母亲吃饭，她的大儿子一再推却，既来之，则安之，我打算稍坐问候老人，尽快结束我们的访谈。

她的大儿子告诉我，母亲年事已高，但身体健朗，思维清晰。老人前段时间摔了一跤，现在只能卧床。不过她身体很好，不用吃药，也不用打针。老人有三个儿子和一个女儿，年轻的时候居住在潮南司马浦镇，1959年一家人搬来汕头居住，算起来在汕头已经住了60多年了。

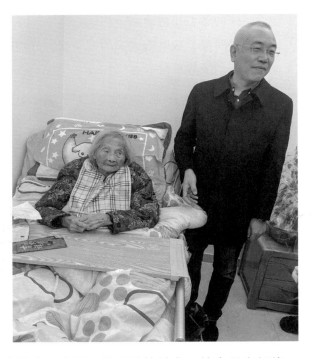

当我问起老人能够长寿百岁的秘诀时，她的大儿子想了想，告诉我："心态好吧，母亲是一个善良的人。吃东西方面，我母亲还是比较讲究的，吃多也不好，吃少也不好，一般每顿就吃半碗饭或一碗粥，从不暴饮暴食，饮食很有规律。她特别讲究饮食卫生，腐烂变质的食品不吃，生冷和过于肥腻的食品也不吃。"

老人看上去有点消瘦，但精神还不错。"胃口好，血压不高，就是骨头比较脆，今年夏天的时候还自己去小区散步。"除了生活上比较讲究，老人随和的性情也是长寿的秘诀之一。据了解，老人几乎没有发过脾气，从来都是乐观平和的。

我注意到她的大儿子给老人准备的粥里面有剁得很细的肉末。她的大儿子说："肉末比较容易消化吸收，老人也喜欢吃，一次可以吃一碗粥。"可见老人还坚持着对生活品质的追求。

为不打扰老人吃饭，我向老人告辞，祝愿老人健康长寿、福如东海。老人在床上还不忘叮嘱儿子要泡茶招待客人。

老人小『资』卡	姓名：蔡玉琴
	性别：女
	出生年月：1919 年 11 月
	民族：汉族
	户口登记地：汕头市龙湖区

究	暖	潮	辣	三	顺	乐	芳	淡	慈
好	淡	拳	依	酒	连	国	情	方	戒
茶	睦	态	汤	基	种	炼	走	自	束
奶	暖	巧	乐	粗	便	纯	睡	贵	立

97 诀/暖

暖暖的人生，极富生命力。小时候，卖冰棍补贴家用，暖心。对来的客人招呼拉手，照顾到不同的人。一生一世，寄予暖，命可长。

佘碧音老人满头银发，五官清秀，看起来小巧又精神，坐在沙发椅上笑盈盈地等候我们的到来。老人头脑清楚，就是耳朵听不清，与老人交流需要在老人耳朵旁大声说话。

她儿子告诉我们，老人一生十分坎坷，小时候生活艰苦，婚后20多年就守了寡。"1965年我父亲就去世了，我是1954年出生的，那时我才11岁。我父亲去世后，我母亲一个人撑起这个家，受了几十年的苦。为了维持生计，我母亲还去我工作的服务公司卖冰棍，那时冰棍卖一个才赚8分钱，是血汗钱啊，还要自己去取货。那时我母亲一边卖冰棍，还要一边带三四岁的孙女。"为了抚养子女，老人一个人又当爹又当妈，终于艰难地把孩子们抚养成人，其中的艰辛只有经历过的人才能体会。

听我们说起这段往事，佘碧音老人已经很坦然。"现在孩子们都孝顺啊，我也过上好日子喽。"老人听我们聊天，欣慰地说。

说起老人的饮食，她儿子告诉我们，平时都没有刻意地去追求养生健身，家里有什么就吃什么，荤的素的都吃。目前老人早上吃粥，加一个鸡蛋，中午吃干面，没有牙齿了，但还喜欢吃肉。

"奶奶很喜欢吃卤水鹅翅膀，她没有牙齿，我们就把肉取下来，让她吃鹅翅膀吮味。"站在一旁的孙女跟我们说。

她儿子告诉我们："母亲还记得自己的年龄，前两天还打电话给亲戚，说她过两天就104岁了。"老人1918年出生，104岁是虚岁。

正在聊天的时候，老人注意到我身边的双市

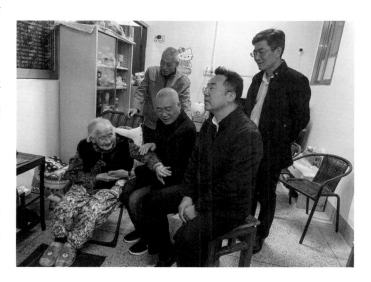

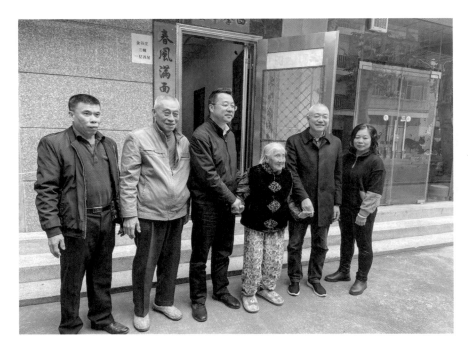

长，伸出手也把双市长的手紧紧握在自己手里，老人小小的一个举动令在场的人赞叹不已。"知道照顾人，暖心！"我向老人点赞。

"大家都平安，新年都平安，马上新年了，大家一定要平安。"老人祝福我们。

人生一辈子总会遇到点难处、遇到点波折，遇到了都会难过、都会头痛，但坏心情一定不能过夜，睡一觉就是新的一天。佘碧音老人在得到晚辈体贴照顾的同时，自己也有一颗善待他人、关心温暖他人的心，所以过得舒心，方能长寿。

老人小『资』卡	姓名：佘碧音
	性别：女
	出生年月：1918 年 10 月
	民族：汉族
	户口登记地：汕头市龙湖区

98 诀/潮

百寿之诀 潮

汕头市龙湖区欧上永新街

二〇二〇年十二月三十一日

百岁老人上抖音，是潮。她叫潮汕奶奶，粉丝上千万。每天喝咖啡，饮酒，过优雅人生。

车停在马路边一家卖茶叶的商铺，门口一位老人坐在轮椅上，头戴红色毛线帽子，手里捧着热水袋，正在惬意地晒太阳，这就是我今天要拜访的百岁老人杨剑孜婆婆。

据了解，杨剑孜老人的父亲是药店的药剂师，她自己也在药店里帮忙拿药。老人有6个儿子，如今也是儿孙满堂，过着幸福的晚年生活。对于我们的到来，杨剑孜老人似乎很平静，不过她女儿告诉我们，知道今天领导要过来探望她，老人很开心，很早就起床了，收拾整齐就在这里晒太阳，等待我们的到来。

杨剑孜老人目前的身体还不错，但耳背比较严重。她孙女告诉我们，奶奶有自己的抖音号，叫潮汕奶奶，粉丝有900多万，点赞更是高达几千万。抖音上，老人吃榴莲，吃螃蟹，还吃雪糕。抖音上的杨剑孜老人能吃会吃，依旧神采奕奕、精神抖擞，看起来跟80岁上下的老人一般。

抖音上，网友看到奶奶吃东西的可爱样子，纷纷在评论区评论："奶奶太可爱了，希望我家奶奶也能像奶奶一样，身体健康，长命百岁""奶奶胃口好"……

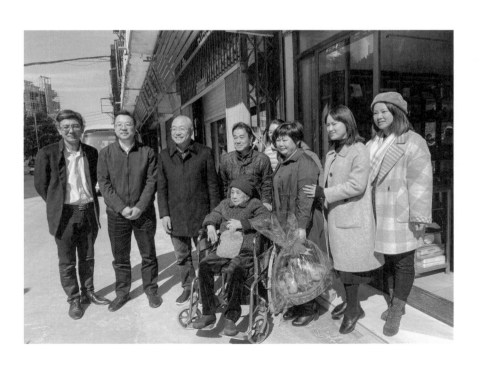

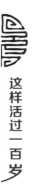

说起老人的饮食习惯，她女儿告诉我们，老人还喜欢喝咖啡和喝酒。夏天喝啤酒，冬天喝白酒或洋酒，一次能喝一罐啤酒。平时吃饭不多，喜欢吃菜吃肉。"有一次，奶奶还晚上起来，偷喝冰箱的可乐。"她孙女笑呵呵地说。我们都被老人的行为逗乐了。

大家都很好奇，老人吃食物这么不讲究，难道这就是她长寿的秘诀吗？其实，老人的长寿秘诀还在于心态特别好，有一颗不老的心。

我们习惯于认为年轻人是朝气蓬勃的，老年人是暮气沉沉的。但眼前年逾百岁的杨剑孜老人一点都不输给年轻人，老人依然保持着生活的热情，对生活充满了好奇和期待，正是这种热情与期待让老人长命百岁吧。

老人小『资』卡	姓名：杨剑孜
	性别：女
	出生年月：1920 年 2 月
	民族：汉族
	户口登记地：汕头市龙湖区

虔	太	本	忆			欢	慢	粗	趣
豪	碌	身	境			适	喜	献	师
体	豁	梦	和			纯	睡	贵	立
棋	乐	依	爱			舍	绣	艺	俭

99 诀/辣

从小吃辣，当下百岁依然吃辣，生活不能没有辣。父亲告诉她要低头做人，但吃了近百年辣椒的她，也许辣椒精神正是她的长寿之诀。

百寿之诀　辣

汕头市龙湖区金谷园

二○二○年十二月三十一日

李惜英老人是我在汕头拜访的最后一位百岁老人。老人思维敏捷，口齿伶俐，过去的事情，诸如时间、地点、人物姓名以及亲人的生日，她都记得一清二楚。我们请她谈谈长寿的经验。她似乎从来就没有思考过这个问题，只是淡然一笑说："我也不晓得自己是如何能活到这把年纪的。"

一旁的二儿子说："我来说吧，老人什么都吃，最喜欢吃辣椒，吃了一辈子。喜欢吃辣椒酱、胡椒酱，无辣不欢。"

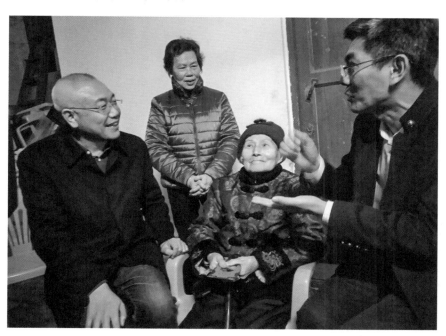

当我问老人现在还吃辣椒吗，老人很爽快地告诉我："每顿饭都得吃，越辣越喜欢，辣椒和胡椒粉我都喜欢吃，不辣我不喜欢。"老人平时还经常去旁边的寺庙拜佛。

聊起以前的生活时，老人打开了话匣子，跟我们讲以前的生活很苦，温饱都成问题，甚至从地上捡菜叶吃；现在生活这么好，真是越想越开心，越想越觉得活到今天值得。

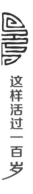

李惜英老人告诉我们，她父亲从小对她很严厉，小时候就要她低头走路。"小时候读书不多，我不懂高深的道理，没什么文化，不会说话，礼数不周，祝愿大家身体健康！"老人谦虚地说。现在老人的愿望就是想多活几年。"现在党的政策好了，我每个月都有钱，孙子也希望我长寿，长大了可以来照顾我。"老人说着开心地笑了。

李惜英百岁老人虽年龄过百，但依然保持对生活的热爱和热情，如同她喜欢吃辣一样，生活平淡但不失滋味，日子依然过得有滋有味，所以能长寿百岁。

老人小『资』卡	姓名：李惜英
	性别：女
	出生年月：1920 年 4 月
	民族：汉族
	户口登记地：汕头市龙湖区

本 忆 伴 连 欢 慢

走 自 束 穷 预 杂

依 爱 福 育 舍 绣

100 诀/三

瘦肉、粉肠、猪肝，是客家人的"三及第"，也是"猪三宝"。现在过了百岁，老人家还坚持吃"三及第"，肤色白，头脑灵。

告别不易的2020年，迈入崭新的2021年，我没有停下脚步，继续探访百岁老人。今天是阳历新年的第二天，我在吴晓晖常务副市长的陪同下，前往梅州蕉岭县拜访第100位百岁老人。蕉岭县是世界长寿之乡之一，我把第100位百岁老人的探访放在蕉岭，意义更显重要。驱车从梅城出发，沿高速行驶一个小时左右，就来到石窟河上游的长潭镇。

来到103岁的徐福招老人家里时，老人家正在自家院子里晒太阳，虽然头发已经花白，但精气神可不差。我们坐在老人家的院子里听老人的儿孙们介绍老人的经历。村里的大人小孩在我们的周围挤成一堵厚厚的人墙，大家都对百岁老人的经历感兴趣。

徐福招老人育有4子3女，共7个子女，最年长的今年80岁，最小的女儿也有63岁了。现如今，大家庭已经壮大到了64人。到了周末，在外的子孙有空的都回家看老人；到了年节，60多个子孙更是从各地回来跟老人团聚。其

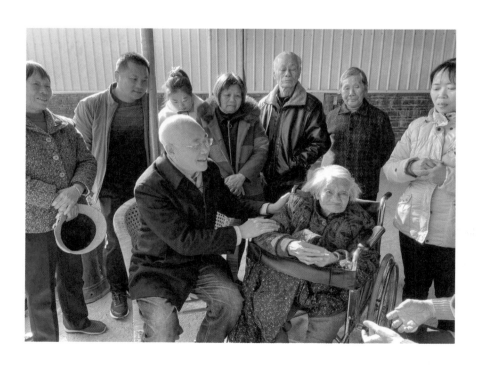

中，老人的玄孙已经有三四岁了，五代同堂，其乐融融。

当问起老人家为何这么长寿时，孙媳妇何招英告诉我，老人长寿一方面得益于蕉岭的环境好、水好、空气好、人也好，再加上老人勤劳了一辈子，没事也爱动动身体，做做家务。此外，还跟老人的饮食习惯有关。老人年轻时，物资匮乏，过了不少苦日子，到了晚年她几乎不挑食，家里种的青菜、水果，养的鸡、鸭都是她的最爱。不过，还有一个养生之道，也是老人的长寿秘籍，这就是：天气转凉后，老人最爱娘酒鸡和"蕉岭三及第"。

所谓的"蕉岭三及第"，是将猪肝、瘦肉、猪肚三种食材比作"三及第"。将"三及第"配上枸杞叶、咸菜等辅料，再加上几滴酒糟，便做成了味道鲜美、营养丰富的三及第汤。"美味又有营养！"早餐就品尝过的"三及第"，给我留下深刻印象。

"早上有空时，我们会陪她去河边散步，晚上有空的时候也会带她去，让她晒太阳，呼吸新鲜空气。"孙媳妇娓娓道来，流露出对老人的关心与爱护。

蕉岭县县长告诉我，蕉岭县长潭镇有2万多人，其中，90岁以上的老人家有160多位，80～90岁的有600多位，其中百岁老人有7位。

漫步在绿水青山之间，呼吸着清新的空气。蕉岭生态环境好，森林覆盖率高达80%，可以说是山好、水好、人长寿，蕉岭的世界长寿之乡荣誉称号，名副其实！

老人小『资』卡	姓名：徐福招
	性别：女
	出生年月：1917 年 7 月
	民族：汉族
	户口登记地：梅州市蕉岭县

杂睡　　预束　　喜动

101 诀/酒

百寿之诀 酒

二〇二二年一月二日

梅州市蕉岭县长潭镇神岗村

酒，可活血，尤其药酒，可益寿。这位阿婆，从小就喝酒，每天除了早上，午、晚餐均喝半小杯，连杯子都喝出酒垢了。

天气放晴，但寒气袭人，来到蔡碧玉老人的家时，老人正一步一步从客厅走到自家的院子，老人可以自己走，不过需要借助助行器。当看到老人要跨过门槛时，我眼疾手快就要上前扶老人家。"我阿婆不用扶，她现在好多生活上的事情都是自己做，不让我们儿孙代劳。"老人的孙媳妇告诉我。老人很娴熟地跨过门槛。

我和老人一起坐在院子，与站在一旁的孙媳妇开始闲聊。"老人有什么饮食习惯吗？"我问孙媳妇。

"她喜欢喝酒，从小就喜欢喝酒，每餐饭之前都要喝小半杯。"孙媳妇用手比画着酒杯大小。

孙媳妇回房间拿出老人装酒的酒瓶给我们看，还把老人平时喝酒用的酒杯也给我们看，是一个用了相当长时间的酒杯，已经有酒垢了。之前拜访的几位百岁老人

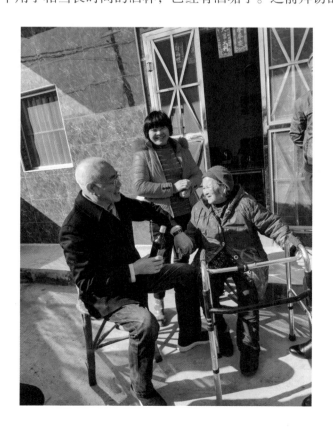

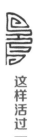

表明，很多百岁老人喜欢饮酒，他们平均每天饮用白酒少则二三两，多则四五两，且都是廉价、低档酒。

我们坐在老人的院子里听老人的儿孙们介绍老人的经历。"阿婆是从揭阳那边嫁过来的，丈夫是聋哑人，刚嫁过来的时候，她丈夫怕她逃走，经常把刀放在一旁吓唬她。"听到老人的经历，我不禁为老人的坚强所折服，老人的内心是强大的。

在老人历经沧桑的面容上，我可以看出老人对过去的生活不堪回首，但同时也看到了生活的希望。也许喝酒，一方面发挥了强身壮体的作用，另一方面也是老人的一个寄托。

在走访百位百岁老人的日子里，我每天都在面对形形色色的生命奇迹。百岁老人们在用他们的奇迹展示着他们是生活和生命中最顽强的一群人，作为一个平凡的普通人，他们用最不起眼的方式，在不知不觉中，走到了最极端、最可望而不可即的高度。

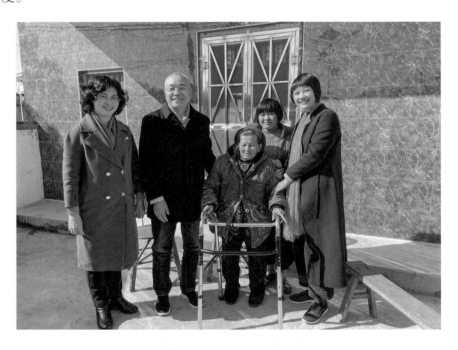

老人小『资』卡	姓名：蔡碧玉
	性别：女
	出生年月：1919 年 12 月
	民族：汉族
	户口登记地：梅州市蕉岭县

102 诀/早

百寿之诀 早

二〇二二年一月二日

梅州市蕉岭县长潭镇堑垣村

早起早睡，活命百岁。老人晚上六七点上床，早上六七点起床，每天还喝点自酿白酒，泡点绿茶，赢取人生。

离开蔡碧玉老人的家，我们来到堑垣村一个大院，在院子的正中央，一位穿戴整齐的老人端端正正坐在轮椅上，腿上盖着一件红色的棉袄，这就是我今天要拜访的百岁老人黄群秀。

黄群秀老人有3个儿子，目前和大儿子一家同住，生活相对规律。据老人儿子介绍，老人一辈子都保持着勤劳、朴素的生活习惯。她的饮食、作息十分规律，数十年如一日，早睡早起。每晚六七时准时入睡，次日早上六七时按时起床。

谈起老人的饮食习惯，老人儿子告诉我们，老人三餐规律，每顿一碗饭，喜食鱼及肉，不喜蔬菜。兴致起来了，偶尔还会喝点自酿白酒，生活甚是惬意。

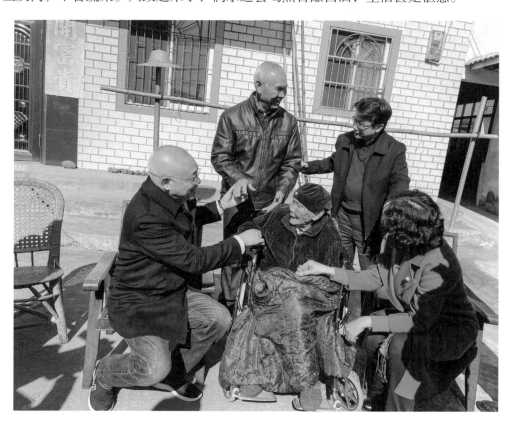

谈话中，我们还得知黄群秀老人的老伴40多岁的时候就去世了，老人一个人含辛茹苦把子女拉扯大，守寡60多年，辛苦操劳一辈子。"母亲很能吃苦。"这是儿

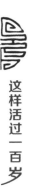

子对母亲的评价。一旁的黄群秀老人不喜欢说话，只是默默地听我们聊天，在我们的问长问短中她始终保持平静的表情。

　　一年有四季，四季有节律，人体的阴阳消长与其相应，也有明显的节律。如春天万物复苏，人的生活有规律，作息好，身体自然也会好。黄群秀老人的长寿跟自身的规律生活应该有很大的关系。

老人小『资』卡	姓名：黄群秀
	性别：女
	出生年月：1919 年 12 月
	民族：汉族
	户口登记地：梅州市蕉岭县

虔		本	忆		连	欢		粗	趣
豪		身	境		气	适		献	师
种		走	自		穷	预		珑	聪
体		梦	和		便	纯		贵	立
棋		依	爱		育	舍		艺	俭

103 诀/进

精进常勤,既是人生态度,也是养生之道。站着迎客,唱上山歌,嫁人不需媒,上山种地,样样可劳作,巾帼不让须眉,笑送村口。

来到赖玉凤老人的家,乍一看完全无法将她和百岁老人相联系。老人脸色红润,连老年斑都不明显,而且一直是和蔼可亲、笑容可掬。眼前的老人精神矍铄,身板挺直,声音洪亮,看起来就像八九十岁的老人,见到有人来看望她,老人很开心,跟我们聊起家常。

"这哪像百岁老人啊,头发都还是黑的。"同行的人不由得发出感叹。老人的家人拿出身份证,上面赫然写着1919年7月。

老人的儿媳妇介绍,婆婆不仅生活能自理,只要是力所能及的事情,她都要亲手做,"是个闲不住的人"。老人生活作息规律,早睡早起,清淡饮食,喜欢吃素,大多数的菜都是自己家里栽种,还喜欢养老鼠兔。

据介绍,赖玉凤老人乐观开朗,与人相处十分随和,从未与人吵过一句嘴,而且老人喜欢唱山歌,心情好的时候就唱山歌。

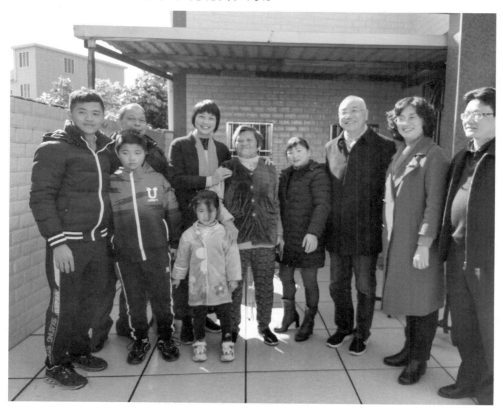

大家都希望老人唱一唱，老人有点羞涩不好意思，在我们再三鼓励下，老人清了清嗓子，唱起了山歌，声音还很洪亮。山歌的内容大概是男女青年自由恋爱，不用媒人介绍也能成亲。"您也是自由恋爱吗？"我开玩笑地问，老人笑呵呵。

当我们走出村子上了车，车开出有20米的时候，才发现，101岁的赖玉凤老人，在后面跟着走到村口送我们了，两个孙子紧跟在她身边。那情景就像我国风俗年画中的寿星与仙童。这幅活动的向我们走来的画卷，深深地打动了我们，我急忙将照相机镜头对准了她和孙子，遗憾的是，车开得太快了，没有拍下这感人的一幕。

老人小『资』卡	姓名：赖玉凤
	性别：女
	出生年月：1919 年 7 月
	民族：汉族
	户口登记地：梅州市蕉岭县

	兵	苦	懒	开	灿	鱼		
豪	碌	身	境	硬	气	适	喜	献	师
种	炼	走	自	束	穷	预	杂	珑	聪
	梦	和	动	便	纯	睡		
	依	爱	福	育	舍	绣		

104 诀/护

心地好，心态好，自我保护好，是这个老人的长寿秘诀。老人常常会提醒子女，做任何事情都不要过度，注意安全，保护生命。

离开世界寿乡蕉岭县，在中午参观完丘成桐国际会议中心，下午我继续前往梅县区探望百岁老人。下了车，走过几条小路和巷子，就来到潘果妹老人住的房子。这是一个十分幽静

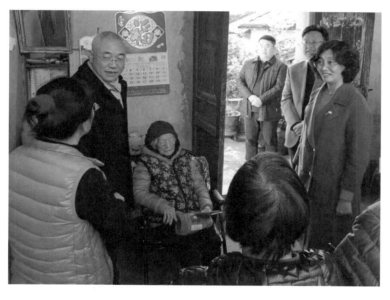

的小村庄，老人的家是一座平房，有些破旧，但墙干净整洁。房前有一口水井，房屋右边是一片高大苍劲的青松林。

潘果妹老人育有一子，现在与儿子住在一起。儿子告诉我们，老人身体好，体质也好，

吃东西不讲究，什么都能吃，冰激凌、水果等都能吃。"我们这里是乡下，村子里百岁老人很多，在我家附近就有几位98岁的老人，因为这里的水好、空气好。当然还有领导的关心，现在政府对老人真的很关心！"儿子笑呵呵地说。

谈话间，儿子表示老人的脑子一直很好使，小辈来给老人过生日，侄女侄女婿的名字老人都记得住。家里买点菜，跟老人说这菜多少钱一斤，老人还能算出来花了多少钱。

儿子告诉我们，逢年过节他都会带老母亲串门走亲戚，有时还开车带母亲去附近转转走走，让她多看看外面的世界。我们都为百岁老人有如此关心体贴照顾她的儿子感到高兴。

潘果妹老人对儿孙辈的教育很关心，经常教育儿孙辈要像他们老一代一样脚踏实地、兢兢业业地过日子，要注意安全，不要冒险做事情。"要想我们更长寿，他们必须安心过日子。"这是百岁老人的心愿。

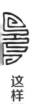

百岁老人发自肺腑的每一句话，都是生命酿造出来的原浆。不需要讲道理，乖乖听着就好。有一句话触动了心弦，就是我们的福分。

老人小『资』卡	姓名：潘果妹
	性别：女
	出生年月：1918 年 3 月
	民族：汉族
	户口登记地：梅州市梅县区

105 诀/葆

保持本色，永葆党性青春，热爱生活，言语之间见到了一个有着50多年党龄老人的人生态度。

在南口镇仙湖村，有位百岁老人叫钟四妹，是一位老共产党员，她加入中国共产党已经50多年了。

已经100岁高龄的钟四妹前来迎接我们，老人看上去身体硬朗，状况依旧良好。见到我们，老人显得格外高兴。老人的儿子也十分感动，一再表示："感谢党和政府的关心和问候！"

钟四妹老人有3个儿子两个女儿，现与儿媳罗小芬居住在仙湖村，婆媳相处融

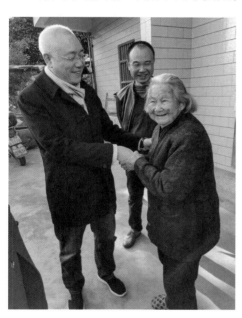

洽，一家和和睦睦。老人身体健康，思维敏捷，乐观开朗，胃口也很好。入党至今，钟四妹见证了党和国家前行的历史，用自身行动实践着当初在党旗下的誓言，在言传身教中影响子子孙孙。"老人思想觉悟高，很积极，现在还经常参加我们的党员活动，指导我们工作。"村支书笑呵呵地说。

聊天中，钟四妹老人谈笑风生，一直笑呵呵，老人的乐观开朗非常有感染力，与百岁老人聊天，可以感受到整个天地都是宽的。钟四妹老人不忘初心、永葆党员本色的精神令人感动，是老人对党的初心、对生活的热爱让她长命百岁。

老人小『资』卡	姓名：钟四妹
	性别：女
	出生年月：1920 年 11 月
	民族：汉族
	户口登记地：梅州市梅县区

106 诀/定

有规律地生活，定时饮食，持之以恒，健康生活，加之以青山碧水，固然延寿长命。

离开钟四妹老人的家，我们来到105岁的罗翠荣老人的家。老人住在自家盖的三层楼房里，满头白发，但是发量还比较多，且整整齐齐，她正在屋内慢慢地踱步闲逛。

老人儿子告诉我，从开始记事以来，妈妈就是一个闲不下来的人，直到90多岁的时候都还在做农活，在家里忙前忙后。"烧火、招呼客人、洗碗都能做。"老人目前儿孙满堂，已经是五代同堂了。

虽然已经105岁，罗翠荣老人的身子骨看起来仍然显得硬朗。当问起老人的长寿秘诀时，儿子表示，妈妈并没有什么特别的生活习惯，就是平日喜爱吃肥肉，晚餐要喝一点自家泡的药酒，再就是老人的心态比较豁达，喜欢热闹。

罗翠荣老人丈夫去世得早，家中5个子女全靠老人一手拉扯养大，生活得非常艰辛，但是老人并没有唉声叹气，而是积极地面对生活。

曾经嗷嗷待哺的5个子女如今也已经为人父、人母，虽然身体因为时光的流逝而逐渐老去，但是老人勤劳、豁达的可贵品质没有因为时间的改变而变质。

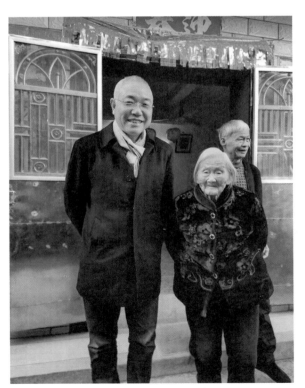

临走的时候，老人双手放在后面，气定神闲地站着。我也学老人的样子摆出姿势，留下我与老人难忘的合影。有定心的老人明白，人活一世，草木一秋，既然没有不败的花、不枯的草，人又怎能例外？百岁老人的定心在于他们用生命的智慧悟出，生命之花的开与败是不以人的意志为转移的。祝福老人，希望老人在未来的生活中万事如意，幸福安康。

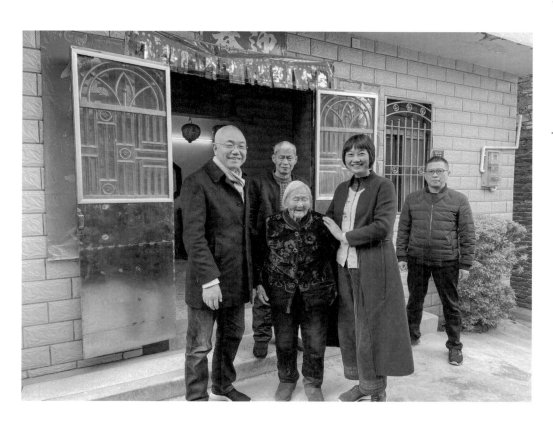

老人小『资』卡	姓名：罗翠荣
	性别：女
	出生年月：1915 年 8 月
	民族：汉族
	户口登记地：梅州市梅县区

和
苦懒
爱
律孝
汤粗
睡师
暖潮
绣聪

107　诀／粥

以粥养生，一喝十年。百岁老人，从92岁开始至今，每天每餐均喝粥，以此养生，延年益寿。

去见住在南口镇龙塘村100岁的许伟元老人时，我们这一行的心情都有些激动，因为这是为数不多的男性百岁老人之一。来到许伟元老人的家时，我们得知，老人的孙子知道今天有人来探望爷爷，昨天特意从广州驱车4个多小时赶回梅县。

许伟元老人比较瘦，双腿也没有什么力气，在众人的搀扶下老人慢慢地坐在椅子上。眼前的许伟元老人，精神、心态包括身体都因一种彻底的超越，显得祥和而平静。

许伟元老人年轻的时候在炊事班工作，1974年退休，已经退休40多年了。问起老人的饮食习惯时，儿子表示老人90岁前吃东西也没有什么讲究，"不过从90岁开始，我父亲就只喝粥，到现在10多年了，身体还比较硬朗，没有什么病痛"。许伟元老人一直很安静，只是静静地坐着，听我们聊天。

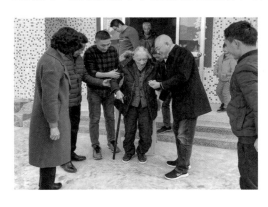

儿子告诉我们，老人心态平和，为人厚道，从不与人计较，一生也没有什么脾气，比较平和，这大概也是老人能够长寿的原因。

此时已经是下午5点多，太阳准备下山，并有阵阵凉风，为免老人着凉受寒，我没有停留太久就告别老人。祝愿老人永远健康快乐！

在这样一个阳光明媚的下午，静静聆听百岁老人的人生哲学和智慧。星河无痕，天光且往，探索生命，活出真我，这大概是人类永恒的追求。

老人小『资』卡	姓名：许伟元
	性别：男
	出生年月：1919 年 1 月
	民族：汉族
	户口登记地：梅州市梅县区

108 诀/净

爱干净，佳生命。一位跨越三个时代的老寿星，从清末、民国到共产党建立的新社会，从农村到城市，一直保持干净整洁有序的习惯，无论生活多么艰难，始终保持干净之风，心态净，脸面净，活得干干净净。

111岁的李可珍百岁老人，是百岁老人中为数不多超过110岁的，也是我在梅州拜访的百岁老人中最年长的长者，一位经历清末、民国到中华人民共和国的百岁老人。

李可珍老人精神矍铄、十分热情，看不出来已经110多岁。老人一见到我们，就说道："我不认识你们，不知道怎么称呼你们，别见怪啊！"

据了解，李可珍老人年轻的时候在乡下种田，一辈子辛劳。为了更好照顾老人，老人儿子把她从乡下接到城里，老人现在住在城里的小区已近10

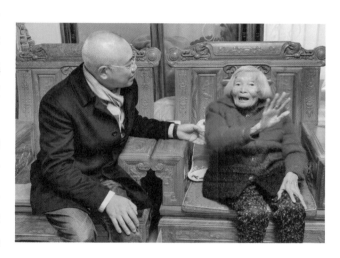

年，前几年身体还很好，每天都要去散步，还嫌小区太小，每天都要去附近的公园散步。

说起长寿的秘诀，老人说没有其他的，就是爱干净，每天都要洗澡。生活能自

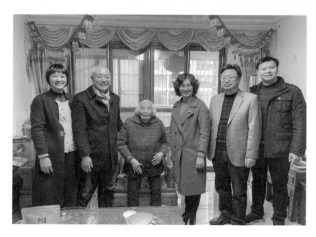

理时，每天晚上睡觉前，都把自己洗得干干净净，从不让别人插手。老人这个习惯至少保持50年。老人能做家务时，每天都要将家中打扫得干干净净，在她的影响下，子孙也爱干净；饮食卫生也很注意，从不吃变质、不干净的东西。

聊天的时候，老人话很多，

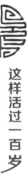

说得最多的就是年轻的时候家里穷，还经常被人欺负，以前的生活很苦。"现在不用吃苦了！现在的日子好啦！"我们都安慰老人。

老人小『资』卡	姓名：李可珍
	性别：女
	出生年月：1909 年 9 月
	民族：汉族
	户口登记地：梅州市梅县区

109 诀/绿

绿色，生命之本色。面对大自然，这个老人展示出不屈的生命力，年轻时当生产队队长；年老时颐养天年，每天喝绿茶，给予生命绿色元素。

见到百岁老人刘绍娣时，老人给我的印象是灵巧清秀。她头戴红色帽子，身旁放着拐杖，还能依靠拐杖走路。因为天气冷，老人胸前挂着一个红色热水袋，显得很喜庆。

刘绍娣老人育有8个子女，有两个儿子6个女儿，现在与孙子一家住在一起，家庭和睦。问起老人的饮食习惯，老人的女儿告诉我："老人身体好，视力好，就是耳朵比较背，平时什么都吃，吃肉为主，最喜欢喝绿茶。"

据了解，老人年轻的时候身强力壮，精明能干，担任过生产队队长，里里外外一把手，把家里打理得井井有条。

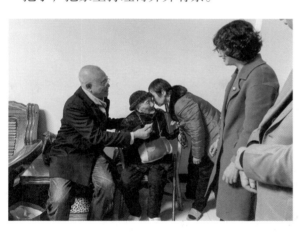

刘绍娣老人见到家里一下子来了这么多人，有点不习惯也有点兴奋。在谈话中，老人误以为是亲戚过来串门就问："哪个亲戚啊？是谁啊？"我们为老人的纯真哈哈大笑。临走的时候，老人还拉住我的手，不停地问我是谁。

在老人的家虽然逗留时间不长，但一直都是笑语不断。这是一位幸福的老人，他们一家的生活，虽然平淡无奇，但他们平淡生活中透出的和谐、真情、质朴，让我们很受感动。

老人小『资』卡	姓名：刘绍娣
	性别：女
	出生年月：1919 年 11 月
	民族：汉族
	户口登记地：梅州市梅县区

110 诀/烟

人间烟火，活到百岁，少不了烟酒茶。看到这位百岁老人，摸她的茶杯还是热的；看她的烟管，还有带嘴头的香烟；望见的酒杯还有可见的酒垢。家人说，每天她都烟酒茶，一个不少，随性随便随风。真是一个伟大的母亲，还有一个参加自卫反击战的英雄儿子。

离开梅州，我继续前往河源，计划上午拜访6位百岁老人，下午再前往惠州拜访5位百岁老人。来到红星社区一家商铺，104岁的百岁老人游犬妹与儿子居住在一起。

游犬妹百岁老人有6个子女，3个儿子3个女儿，目前跟小儿子生活。儿子照顾她的日常生活，老人生活基本可以自理，耳朵有点背，但腿脚不便利，走不了。

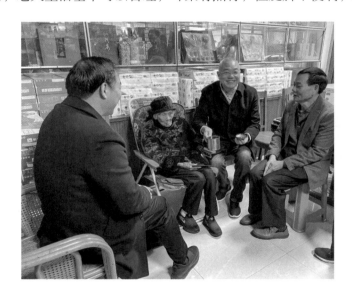

几句话下来，我们得知儿子参加过对越自卫反击战。对于儿子参战的事情，母亲并不知情。"就算知道了，母亲也会支持的，她一直都不太干预我们的事情。"儿子告诉我们。

谈起老人的生活习惯，儿子告诉我们，老人每天都烟酒茶，一个不少。我摸她的茶杯还是热的；看她的烟管，还有带嘴头的香烟；望见的酒杯还有可见的酒垢。"喜欢喝酒、吃肉，老人不喝白开水的。"儿子说道。

都说抽烟喝酒损害身体健康，可老人从14岁就开始抽烟，抽了一辈子烟。每天还要喝点小酒，但很节制，多一点不喝，少一点不行。"酒是药酒，泡着人参、灵芝等中药材。"儿子觉得，虽然老人爱喝酒，但因为酒里泡着很多对身体有益的药材，可能是老人长寿的一个原因。

老人小『资』卡	姓名：游犬妹
	性别：女
	出生年月：1918 年 12 月
	民族：汉族
	户口登记地：河源市源城区

111 诀/小

童趣，随性，保持天真可爱，不失为长寿之因。老人家一天睡四次，早上吃完饭喂鸡，看下蛋，收拾干净鸡场；晚上，看儿童动画片，至11点。

离开游犬妹老人的家，驱车不到20分钟，我们便来到新江三路104岁老人朱彩荣的家。

朱彩荣老人只生了一个女儿，现在跟女儿女婿生活，耳朵有点背。见到老人时，眼前的百岁老人有点老顽童的感觉。女婿告诉我们，老人一天要睡四次觉：早上起床吃饭后散散步就睡觉，睡醒了喂喂鸡，看看母鸡有没有下蛋；中午吃完饭睡个午觉，下午睡醒散散步、打扫鸡场；晚上六七点的时候再补一觉，睡醒了就看动画片，一直看到11点才睡觉。

"都看些什么电视啊？"我们都为老人的生活习惯好奇。"老人主要看儿童动画片。"女儿告诉我们。我们听后都哈哈大笑。

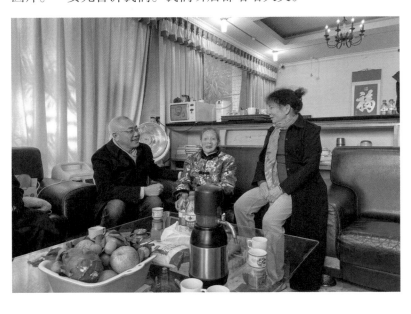

"童心未泯！"我向老人竖起大拇指。相较年轻时的严于律己，晚年的老人生活很随性，想吃就吃，想睡就睡。儿孙们围绕着老人，住在一起，老人每天都能含饴弄孙。也许这些都是老人百岁的秘密。

都说老人是老小孩，此话一点不假，电视让老人不用出门，坐在家里舒舒服服地就能看到各种各样新奇的事物。这对永远存着一颗童心的已经103岁的朱彩荣老人来说，真是最大的幸事。谁说伴着年龄的增长我们在不断地失去梦幻与童真？面对朱彩荣老人，我可以说，梦幻、童真从来都不曾离开我们，即使你已苍老，它仍然紧紧地伴随着你。

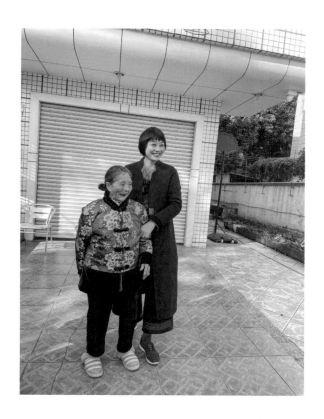

老人小『资』卡	姓名：朱彩荣
	性别：女
	出生年月：1917 年 7 月
	民族：汉族
	户口登记地：河源市源城区

淡 拳 国 好 温
酒 旱 葆 进 护
小 寨 诉 觉 慈

112　诀/寡

一生未娶，清寡人生。参加过东江纵队，又回到农村。跟随侄儿大半生，一直是个"五保户"，感恩党和政府一辈子。

肖何先是一位特殊的百岁老人，但凡百岁老人，想到的都是儿孙满堂，四代或五代同堂，享受天伦之乐。但肖何先老人终身没有结婚，膝下没有子女，而且还是个"五保户"，属于"三无"人员。

幸运的是，老人有一位好侄子，30年来一直精心照顾他。肖何先老人看起来高高瘦瘦，身体仍然较为硬朗，喜欢讲话，吐字清楚，思维清晰，记忆力强。"侄子照顾得比较好，身体不好会带老人去看病。"社区的人对老人的生活熟悉了解，向我们介绍老人的情况。

说起侄子，老人也非常感激："侄子对我很好，以前的生活很苦，吃不饱穿不暖，现在什么都有了。"老人对侄子也是赞不绝口。

谈起老人的生活习惯，侄子介绍，老人生活朴素，吃东西比较讲究，不吃油炸东西，喜欢吃素，抽烟但不喝酒。因为抽烟，老人的指甲已经被烟熏得发黑。

社区的人告诉我们，老人目前已经申请了百岁老人津贴。去年老人农历生日的时候，给老人摆了寿酒20桌，祝寿简朴而热烈，大家一起唱着生日歌为百岁"五保"老人祝寿，老人非常开心。

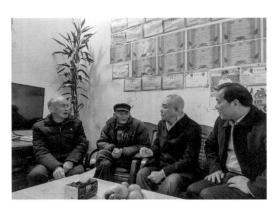

活得长命的前提是活得开心，开心就是要想得开，把心胸打开，让自己从不开心中走出来。我想肖何先老人能够长寿，在于他能享受孤独并笑对人生吧。

老人小『资』卡	姓名：肖何先
	性别：男
	出生年月：1920 年 12 月
	民族：汉族
	户口登记地：河源市源城区

113 诀/觉

双目失明，靠感觉生活着。老人坐姿端庄，很健谈，很有精气神，不像看不见，感觉人生很不一般，子孙后代孝心加耐心，让百岁延绵。

江亚先百岁老人也住在新江三路，2020年2月刚满100周岁，老人近两年眼睛已经看不见，只靠着光感生活。

见到江亚先老人，老人坐在沙发上，坐姿端庄，笑眯眯的，眼睛看起来也会笑的样子，一点都不像看不见，很有精气神。"很感谢你们这么关心老人。"这是江亚先老人见到我说的第一句话，老人声音虽然不大，但是比较清晰。

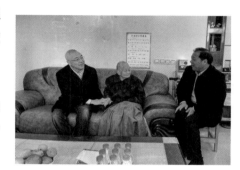

江亚先老人有两个儿子和两个女儿，目前跟小儿子一起居住，小儿子的孙子已经5岁，四代同堂。小儿子告诉我们，老人听力还可以，胃口也不错，一顿还能吃一碗饭。年轻的时候主要干农活，最近几年每天睡觉前一定喝二三两药酒，近两年眼睛看不见了才没有喝酒。

对于我们的到来，老人显然十分高兴。"太感动了！"老人发自内心地说。

天气很冷，我留意到老人的头发很短，也没有戴帽子，生怕老人会冷。小儿子告诉我："老人眼睛看不见，头发剪短是为了方便打理。母亲不喜欢也不习惯戴帽子，我们就随她了，百岁老人有时也像小孩子，也有自己的固执。"

儿子还说，母亲身体棒，年轻的时候能够挑100斤稻谷，我们都赞叹不已。"这是以前啦，现在不行了！"老人有点不好意思地说，她的诚实引起我们的哈哈大笑。

聊天中，老人面容慈祥，始终挂着优雅的笑容，像一坛陈年美酒，经岁月的沉淀，历久弥香。

老人小『资』卡	姓名：江亚先
	性别：女
	出生年月：1920 年 2 月
	民族：汉族
	户口登记地：河源市源城区

114　诀/慈

　　慈祥，慈目，慈善，耳聪目明。坐在阳光下的老人，微笑着，像一尊活佛一样，很有禅意。说起坐着花轿嫁出去时，她露出灿烂的笑容，不难看出她百岁人生里的慈性。

　　我们来到源南镇风光村，看望106岁的曾亚舅老人时，老人正坐在村口晒太阳，面朝田野在看风景。

　　老人家今年已经106岁了，娘家是水库移民，16岁嫁到源南镇，跟所有同年代的人一样，她也是从苦日子过来的。"我11岁被土匪抢了，家里人把我赎了出来。以前一块豆腐，先给小孩吃，吃剩才有我的。"年轻时的事，曾亚舅仍记忆清晰。

　　老人肤色较黑，头戴毛线做的帽子，因为没有牙齿，嘴巴瘪进去，耳垂大而长，大多高寿的老人，耳垂会随着年龄的增加而长长。老人微笑着，犹如一尊活佛。

　　老人思维清晰，记忆力强。眼下，曾亚舅是四代同堂，最大的曾孙今年当兵了，家里里里外外有20多口人，但曾亚舅个个都能对上号，叫上名字。

　　"她不爱吃肉。"曾亚舅饮食上很随意，但以青菜等素食为主，并不多吃肉。"奶奶没牙，要煮得烂些。"孙子告诉我们，老人家现在跟孙子一家住在一起。其

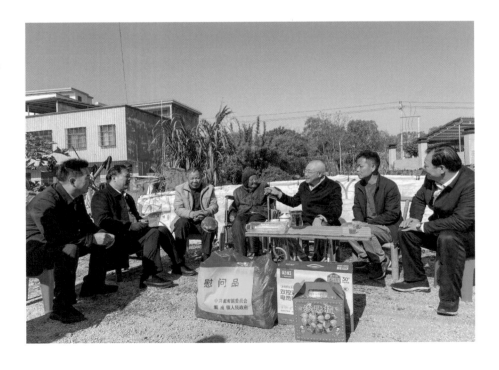

实，几年前老人家还闲不住，喜欢自己动手。90多岁时，她还能帮着干家务，种菜拔草，不在话下。

曾亚舅的孙子说，奶奶喜欢过家串门，但毕竟年纪大了，怕她走路摔倒，总要劝她别乱跑。老人家最喜欢热闹，过年过节，一大家族聚餐，是她最开心的时刻，平时闲来无事，她也最喜欢找村里的老人聊天。"前几年她还能打麻将呢。"说到这里，老人的笑容中有点自豪。

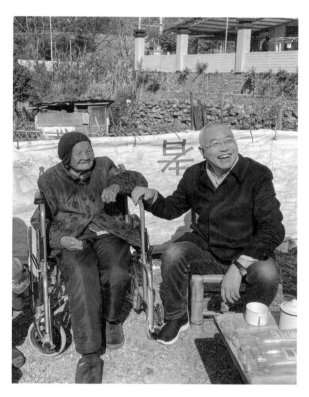

据了解，2019年曾亚舅老人因左眼视力渐进性下降，在家属的陪同下来到河源光明眼科医院就诊，目前视力恢复良好。出院的时候老人开心地拉着医务人员的手激动地说："朦朦胧胧过了好几年，现在这个世界看得清了，可以看清儿孙的面容了，心里边是透亮的。"

聊天中，我发现曾亚舅是一个爱笑的人，她总是笑容满面，说起坐着花轿嫁出去时，她露出灿烂的笑容。"现在的生活很幸福，有吃有穿，子孙孝顺。"曾亚舅过得很知足。也许，正是这种知足常乐、笑对困难、笑对人生的好心态，才让她长寿健康。

老人小『资』卡	姓名：曾亚舅
	性别：女
	出生年月：1914 年 5 月
	民族：汉族
	户口登记地：河源市源城区

115　诀/诉

倾诉，诉说与倾听，双向人生，延年益寿。老人不断倾诉，是排泄情绪，也是常态人生，拉家常也是活着的意义。

古亚球老人是我在河源拜访的最后一位百岁老人，老人居住的环境很好，房屋的四周绿树环绕，空气清新，悠闲安静。老人家的生活条件也不错，住在新盖的楼房。

古亚球老人淡淡的眉、小小的脸，衣着干净利落，看起来是个精明能干的老人，老人除了耳朵有点背，思维仍十分清晰。古亚球老人非常健谈，我们一坐下，她就拉住我的手，操着本地方言和我聊天，也不管我是否听懂。而且老人说起话来不急不忙，很清楚，也很沉着。

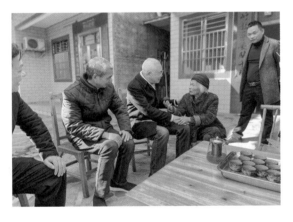

老人还记得自己的生日，现在她四代同堂，儿孙成群。老人跟我说，小的时候，家里人口多，粮食少，父母那时候都很辛苦。"我们家小孩子多，那个年代的苦是现在的人无法想象的。"

谈话间，老人的两位邻居也过来凑热闹，两位老人八九十岁的模样，三个老人一见面，就一个劲地自聊起来，并不受周围环境气氛的影响。当我们被他们三个笑得前仰后合时，老人仍然不动声色地聊着天，一脸的平静，他们已进入一种完全超然的境界。

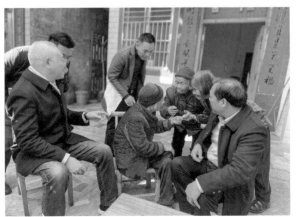

村民说，老人们常常聚集在一起拉家常，聊聊身体状况，嘘寒问暖，包括每天的膳食、饭后吃香蕉还是其他水果，都是聊天的话题。在他们看来，不管生活清苦或富足，都保持平和的心态，对生活持乐观态度，这才是长寿的根本。

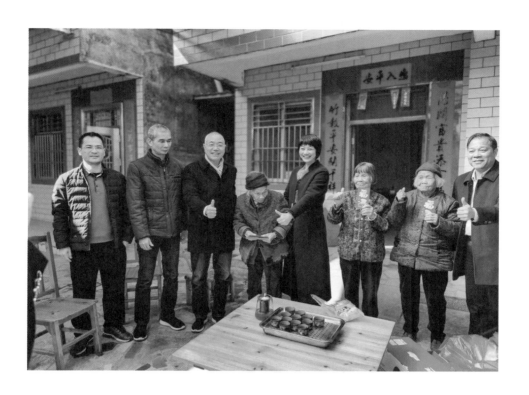

老人小『资』卡	姓名：古亚球
	性别：女
	出生年月：1919 年 2 月
	民族：汉族
	户口登记地：河源市源城区

粗 律 孝 劳

好 温 国 宪

116 诀/平

平静、平和、平衡，乃生命之强。在"三平"之下，老人有着强大的生命力，处事不惊，心静如水。

离开河源城区，驱车从广惠高速汝湖出口下来约10分钟车程，就来到惠州惠城区新光村。我在惠州要拜访的第一位百岁老人就住在新光村，老人名叫陈珍司。知道我们来看望老人，老人的儿子儿媳妇笑脸盈盈，在门口相迎，老人腿脚不便，坐在屋子里头。

陈珍司老人有两个儿子和两个女儿，大儿子已经去世，目前跟70岁的小儿子一起住，儿子的孙子16岁，已经四代同堂。

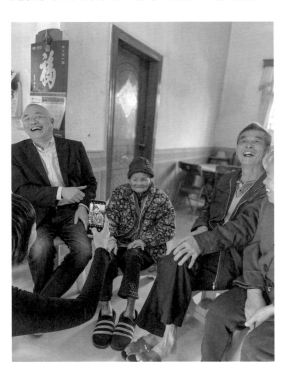

热爱劳动，心态平和，饮食清淡，注意节制，这是陈珍司老人的生活习惯。老人的儿媳妇勤劳老实，把老人照顾得无微不至，婆媳关系很好，子孙也很孝顺。老人生活在这样一个和谐的家庭环境中，日子过得平和而安静，和和睦睦。常言道"心宽则体健"，也许这是陈珍司老人高寿的原因吧！

老人安静地听我们问长问短，看到有人给她照相时，本能地整了整衣角。"老婆婆很注意自己的形象啊！"我开玩笑地说。老人一听，有点不好意思地笑了，笑容里能够看出老人的幸福与满足。

小儿子告诉我们，老人去年还能自己洗衣服，记忆力还不错。"我父亲90多岁去世，我奶奶和外婆也都活到90多岁。"儿子认为自己母亲长寿的原因还有遗传的因素。

临走时，老人拉着我们的手说："你们这么有心来看我，你们都是好心人，你们也会像我一样长寿的。"

老人家经历丰富的人生，目睹历史的变迁，是后世子孙的至宝。老人家看遍世事的从容、洞察人心的优雅，是只有岁月才能打磨出来的美丽。不管生活遇到多大的挫折，百岁老人都保持平和的心态，始终积极向上，才得以长寿。

老人小『资』卡	姓名：陈珍司
	性别：女
	出生年月：1917 年 12 月
	民族：汉族
	户口登记地：惠州市惠城区

这样活过一百岁

			礼	辣	送	干		
			本	开	忍	和		
			身	粗	足	兵		
			勤	献	保	净		
			瘦	珑	碌	绣		
			温	贵	体	平		

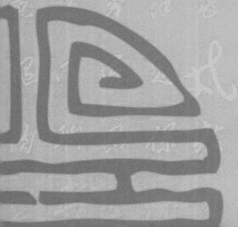

117 诀/情

百寿之诀　情

惠州市惠城区汝湖镇

二〇二一年一月三日

一生有情，一往情深。有爱，年轻时唱《梁山伯与祝英台》；有泪，大儿子先她而走，至今想起落泪。以泪排解压力与情绪，利健康。

离开陈珍司老人的家，我们来到陈亚海百岁老人的家。见到我们，或许是太激动了，老人竟然掉下眼泪。我担心老人是否有伤心的事情。但老人的家人告诉我们，老人就是喜欢掉眼泪，经常这样。

老人目前与孙媳妇一家住在一起，儿孙们非常有礼貌。见家中突然来了这么多客人，他们忙着搬凳子、倒茶水并端到我们每一位客人手中。

孙媳妇告诉我们，老人是揭西人，现在跟他们语言交流有障碍，他们也不是很了解老人的过往。家人还告诉我，老人年轻的时候喜欢唱《梁山伯与祝英台》，可见老人心中有爱。老人的老伴已经走了30多年。老人的身体还比较好，胃口也不错，一顿饭还能吃得下两碗粥，有时也吃面条之类的。

当谈到老人的子女时，我们得知老人的大儿子去世后，老人一直放不下，想起就掉眼泪。"掉眼泪也是一种排泄的方式，把心中的压力与情绪排掉，才不会闷在心里。"老人的孙媳妇说。

我眼前浮现出一个被艰难的生活压得无法喘息的弱小的身影，所幸的是这段酸

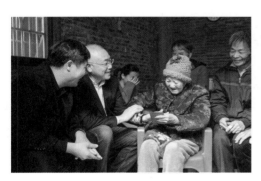

痛的往事已经过去了，我替老人擦去眼中的泪水，祝福她身体健康。

陈亚海老人瘦瘦小小的身躯里，温婉细腻的气质里隐藏着坚强不屈的能量，风雨百余年，或许这是老人长寿的重要原因之一吧！从这位百岁老人的人生中，我感受到健康长寿源于内心的坚强。

老人小『资』卡	姓名：陈亚海
	性别：女
	出生年月：1920 年 1 月
	民族：汉族
	户口登记地：惠州市惠城区

118　诀/方

　　大方得体，方方正正，亦百岁。百岁老人吸着烟，在家门口坐等客人到来。年轻时，当过女民兵营长。与村里人打纸牌，常胜将军。聊着聊着，跷起二郎腿，吃橘子。

　　一排崭新的楼房外面，门边小凳上坐着一位穿着紫底白花棉衣的老人，老人斜倚在背凳上，正悠闲地吸烟，周围摆满红色凳子等候客人的到来，这就是我要拜访的曾亚珍老人。

　　一见到我们，老人赶紧把烟头熄灭了。一打听，老人现在一天还要抽一包烟，我们让老人继续抽，老人接过香烟，乐呵呵。据了解，老人从20多岁的时候就开始抽烟。"烟草公司要过来做广告！"大家都哈哈大笑。

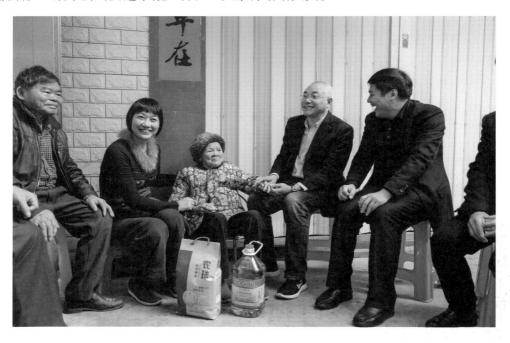

　　老人的家人告诉我，老人年轻时候是民兵营长，很能干，喜欢与村子里的人打牌，是常胜将军，"不过现在都没有人跟她打了"，因为跟老人同龄的人基本都走了。

　　谈话间，老人很随意地跷起二郎腿，大家都笑了，老人不好意思地赶紧放下二郎腿。我们剥开橘子，掰开一块放进老人嘴里给她尝了尝。老人说："甜。"接着又掰了一块放进她嘴里，老人吃得津津有味。

老人的家人告诉我们，老人精神状态非常好，视力好，听力也可以，目前身体各项指标都正常，血糖和血压也都正常，胃口也特别好，基本什么都吃。"现在一天还可以吃很多东西，比较喜欢吃甜食，糖果一天可以吃一斤！"大家都十分惊叹。"不过怕她吃多了糖对身体不好，也不敢让她多吃甜食。"

老人坐在一旁，基本不说话，只听我们聊着天，听到有趣的事情的时候自己还会笑一笑。眼前的曾亚珍老人，心胸开阔，大大方方，随性，心宽，自然就健康长寿吧。

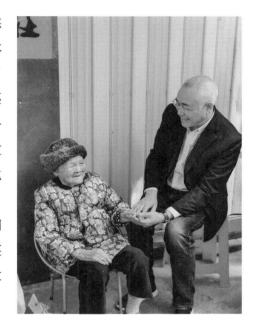

老人小『资』卡	姓名：曾亚珍
	性别：女
	出生年月：1920 年 8 月
	民族：汉族
	户口登记地：惠州市惠城区

太	体	忆	欢	慢	趣
碌	种	境	适	喜	师
炼	走	自	预	杂	聪
豁	梦	和	纯	睡	立
乐	依	爱	舍	绣	俭

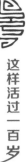

这样活过一百岁

百寿之诀 戎

二〇二一年一月三日

惠州市惠城区桥西街道南坛

119　诀/戎

从戎，经历大大小小的战争，现实版的《激情燃烧的岁月》。组织安排的婚姻，相依相偎，从革命战争到社会主义建设，如今依然精神抖擞，热爱生命。

这位我要拜访的百岁老人不简单，不仅是一位男性、老党员，还参加过抗美援朝。我迫切地想一睹百岁老人的风采。一进门，眼前的苏伟诚老人让我眼前一亮，老人身材高大，精神矍铄，不减年轻时的英姿飒爽，一点也不像百岁老人。

苏伟诚老人虽然当过炮兵，但听力依然正常，跟正常人没有区别，沟通也完全没问题，说话声音洪亮，言行仍然透着军人的独特气质。2020年苏伟诚老人的老伴也满89岁了。"我爱人是炮兵卫生队的，1954年的时候，我们在陕西富平县结婚，听从组织的安排。"苏伟诚老人满脸自豪地说。"革命伴侣！"我由衷感叹。

1920年出生的苏伟诚，是大亚湾澳头人。抗日战争期间，苏伟诚的家人被日寇残忍杀害，1944年他愤而参军。1946年，苏伟诚跟随东江纵队主力奉命北撤。经过艰难航行，到达山东烟台。1946年9月，他被调至华东军区军政大学学习。不久，部队筹建炮兵，他又被分配到炮兵观察队，专门学习有关炮兵测量、计算射击等知识。

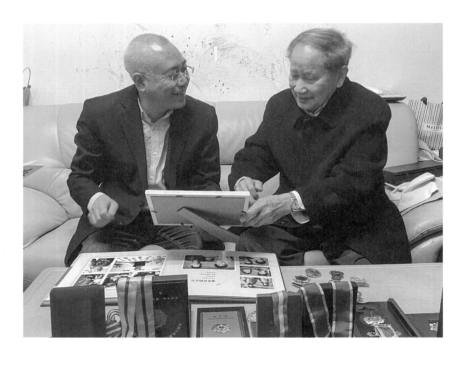

济南战役、渡江战役、淮海战役等战事里，都有苏伟诚的身影。1949年，中华人民共和国成立后，苏伟诚被调至位于重庆的西南军区炮兵支队炮兵第四团。在那里，他收获了属于自己的爱情。旧照片上的苏伟诚和林紫琴，一个英俊不凡，一个大家闺秀。携手60多年的他们，至今伉俪情深。

两位老人平时生活基本能自理，身体都很健康。老人的家人开心地拿出以前的勋章与我们分享。谈起战争故事，老人仍然是如数家珍，仿佛又回到当年的峥嵘岁月。"这是今年抗美援朝胜利70周年的……""这是国务院颁发的……"桌子上的纪念章熠熠生辉。远隔时空，虽然无法体验到那战火纷飞的场面，可在老人的描述中，让我们仿佛闻到了战场的硝烟，感受老人当年的场面。

在军队生活20多年，1964年苏伟诚和林紫琴从部队转业退伍后，回到惠州生活。远离血与火的战场，享受了数十年平静的生活，但70年前的那场战争，依旧在他们心里的最深处。

"1943年，我打死了十几个日本鬼子……1947年我参加战役……"100岁的苏伟诚老人，在家里的沙发上正襟危坐，腰杆笔直，回忆其70多年前的军旅生涯，依

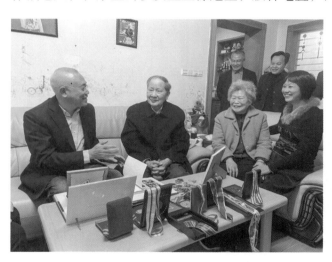

然思路清晰，说到激烈处仍会情绪激动。

百岁老人能够忍受生活中所有的磨难和苦痛活过百岁，他们是生活的强者。今天的年轻人稍有不如意或小挫折，就悲观失望，甚至丧失生活的勇气，这些人应该从百岁老人的故事中汲取力量。

老人小『资』卡	姓名：苏伟诚
	性别：男
	出生年月：1920 年 10 月
	民族：汉族
	户口登记地：惠州市惠城区

120　诀/奶

牛奶，补钙、补充维生素。老人儿子介绍说，母亲从1990年开始，每天早上必喝牛奶，几十年来从未间断，这个可能是她长命百岁之因。

离开苏伟诚老人的家，步行不到3分钟，就来到南坛四巷钟成娣老人的家，这是我今天在惠州要拜访的最后一位百岁老人。钟成娣老人生于1916年，已经104岁高龄，虽然年事已高，但满面红润，精气神都很好。

钟成娣老人年轻的时候在惠阳务农种田，1965年的时候儿子把她从惠阳接到惠城区，就一直住在城市。老人一生都很少生病，喜欢吃猪肉、猪肝和青菜。眼睛因为白内障已经看不太清楚，耳朵有点背。老人比较安静，儿子同我们交谈时，老人坐在一旁静静地看我们。

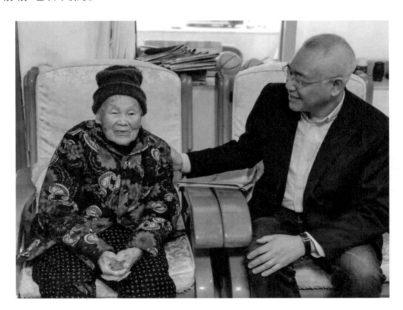

谈起长寿秘诀，儿子说母亲除了心态好，在饮食上也有"小窍门"，就是老人一直坚持喝牛奶。从70多岁开始，到现在30多年，老人每天早上一定喝一杯牛奶。"牛奶可以补钙，是好东西，特别是老人家。"我说道。

在聊天中，我还得知，老人的丈夫很早就去世了，丈夫走的时候最大的儿子才3岁，小儿子才4个月，老人29岁就开始守寡。"一辈子守寡，伟大的母爱。"我们都发出共同的感慨。"也有人劝我母亲再嫁，但我母亲觉得没有必要，她自己一个人可以撑起这个家。"儿子很感触地说，眼里充满对母亲的爱。

我不禁对眼前的钟成娣老人肃然起敬，一辈子饱经风霜，受尽磨难，但是老人依然挺拔，是坚强让她活过了一百岁。

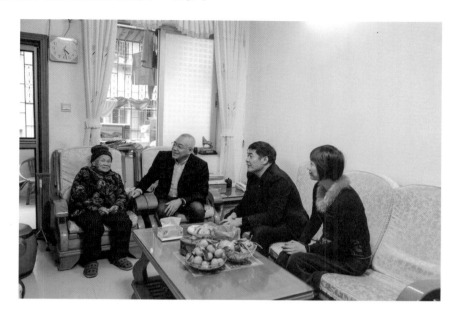

老人小『资』卡	姓名：钟成娣
	性别：女
	出生年月：1916 年 4 月
	民族：汉族
	户口登记地：惠州市惠城区

淡	多	爱		开	灿	鱼
懒	兵	苦		孝	劳	汤
淡	拳	好		潮	辣	三

121 诀/顺

顺着日子走，为他人着想，设身处地，可益寿。老人家挑担，去过香港，下过地，干农活，心态好，走时祝愿大家长寿年岁超过他。

1月4日，2021年第一个工作日，上午，我同东莞市委副书记、市长肖亚非一道前往南城区新基湾塘坊83号，拜访张日安老人，男性。

这是一个院子，里面有一棵大树，是老人年轻时种下的，跨越了半个多世纪，

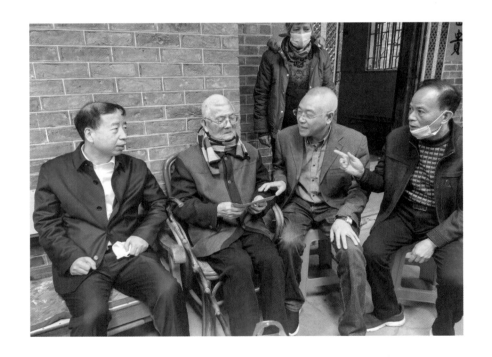

郁郁葱葱，朝气蓬勃。我们到时，老人已经穿戴整齐端坐在院子里，看起来非常有精神。

"老人家，我和市长一起来看望您啊！"我一边说着一边坐到他身旁。

老人能听得到，也能说清楚话，就是不会听说普通话，老人的儿子帮我们当起了翻译。

"老人家您高寿啊？"我问道。

"101岁了。"老人一边回答一边用手比画，思路非常清晰，身体也很健朗。

"您平时生活习惯怎么样啊？您长寿的秘诀是什么啊？"我问道。

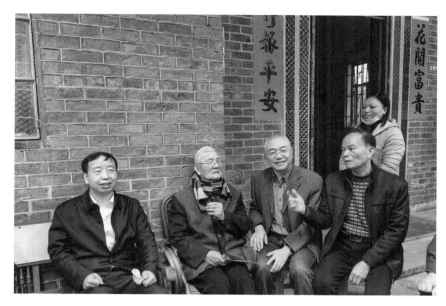

"平时早睡早起的,是村里的原住民了,以前干农活,种田种菜,干到80多岁时不干了,以前还挑东西到过香港呢。"老人的儿子笑着说,"当年生活比较困难,家里有9个兄弟姐妹,我排行老三,上面两个姐姐。爸爸就顺着日子走,性格开朗随和,凡事平常心,为他人着想,平时吃喝都不挑。"

"老人家戴着眼镜特别像知识分子,有上过私塾学堂吗?"我问道。

"在开才小学堂(私塾)当过旁听学生。"老人的儿子边说着,边给我看纪念册,上面有这家私塾的历史简介。

聊了一会儿后,我起身告辞:"老人家保重身体,健康长寿,下个人口普查再来拜访您!"

"谢谢!谢谢!祝你们个个都身体健康!"老人口齿清晰,为我们送上了最美最珍贵的祝福。

老人小『资』卡	姓名:张日安
	性别:男
	出生年月:1920 年 9 月
	民族:汉族
	户口登记地:东莞市南城区

122 诀/乐

百寿之诀 乐

东莞市厚街镇

二〇二一年一月四日

开心，快乐，怡然自得。常说常笑，博得老之乐，人之寿，实属生命长寿一诀。

午饭后，我和东莞市委常委、副市长喻丽君，东莞市统计局局长梁佳沂一同前往厚街镇，看望这里的两位百岁老人，都是女性。

第一位是住在珊美新庄三巷一号的叶群章老人，106周岁，厚街最高龄，育有4个儿女。

我们到时，老人正坐在门口晒太阳。

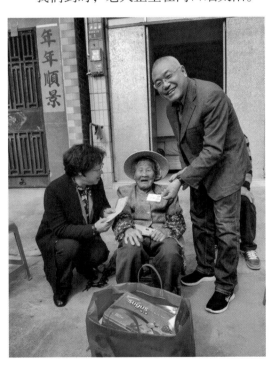

"老人家，您好啊，我来看望您！"我赶快走过去，跟她打招呼。

老人笑得很开心，精神状态相当不错。老人能听说白话，她的儿子充当我们的翻译。

"老人身体情况怎么样？各项指标都正常吗？"我问道。

"身体挺好的，社区都会帮忙安排体检。有些缺钙，有时候骨头会痛，所以经常出来晒晒太阳。"老人的儿子说道，"背有些佝偻，但走起路来依然很稳，生活能够自理，做饭、洗衣服都自己做，甚至还每天走路去买菜，她还自己梳辫子呢。"

"哦，身体很健朗啊，老人最远到过哪里啊？"我问道。

"坐飞机去过厦门，2008年以前经常带她出去旅游的，哈哈……"老人的儿子笑道。

"老人这样健康长寿，有什么秘诀吗？"我问道。

"她挺乐观开朗的，心情不好就到外面走走，凡事看得开，她觉得做人开心才能长寿。在吃的方面没有特别讲究，不吃保健品，也不爱喝汤，就是爱吃饭和吃鱼，特别爱吃咸鱼，哈哈！"

"嗯，开心长寿。祝您一直开开心心、健健康康的！"我也笑着祝福老人。

得知我们要离开，老人还坚持站起来跟我们合影留念，并连连说道："谢谢，谢谢，再来啊！"

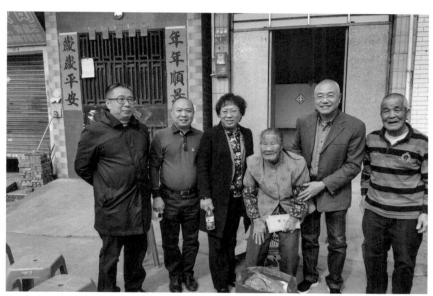

老人小『资』卡	姓名：叶群章
	性别：女
	出生年月：1914 年 6 月
	民族：汉族
	户口登记地：东莞市厚街镇

早进　葆定　净绿
寡觉　诉平　方戒

123　诀/劳

年轻时，劳作打下身板，为年老立了基。老人年轻时老公就去世了，靠白天下地，晚上织麻，养家糊口，拖家带口，拉扯全家。

紧接着，我来到宝屯下屯新村路10号，看望李义老人，102周岁。

"老人家，我们来看望您了！"我进屋时，老人已经坐在沙发上等着我们了。

"欢迎欢迎，谢谢来看望我妈妈！"老人的女儿说道。

"老人身体怎么样了？"

"还可以，眼睛看得到，但是耳朵听不太清了，有点背。"她的女儿跟我聊起天来。

"老人还记得几岁嫁过来的吗？"

"嗯，不记得了。"老人摇摇头。

"老人家生了几个孩子啊？"

"两个，一儿一女。"

"老人家作息怎么样？吃得多吗？"我问道。

"她作息很有规律，比较爱睡午觉，会睡很

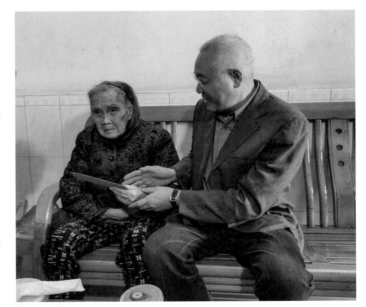

长时间。不挑食，饮食清淡，爱吃面条、鸡蛋糊，一个粽子都能吃完。身体还算硬朗，以前很喜欢出门散步，现在不出去了。"女儿答道。

"老人有什么健康长寿的秘诀吗？"我问道。

"妈妈年轻时生活比较困难，干的体力活很多，一直在辛苦劳动，打下了好身板。"

"老人最苦的时候以什么为生？"

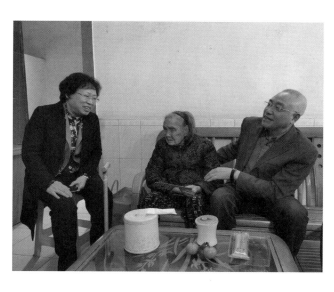

"爸爸走得早，妈妈一个人拉扯我们长大，我小时候妈妈自己做麻绳去卖，晚上做到十一二点，也种水稻、种菜，一个人撑起这个家。她年轻时很高大的，现在瘦小一些了。"

为免打扰老人午休，我起身告辞："不耽误您休息了，我们走了，祝您健康长寿啊！"

老人点头示意，并向我摆摆手，目光一直追随着我，有感谢有不舍。

老人小『资』卡	姓名：李义
	性别：女
	出生年月：1918 年 1 月
	民族：汉族
	户口登记地：东莞市厚街镇

太		忆	伴		欢	慢	粗
碌		境	硬		适	喜	献
炼		自	束		预	杂	珑
豁		和	动		纯	睡	贵
乐		爱	福		舍	绣	艺

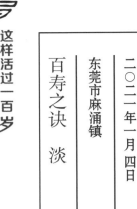

124 诀/淡

清淡饮食，极少吃肉，不抽烟不喝酒。老人晚上看电视，看《七十二家房客》连续剧，自得其乐。

下午，我和东莞市委常委、副市长喻丽君，东莞市统计局局长梁佳沂一同前往麻涌镇，看望这里的3位百岁老人，都是女性。

第一站，我来到麻一村二坊北街一巷6号郑丽琼老人的家里，老人118周岁，东莞最高龄。

我到时，老人端坐在沙发上，笑容满面，保姆在陪着她。

虽然老人现在有点耳背，但是性格开朗健谈。

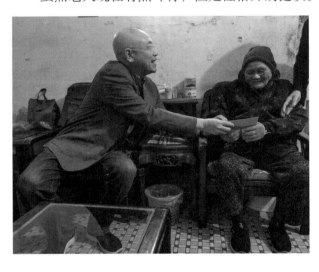

"老人家，我来看望您了，您多少岁嫁来这里的？"我问道。

"好早时间了。"老人口齿清晰地答道。

"您有没有坐花轿啊？"我笑着问。

"没有啊，从江门开平，跟着家人做生意一路走过这边来的。"老人很腼腆地描述着年轻时光，思路非常清晰。

"平时作息怎么样？规律吗？"我又问。

保姆说，老人作息很规律，晚上9点睡，早上7点起，爱看电视剧。

正说着，老人很开心地说："看《七十二家房客》。"引来一片欢笑声。

"老人家，您这么健康长寿，有什么秘诀吗？"

"吃得挺清淡的。"老人说道。

保姆补充说："她吃得很少，好少吃肉，不抽烟不喝酒，平时喜欢到附近和邻居聊聊天，凡事用平常心对待。"

老人还拿出身份证给我们看，1902年10月出生，我仿佛在看一张历史的名片，弥足珍贵。

我起身告辞："老人家保重身体，健健康康的！"

"嗯嗯。"老人连连点头，"你也健康长寿！"

我带着老人的祝福，怀着感恩的心前往第二位老人家里。

老人小『资』卡	姓名：郑丽琼
	性别：女
	出生年月：1902 年 10 月
	民族：汉族
	户口登记地：东莞市麻涌镇

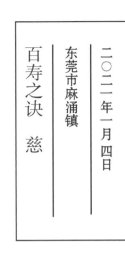

125 诀/慈

慈善一时易，慈爱八方一辈子，难能可贵。老人爱心捐赠获牌匾，轻描淡写，村里头都称赞。

第二站，我来到麻一村市心坊新村苏娣老人家里，老人100周岁。

老人身体很健朗，见到我来，从卧室走向客厅，我赶忙过去搀扶。

"老人家，您好！我来看望您啊！"我说道。

"妈妈挺好的，身体健朗，就是有点高血压，别的都挺好。"老人的儿子向我们说道。

"老人家多大嫁过来的啊？"我问道。

"20多岁吧，爸爸家是大地主，还抽大烟，很晚才娶媳妇，娶到我妈妈。我妈妈下地种田，挺能干的。"老人的儿子说道。

"老人百岁秘诀是什么呢？"我又问。

"慈爱吧，我妈妈是这儿鼎鼎有名的慈母，心肠也很好，附近的人都很敬重她。"老人的儿子很自豪地说，"妈妈也影响着我们，我也努力做一个孝子，我们家族也很有爱心，还有一个爱心牌匾。"

我准备起身离开，老人拉着我，站起身，想要合影留念，我欣然答应，来个大合照。

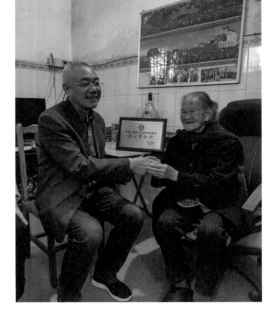

我们互道珍重后离开，苏娣老人慈祥的面容、饱含热情的眼神，久久刻在我的心里。

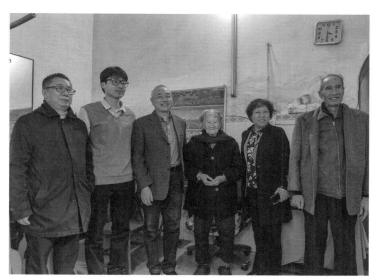

老人小『资』卡	姓名：苏娣
	性别：女
	出生年月：1920 年 12 月
	民族：汉族
	户口登记地：东莞市麻涌镇

乐 懒 兵 苦　　劳 汤 暖 艺

126　诀/平

平静、平和，伴随老人一生。老人从香港回到麻涌，远离尘嚣浮华，安静生活，微笑人生，长寿回报。

第三站，我来到麻四村八坊六巷13号林钻老人家里，老人102周岁。

我到时，老人已经坐在客厅了。"老人家，您身体怎么样啊？"

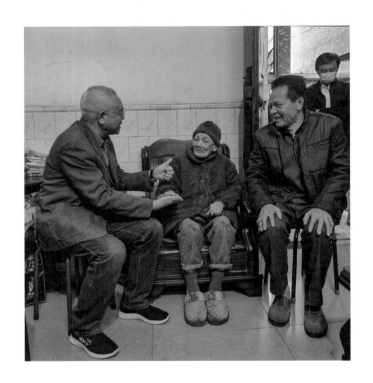

"身体还挺好的，耳朵聋了，眼睛还好，去年还可以穿针呢！"老人的儿子说道。

"百岁老人还可以穿针，太了不起了。"我不由得竖起大拇指。

"以前妈妈都没有吃过药，今年才开始吃药，生病都不去医院，跟大夫说说症状开点药吃就好了。"儿子继续说道，"像社区经常过来看她的人，她都记得，今年开始有些认不得了。"

"老人家年轻时做什么？"我问道。

"干农活，年轻时在香港住过六七年。"儿子答道。

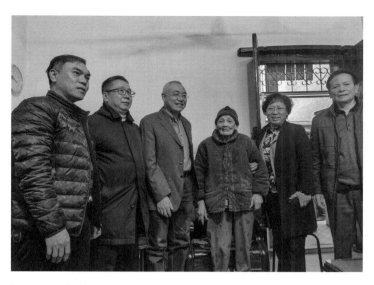

"老人多大嫁过来的？"

"哈哈，她也不记得了。"

"老人生育了几个子女啊？"

"就两个，一个男孩一个女孩，女儿也在东莞。"

"儿女双全，挺好的，哈哈！"我说道，"老人健康长寿有什么诀窍吗？"

"平静吧，脾气平和，生活也规律，安安静静地生活，对人也很和善。"儿子说道。

"嗯，平静平和，健康长寿啊！"我感叹道。

与老人合影留念后，我离开了，也结束了东莞的百岁老人探访之旅。

老人小『资』卡	姓名：林钻
	性别：女
	出生年月：1918 年 10 月
	民族：汉族
	户口登记地：东莞市麻涌镇

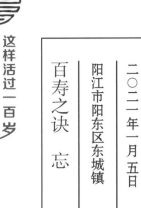

百寿之诀 忘

二〇二一年一月五日

阳江市阳东区东城镇

127 诀/忘

　　忘我、无我，豁达、开朗，为老人生命元素。问百岁老人最大的心愿，她说是子孙有得吃，然后自己有得吃。

　　2021年1月5日上午，我同阳江市常务副市长李勇毅、阳江市统计局局长郑伟珍一道看望6位百岁老人，阳东区、江城区各3位。

首先是阳东区，第一站，我来到东城镇怡苑楼，看望梁爱华老人，女性，102周岁。

老人看起来很健朗，能听说阳江话，郑局长充当了我们的翻译。

"老人家还记得什么时候出嫁的吗？"

"22岁，生了两个儿子，28岁就守寡了。"

我握着老人的手，她的手非常厚实，一看就是"劳动之手"。

"您年轻时干什么活啊？"

"干农活，收割禾苗，自己能挑十几担。"

"老人家最远去过哪里啊？"

"就在这里，没怎么出去过，家里穷，没钱出去。"

"那您最大的心愿是什么？"

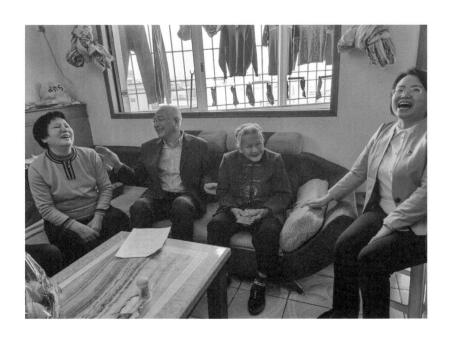

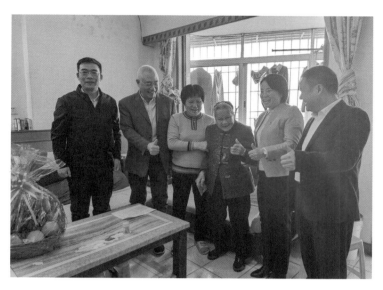

"子孙有得吃就好！"

"您只想到子孙，都不为自己想想？"我笑着问。

"哈哈，自己也有得吃！"

老人现在和二儿子居住，祖孙四代同堂，日常起居由儿媳妇照料，安度晚年，老人的愿望很朴实、忘我，处处替子孙着想、替别人着想，性情豁达开朗，也许这就是她的长寿之道吧。

"感谢您对'七人普'的支持，祝您健康长寿啊！"

"谢谢，谢谢！你也健康长寿！"老人笑着说，并起身与我们合影留念。

老人小『资』卡	姓名：梁爱华
	性别：女
	出生年月：1918 年 10 月
	民族：汉族
	户口登记地：阳江市阳东区

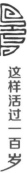

百寿之诀 开

阳江市阳东区雅韶镇

二〇二一年一月五日

128　诀/开

开心开朗，面对苦难人生，一样获得长寿百岁。从见到老人，她就一直边笑边说个不停，笑对生活，笑化艰辛困苦，也许是她对百岁寿星的最好诠释。

第二站，我们来到雅韶镇笏朝村委会北宁村曾爱琼老人的家，女性，103周岁。

见到我们来，老人很开心，不时竖起大拇指开怀大笑，郑局长还充当了翻译角色。

老人一生经历了不少困苦，年轻时下地干活能挑100多斤。大儿子是遗腹子，后来二嫁，生了一个女儿。大儿子79岁，在村里务农，孙子、曾孙在阳东县城居住，四代同堂，子孙都很孝顺，现在也算是苦尽甘来安享晚年。

"老人身体还很硬朗啊，各项指标怎么样啊？"

"身体挺好的，能自理，还有牙齿，哈哈！"老人的儿子笑着说，"就是有点高血压，能自己冲凉，自己洗衣服。她还会用电饭煲的按键，我住院的一个多月时间里，她还能自己做饭吃。"

"老人生活作息规律吗？"

"挺规律的，自己睡，晚上7点就上床睡觉了，早上五六点起床。"

"老人喜欢吃什么呢？"

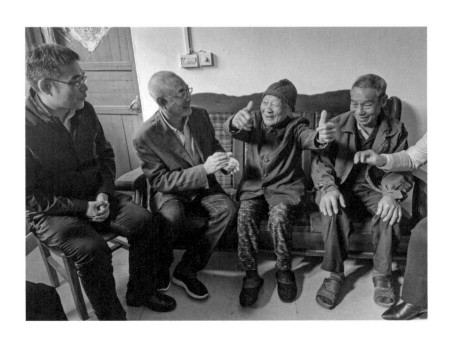

"吃清淡的多一些，不吃牛肉，虾也很少吃，喝点鱼汤。"

"老人健康长寿的秘诀是什么呢？"

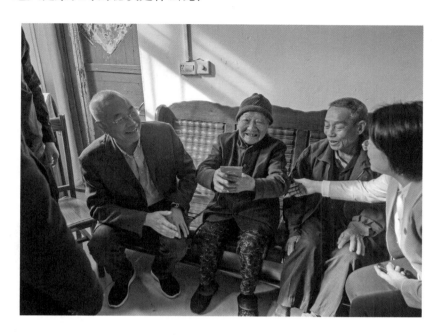

"她也没见过什么世面，可能就是比较开朗乐观吧，虽然吃过苦，但是能微笑面对。"老人的儿子想了想答道。

"子孙都很孝顺，我要什么都给我买，哈哈。"老人笑着，很自豪地跟我说。

也许，正是这种笑对人生苦难的乐观精神和温馨和睦的家庭氛围，使得老人百岁高龄仍然健硕开朗。

老人小『资』卡	姓名：曾爱琼
	性别：女
	出生年月：1917 年 2 月
	民族：汉族
	户口登记地：阳江市阳东区

129 诀/随

随和、随便，常态一生，活出上百岁。问老人儿子，母亲可有骂过他？她儿子也乐呵呵回说，有哪个母亲不骂儿子的？看来，儿秉母习，一样的天真随性。

第三站，伴随着一阵阵鸭子的叫声，我来到雅韶镇八二村委会卓屋寨谭成洁老人家里，女性，107周岁。

"老人家您还记得什么时候嫁人的吗？"

"十五六岁吧！"

"有坐花轿吗？"

"不记得喽！"老人笑着，摇摇头说道。

"老人年轻时干什么的？"

"下地干活。我爸爸是当兵的，打过日本人，后来加入共产党部队，二等乙级残疾，67岁时走的，一直由党照顾。"老人的大儿子向我娓娓道来，诉说着那段历史。

"嗯，老人皮肤晒得有些黑，一看就是

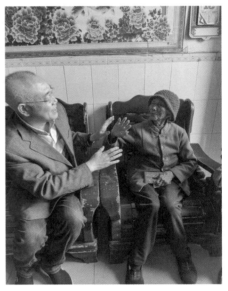

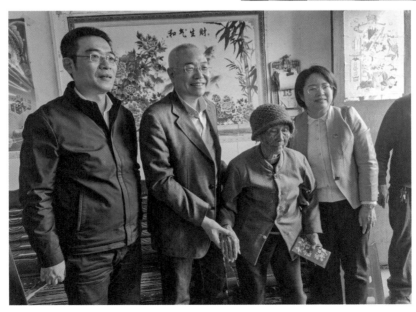

下地干活的劳动人民。老人吃饭怎么样？"我接着道。

"吃饭可以的，早上、中午喝粥，晚上吃饭。爱吃咸鱼猪肉。"儿子答道。

"老人家百岁秘诀是什么？"

"随和随意吧，挺开朗的，也不太计较。"儿子答道。

"老人有没有骂过你？"我笑着问。

"哈哈哈。"儿子有些不好意思地笑道，"有哪个母亲不骂儿子的？我在妈妈面前永远是孩子。"

尽管老人的儿子也已经74岁了，说起妈妈来，还是小孩子的神态和语气，这样开朗随和的一家人，让人倍感温馨。老人很感激我们来看望她，还一路跟着送我们出门，道："一路顺风！"

老人小『资』卡	姓名：谭成洁
	性别：女
	出生年月：1913 年 7 月
	民族：汉族
	户口登记地：阳江市阳东区

淡 多
巧 乐
淡 拳
酒 早

开 灿
鱼 薯
净 绿
定 粥

医
劳
三
烟

130 诀/拳

爱运动，会打拳，硬朗人生。见到的这位老人，一早骑车去喝茶刚刚回来。健谈，现场在阳台教打拳，出手出硬拳，乐呵呵的。

江城区第一站，我来到岗列街道四围村委会沙屋围村沙业佳老人家里，男性，101周岁。

我到时，老人刚刚骑单车锻炼回来。

"欢迎欢迎！"老人很热情地出来握着我的手。

"老人家您身体太健朗了，百岁高龄还出门骑单车啊！"

"哈哈，我当过兵的，还得过奖章，现在找不到了。"老人大笑着说，"我组建过建筑队呢。"

说着，老人走进屋子，翻着抽屉，拿出一个小红本，上面写着"广东省阳江市江城建筑工程公司工作证"。"里面的内容不见了，找不到了。"老人很惋惜地说着。

屋内有一条狭长的木梯，老人率先走了上去，我紧随其后。走出木梯，豁然开朗，一个很开阔的露天阳台。

"这是我平时打拳的地方。"老人介绍说，"我挺爱打拳的，身体也还行。"

"老人这是谦虚了，岂止是还行啊，这是非常行啊！"我暗自赞叹道。

"我来教教你啊。"老人笑着邀请。

"好啊，好啊！"我欣然应允。

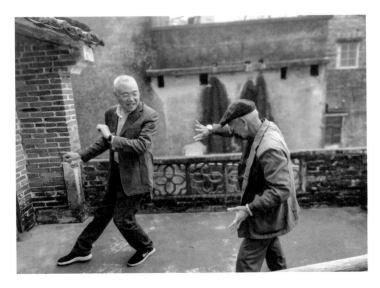

"哈！哈！嘿！嘿！"老人立马拉开架势，我也赶忙跟上。一套动作下来竟也微微出汗。

"老人家，您太棒了！"我竖起大拇指夸赞道。

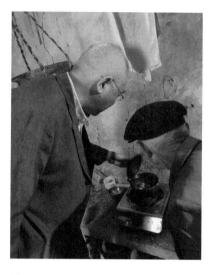

"哈哈哈！"老人很开心地大笑，"我经常练的！"

老人的老伴儿今年也有95岁了，为免她在楼下等太久，我准备下楼。

"你要小心点儿哦！"老人连忙叮嘱道。

"哈哈，好好！您也小心点儿。"我笑着答道，老人这是把我当成"小孩"叮嘱了，也是，在老人眼里，我确实是"孩子"。

到了楼下，我们又闲聊了一会儿。老人现在四代同堂，老两口同住，早晚都会去饮茶，饮完茶自己去买菜，每逢初一十五都会外出上香拜神，日子过得怡然自得。

我们在门口合影留念。正要离开，老人拉住我，将眼镜摘下，递给我："你戴戴看，这不是普通的眼镜，这是防风镜。"

我立即戴上，感受了一下："嗯，确实不一样啊！"

老人立马竖起大拇指："你戴着好看！"

"谢谢，谢谢！"

伴着欢声笑语，我们前往下一位百岁老人家里。

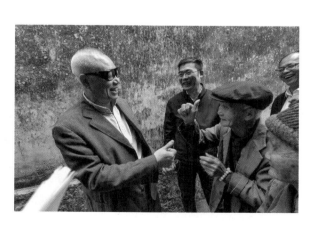

老人小『资』卡	姓名：沙业佳
	性别：男
	出生年月：1919 年 11 月
	民族：汉族
	户口登记地：阳江市江城区

131 诀/淡

　　吃得淡，爱整洁，注重仪容，闻见百岁老人的优雅气息。她的儿子说，吃得清淡，穿着漂亮，是她的长寿秘诀。

　　江城区第二站，沙业佳老人家的隔壁，沙炯南姆老人家里，女性，103周岁。

　　我到时，老人已经坐在客厅里了，穿戴整洁。

　　"老人家，我来看望您啊！"我赶忙走过去，跟老人打招呼。

　　"谢谢！欢迎欢迎，快过来坐啊！"老人一边说一边拉着我坐在她身边。

　　"老人生了几个孩子啊？"我问道。

　　"生了两个儿子两个女儿。"老人的儿子答道。

　　"老人家年轻时干什么活啊？"我问道。

　　"年轻时干农活，下地除草。"老人的儿子说道，"父亲家里很穷，40多岁才娶到我母亲，父亲70多岁的时候走的。"

　　说话间，老人一直温暖地握着我的手。

　　"老人身体怎么样啊？"

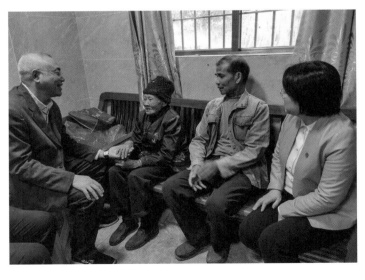

　　"还行吧，这两年坐轮椅了，骨头摔断了。"

　　"胃口呢？吃得怎么样？"

　　"胃口挺好的，自己能吃东西，喜欢吃清淡一些的。"

　　"老人家看起来很干净整洁啊！"

　　"呵呵，她很讲究的，平时也穿戴整洁，有很多衣服，旧的不爱穿，穿新的，爱美！"儿子笑道。

　　"嗯，看起来很干净，很有福气！"

　　"没牙了，很丑。"老人捂着嘴，不好意思地笑着说。

　　"没有，还是很美的！"我连忙说道，"老人家长寿的秘诀是什么啊？"

"吃得比较清淡吧，不抽烟不喝酒，爱整洁干净，爱美，也爱跟邻居们聊聊天。"儿子说道。

吃得清淡，饮食健康；穿戴漂亮，心境似少女。这就是沙炯南姆老人的长寿之秘诀吧。

"老人家，您保重身体，健健康康的，我们下次人口普查再见！"我向老人挥手告别。

"好好，你们也都健康长寿啊！"老人向我们送上了真诚的祝福，怀着感恩的心，我前往阳江的最后一站。

老人小『资』卡	姓名：沙炯南姆
	性别：女
	出生年月：1917 年 6 月
	民族：汉族
	户口登记地：阳江市江城区

碌	种	境		适	喜	慢
炼	走	自		预	杂	聪
豁	梦	和		纯	睡	立
乐	依	爱		舍	绣	俭

132 诀/多

子孙满堂，其乐融融，比什么都重要。百岁老人如是说。她有8个子女，4男4女。在大家庭里，儿子、孙子都上中山大学，一脸自豪感，开心并快乐着。

江城区第三站，我来到南恩街道波陵园26号，谭定好老人家里，女性，101周岁。

"老人家，我来看望您啊！"

"欢迎欢迎，谢谢你啊！"老人很开心，竖起大拇指欢迎我到来。

"老人家，您还记得什么时候嫁人的吗？"

"16岁嫁人，19岁生了长子。"老人记得非常清晰，自己很快地回答我，看来不仅身体状况不错，思维还很清晰。

"还记得坐没坐花轿啊？"我笑着问。

"有啊，4个人抬轿嫁来的，有媒婆做媒，10岁就订婚了，哈哈。"老人笑得很腼腆。

"您年轻时都做什么啊？"

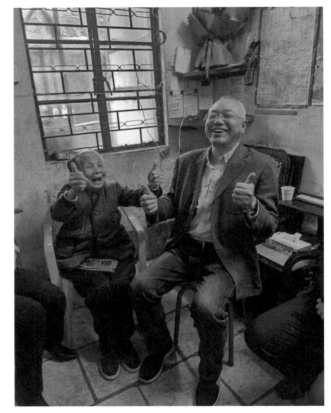

"我种田、养猪、磨谷，都干过。"老人答道。

"您生养了几个子女啊？"

"4儿4女，但其实我生了9胎，有一个没留住。"老人说道。

"我1968年中大毕业的。"老人的长子补充说道，"经济地理专业，我儿子也在中大，学计算机的。老小的女儿武汉大学毕业的，现在在莫斯科。"

"哦，当年的大学生很难得啊，孙辈也有学识，老人家很懂得供养啊。"

"母亲多子多福啊，拜寿时都四五桌，人可多了。"儿子答道。

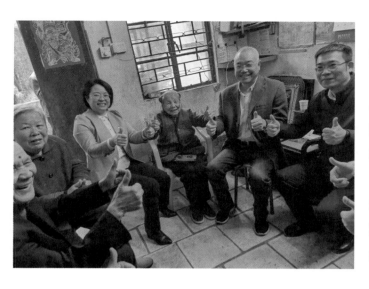

"老人平时吃得怎么样？"我问道。

"啥都吃，只要开心，吃什么都随便，哈哈。"老人开朗地笑着说。

"老人家，您多福多寿，永远快乐啊，我们下次人口普查再见啊！"我握着老人的手，祝福道。

老人竖起大拇指说：

"也祝你健康长寿，步步高升啊！哈哈！"

"谢谢您！保重身体！"我感激地答道，挥手告别。

老人小『资』卡	姓名：谭定好
	性别：女
	出生年月：1919 年 5 月
	民族：汉族
	户口登记地：阳江市江城区

硬	暖	潮		和	劳	立
東	依	爱		葆	定	俭

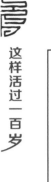

133　诀/兵

　　抗美援朝，留下一个好身板。回到家乡，还剿过匪，一枚胸章伴一生，至今百岁"五保户"，与侄子生活着。

　　2021年1月5日下午，我同茂名市委常委、常务副市长杨安队，茂名市统计局局长胡汉顺一道看望6位百岁老人，其中，茂南区镇盛镇两名、公馆镇4名。

　　首先是镇盛镇，第一站，我们来到大坡村委会大坡禾里镜村看望吴军业老人，男性，100周岁。

　　得知老人曾参加抗美援朝，我不禁增添了一份敬意。

　　"我来看望您，您是英雄啊，向您致敬！"

　　"谢谢，谢谢！"

　　见到我来看望他，老人很开心，一直握着我的手，笑着，说着。

　　"您是什么时候去朝鲜，又是什么时候回来的？"

　　"1951年去朝鲜，1954年回来退役。"老人答道。

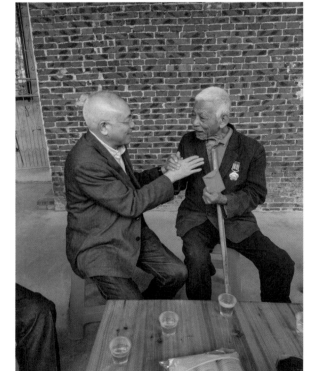

　　"你们那里有多少人活着回来啊？"

　　"记不清了，我很多战友没了。"老人顿了顿，缓缓地说道。

　　"那您现在身体怎么样？"

　　"还行，能走能动，身体还算硬朗。我当过兵，也剿过匪，身板还行，底子好，哈哈。"老人笑着说道。

　　"您生活怎么样？有保障吗？"

　　"挺好的，我一直没结婚，是'五保户'，侄子在照顾我，他很细心，我生活也挺规律的，都挺好。"

"那就好，再次向您致敬，也祝您健康长寿。我们下次人口普查再见！"

"哈哈，好好！祝你工作顺利，也长寿！"

我带着老人的祝福和对英雄的敬意离开，前往下一位老人家里。

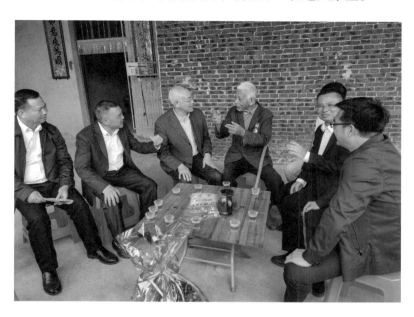

老人小『资』卡	姓名：吴军业
	性别：男
	出生年月：1920 年 1 月
	民族：汉族
	户口登记地：茂名市茂南区

			辣	珑	纯	睡			
			温	国	究	暖			

134 诀/苦

小时候，给地主做长工。生了5个儿子，个个身体健康，硬朗，虎头虎脑，都是农村耕种的一把好手。

第二站，我们来到茂山村委会三丫自然村谢秀玲老人的家，女性，100周岁。

我们到时，老人坐在室外的沙发上，穿戴整齐，看起来身体状况不错。

"老人家，我们来看望您！"

"嗯嗯！谢谢！"老人听力有些下降，但是能正常交流，老人的子孙帮忙补充，胡局长客串翻译。

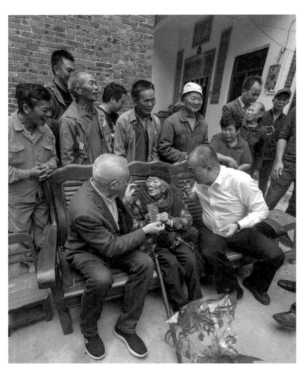

"周围人很多啊，老人家有多少孩子啊？"

"生了5个儿子，儿子都是以务农为主，现在是祖孙五代同堂。"

"人丁兴旺啊，老人生活规律吗？"

"一日三餐都规律，不挑食，不抽烟不喝酒，睡眠也规律，一天睡10个小时左右。"

"老人现在跟谁在一起生活啊？"

"四儿子，儿媳照顾日常生活。"

"老人长寿的秘诀是什么？"

"以前吃的苦比较多，干农活很辛苦，好在性情比较豁达，现在生活都可以自理，只是有时候会健忘。"

老人年轻时干农活吃了不少苦，如今子孙满堂，晚年幸福，可谓苦尽甘来！

"老人家，我们走了，您保重身体，健康长寿，我们下个十年人口普查再见！"我握着老人的手说再见。

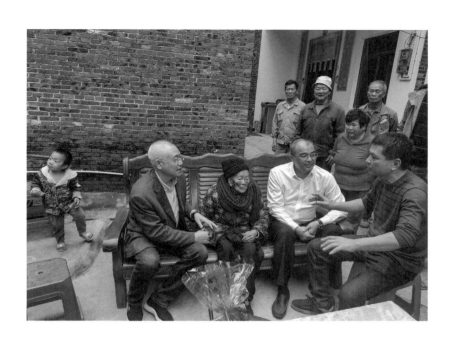

　　"好啊好啊！你们也要健康长寿！"老人有些依依不舍，还嘱咐我们别着急走，吃点橘子，是长寿橘来的。说着，在场的邻里乡亲都过来尝鲜，纷纷感叹："嗯，真甜啊！"

　　我也尝了一个，确实很甜，就像老人现在的生活一样幸福甜蜜。

老人小『资』卡	姓名：谢秀玲
	性别：女
	出生年月：1920 年 11 月
	民族：汉族
	户口登记地：茂名市茂南区

135 诀/懒

懒洋洋，也有寿。老人说她父亲经营百货小有钱，她没干过什么活，也不用她干活。现在晚辈子孙也非常孝顺。

公馆镇第一站，我们来到艾屋村委会艾屋村四队文琼仙老人家里，女性，100周岁。

我到时，老人已经坐在自家院子了，见到我热情地拉着我坐在她旁边。

"老人家，我来看望您啊！"老人耳朵有些背，但是能说话。"您有多少儿女啊？"

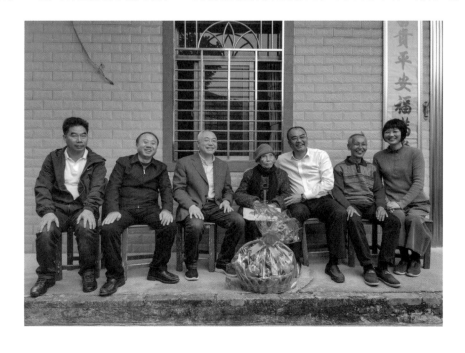

"3个儿子，孙子女11人，曾孙6人，好多人啊，热闹！"老人很开心地说道。

"老人家，您年轻时做什么的啊？"

"我没做什么，比较懒，哈哈哈。"老人有些腼腆地笑着，"我爸爸做百货生意的，我不用干什么活，有时也帮帮忙，没做过工。"

"哦，年轻时生活条件还不错啊。现在子孙都孝顺吗？"

"可孝顺了，现在儿媳妇照顾我日常生活，家庭和睦，哈哈！"老人又一阵开怀大笑。

"3个儿子很调皮吧，有骂过他们吗？"

"没有，她都不骂人的，哈哈！"老人的儿子笑着说。

"哦，那很难得啊，看来老人这辈子一直很顺遂，家庭和睦，生活开心啊！"我感叹道，"老人家，祝您永远开心健康！"

"好好！祝你健康长寿！"

在一片祥和欢乐的氛围中，我告别老人，前往下一站。

老人小『资』卡	姓名：文琼仙
	性别：女
	出生年月：1920 年 10 月
	民族：汉族
	户口登记地：茂名市茂南区

虔	太	本	忆	伴	连	欢	慢
豪	碌	身	境	硬	气	适	喜
	梦	和	动	便	纯	睡	贵	立
	依	爱	福	育	舍	绣	艺	俭

136　诀/开

开心，放得开，也许是寻觅这位109岁老人长寿秘诀的真正密钥。她从小就很苦，问她年轻时候干什么，她说很"惨"。她一定是一路苦过来的，但她说这辈子很乐，是共产党分田分地给她，才有今生。

第二站，同样是艾屋村委会艾屋村四队，曾秀玲老人的家，女性，109周岁。

"老人家，您好啊！我来看望您！"

"谢谢你！"老人很开朗，拉着我坐下聊天。

"老人家您高寿啊？"

"109岁了。"说着，老人还让家人拿身份证出来给我看，很开心很自豪。

"您有多少子孙啊？"

"生了2男4女，孙子女7人，曾孙5人，曾曾孙3人，人不少啊！"老人的家人答道。

"五代同堂，大家族啊！"我感叹。

老人听懂了，也在笑。

"老人家年轻时干什么活啊？"

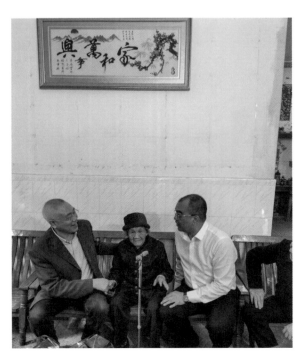

"很惨啊，一路苦过来，多亏共产党分田地给我种，才活下来啊，很感谢！"老人握着我的手，有些激动地说道。

"您现在身体怎么样啊？"

"还行啊，还能自己煮饭，做点家务。"家人答道。

"老人长寿的秘诀跟我们说说吧。"

"开心吧，凡事放得开，现在也不挑食，生活也能自理，挺好，挺满足的。"家人总结道。

"祝您健康长寿，我们争取下

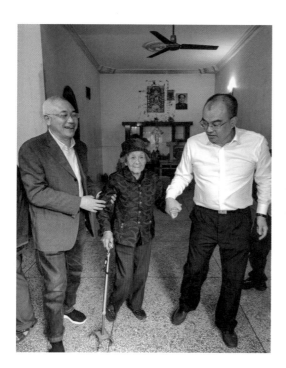

次人口普查再见啊！"

"多谢你们！"老人还起身送我们到门口，我赶忙搀扶着。

"没事，能走。"老人微笑着说，"祝你们都健康长寿！"

老人109岁高龄，思维如此清晰，走路非常轻松，实在让我感叹不已，也着实敬畏。

老人小『资』卡	姓名：曾秀玲
	性别：女
	出生年月：1911 年 3 月
	民族：汉族
	户口登记地：茂名市茂南区

梦　辣　　睡　贵
依　温　　暖　艺

137 诀/灿

灿烂人生，不因财富。恰恰相反，以自己调适开心的心态，去面对生活的各种挑战，化解困难，笑对现实，笑谈生活，赢得生命的浪漫。

第三站，我来到艾屋村委会和村八队柯少丽老人家里，女性，101周岁。

"老人家，我来看望您啊！"

"欢迎欢迎，快坐啊，谢谢你来！"老人笑容灿烂，拉我坐她旁边。

"老人家还记得什么时候嫁过来的吗？"

"不记得了。"老人摇摇头。

"她是隔壁村嫁过来的，7岁就成为童养媳了。"老人的家人补充道。

"老人生了几个子女啊！"

"生了2男2女，孙子女9人，曾孙8人，子孙满堂了，好大一家子人啊。"

"老人现在很幸福啊，难怪笑得很开心。"我说道，"老人年轻时干什么活啊？"

"种田耕地，能挑100多斤呢。年轻时爱劳动，老了还天天做家务。"家人

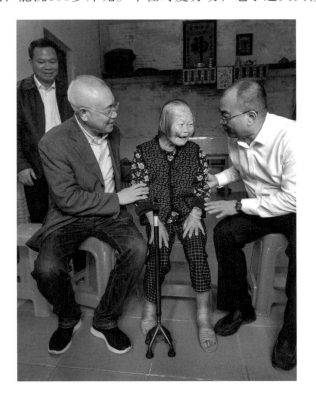

说道。

"哇，很厉害啊。"我赞叹道，"老人现在生活作息怎么样？"

"她中午不睡午觉的，晚上11点前睡，不吸烟不喝酒。"

"饮食怎么样？"

"比较清淡，爱吃水果蔬菜，喝牛奶。"

"老人长寿的秘诀是什么？"

"她从来不和家人、邻居争吵，不生气，修身养性，也不和人攀比，都是笑着面对困难。"

笑面困苦，拥抱灿烂人生。看，老人比很多人都活得通透。

老人小『资』卡	姓名：柯少丽
	性别：女
	出生年月：1919 年 7 月
	民族：汉族
	户口登记地：茂名市茂南区

礼	辣	逆					懒	开	灿
本	开	忍					定	鱼	随
瘦	珑	碌					穷	功	杂
温	贵	体					便	纯	睡

138 诀／鱼

老人家人说，爱吃鱼，多吃鱼，是老人百岁的秘诀。不仅爱吃，她年轻时还挑土挖鱼塘养鱼，最爱吃豆豉，有些重口味。

第四站，我来到大山岭村委会大山岭村张少平老人家里，女性，104周岁。

"老人家，还记得您什么时候结婚的吗？"我问道。

"15岁成亲。"老人的家人答道。

"有坐花轿吗？"我追问。

"有啊，连三日回门都是坐花轿回的。哈哈！"家人笑道。

"老人多大年纪生的孩子，有几个孩子啊？"

"20岁就生了，生了3男1女，1941年老伴儿去世，就独自抚养4个孩子长大成人，非常不容易。现在就剩一个孩子了，但是子孙还是很多，也是五代同堂。"家人说道。

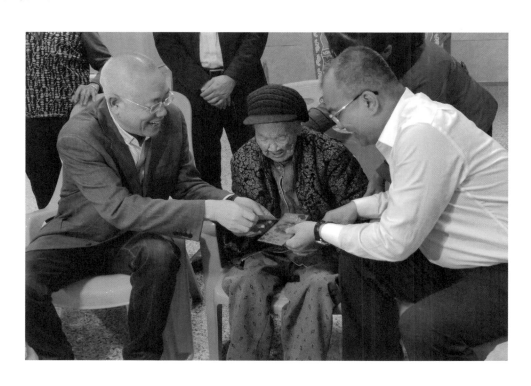

"很坚强的老人啊！现在饮食怎么样？"我又问。

"不挑食，一日三餐很规律。不抽烟不喝酒，基本就喝白开水。爱吃鱼，特别

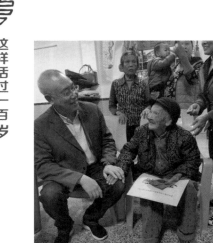

是豆豉蒸鱼，年轻时还挑土挖鱼塘养鱼呢。她长寿也许跟特别爱吃鱼有关啊！"家人笑着说道。

"嗯，鱼是好东西啊。"我说道，"老人年轻时干什么的？"

"辛苦干活，插田之类的农活。"家人答道。

我面向老人问道："老人家，这么多子孙，谁对您最好啊？"

老人看着周围的人，笑了笑，很快答道："每个都好！哈哈！"

"看看，老人思维多敏捷，一点儿也不糊涂！"我笑着说，在场的人也都笑了。

我起身告辞，老人还坚持把我送到大门口，对我说："谢谢！祝你也健康长寿。"

老人小『资』卡	姓名：张少平
	性别：女
	出生年月：1916 年 10 月
	民族：汉族
	户口登记地：茂名市茂南区

和　福　舍　梦

139　诀/薯

问这对百岁老人长寿的秘诀，他们异口同声回答，过去吃粥，里面没几粒米，主要吃番薯，靠它吃饭，长年累月如此。不过现在好了，有吃的了。

2021年1月6日，湛江，广东省现有百岁老人最多的地级市。在这里，我同湛江市统计局局长甘强一道看望9户10位百岁老人，其中，吴川市两户3位、坡头区两位、遂溪县5位。

第一站是吴川市，我来到长岐镇高辣村，拜访一对双百夫妇，何就珍、柯桂兰老人，都是104周岁。

"老人家好啊！我来看望您夫妇俩啊！"一进门，看到两位老人已经在客厅等着，我赶忙过去打招呼。

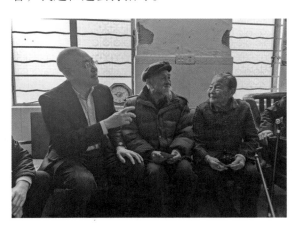

两位老人现在和长子一起居住，他也当起了我们之间的翻译。

"老人年轻时都干什么活？"我问道。

"爸爸耕田，有6~8亩地，种水稻、花生什么的，六七十岁还在耕田呢。妈妈会帮忙采摘花生之类的。爸爸以前也去过广州做点小生意。爸妈年轻时都很辛苦。"儿子说道。

"夫唱妇随，哈哈，老两口看来很恩爱啊！"

"是啊，感情可好了，生了3子2女，现在四代同堂，出了好几个大学生，儿孙常在身旁陪伴，挺幸福的。"儿子说道。

"妈妈有没有骂过你啊？"我笑着问老人的儿子。

"有啊，经常说我啊，哈哈，"儿子笑着说，"我是大儿子，男孩又很调皮，总被说。"

"老人生活作息怎么样？规律吗？"

"挺规律的，晚上八九点睡觉，早上8点起。吃饭也挺规律，不抽烟不喝酒，不怎么挑食。"

"一个家庭出现双百老人是很不容易，很难得的，有什么长寿秘诀吗？"我向两位老人询问道。

"爱吃番薯。"两位老人异口同声地说。

"以前日子苦，吃不饱，粥里都没有几粒米，主要是番薯。现在生活好了，什么都有得吃了。"儿子补充说道。

"祝二老身体健康，感谢对'七人普'的支持，我们下个人口普查再见啊！"

"哈哈，好啊，也谢谢你！"说着，二老还起身送我到门口。

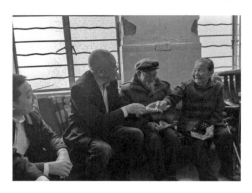
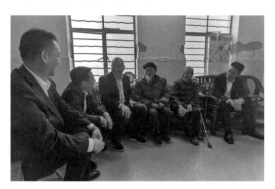

我正欲离开，看到屋里挂着毛主席的画像，说是已经挂了十几年了。两位老人以前日子苦，现在好了，全家都很感谢党感谢毛主席。老爷子虽然年纪大了，还很热心村中事务，言传身教，长子也热心公共事务，现在是村委会"两委"干部，一家子和和睦睦，羡煞旁人。

老人小『资』卡	姓名：何就珍
	性别：男
	出生年月：1916年2月
	民族：汉族
	户口登记地：湛江市吴川市

老人小『资』卡	姓名：柯桂兰
	性别：女
	出生年月：1916年7月
	民族：汉族
	户口登记地：湛江市吴川市

140 诀/医

一位乡村医生，从17岁开始，行医行善，为父老乡亲，把脉问诊至百岁，不收费。老人说，治病救人，就是长寿的秘诀。

吴川市的第二站，我来到梅录街道六区麓川街53号，拜访陈庆祥老人，男性，107周岁。

"老人家新年好啊，我来看望您了！"

"好好！谢谢！快坐下！"老人很是热情地将我拉到身边坐下。

"老人家生了几个孩子啊？"

"生了7个儿女，现在跟我一起住！"老人的二儿子说道，他也当起了我们的翻译。

"老人家身体还挺健康的！"

"是，身体挺好的，性格开朗乐观。平时生活都能自理，早上还会散散步。"

"饮食方面怎么样？"

"吃得也挺好的，喜欢粗茶淡饭，喝一点点酒，以前还抽烟，但是已经戒了好多年了。"

"老人年轻时干过什么活？"

"哈哈，当赤脚医生，邻里乡村给人看病，在吴川和化州还小有名气。"

"哈哈，这样啊，老人家帮我看看。"我笑着说道。

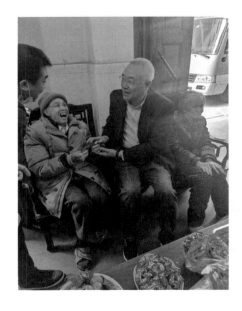

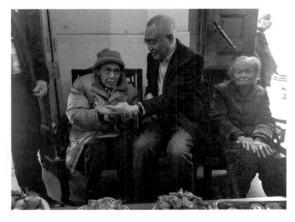

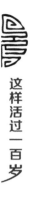

老人将手搭在我脉搏上，一改之前欢乐的笑容，神情立即严肃了起来。

望闻问切，片刻后，对我说："身体挺好的，脉搏很自然，继续保持。"

"哈哈，好好，谢谢您啊！"屋里一片欢声笑语。

"老人家，您保重身体，健康长寿啊！我们下次人口普查再见！"我起身告辞。

"祝你也健健康康的，再来啊！"

带着老人真诚的祝福，我一边走一边想，老人阅历丰富，17岁行医，见证过风雨飘摇的日寇侵略时期，经历过吃不饱穿不暖的旧社会，现在儿女事业有成，四代同堂，安享晚年。老人道，治病救人，也许这就是他长寿的秘诀。

老人小『资』卡	姓名：陈庆祥
	性别：男
	出生年月：1913 年 9 月
	民族：汉族
	户口登记地：湛江市吴川市

				究	暖	潮	辣	三
早	进	护	葆					
				平	情	方	戎	梦
俭	聪	依	爱					

141 诀/巧

针织衣帽，心灵手巧，还练脑，生命的另一种诠释。戴上百岁老人刚刚织成的帽子，有一种百年的穿越感。让她摸摸头，当地人说，可以扶正祛邪，美名在村头。

坡头区第一站，我来到塘博村委会郑屋岭村1号，拜访陈秀华老人，女性，103周岁。

"老人家里人很多啊，您生了多少孩子啊？"

"生了5个女儿，哈哈。"

老人现在由四女儿供养，她来帮忙翻译。

"老人多大年纪嫁人的？"

"20岁吧，现在五代同堂。"女儿说道。

"老人身体怎么样？"

"身体挺好的，都没有高血压，有些老人病，吃点药就行。生活都能自理，还能扫扫地，做做针线活。"女儿说道。

"是吗，能织给我看看吗？"

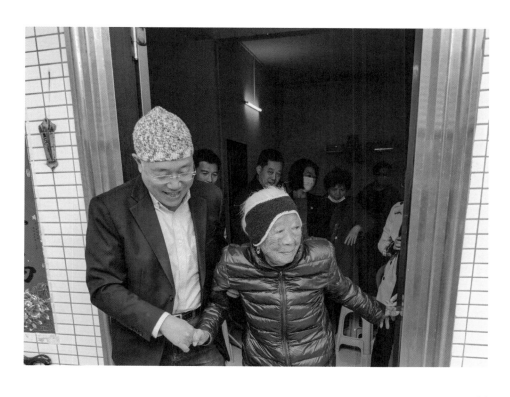

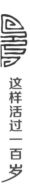
"当然可以。"说着，老人的女儿到屋里拿了针线，顺便拿出了老人的身份证给我看，而老人在一旁安静地织起来。

"妈妈还织了不少帽子呢。"女儿说着，转身到屋里拿出一袋帽子，真不少。

"你挑一个，送给你。"老人示意我挑一件喜欢的。

"谢谢您！"我挑了一件戴在头上，还挺合适，"老人家手真巧啊！"

"让妈妈摸摸你的头，当地说法，可以扶正祛邪，好多人都来让妈妈摸一下，哈哈。"女儿笑道。

闻言，老人腾出一只手来，摸着我的头，引来一阵欢笑。

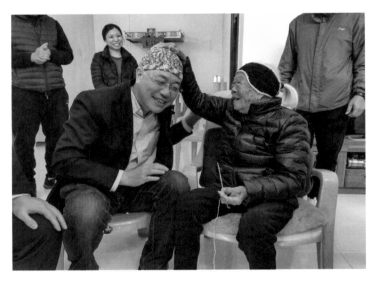

老人当真心灵手巧，戴上她刚刚织成的帽子，我仿佛穿越百年历史长河，感受到了生命的力量。针织衣帽，练手练脑，也许这就是老人的长寿之道。

老人小『资』卡	姓名：陈秀华
	性别：女
	出生年月：1917 年 8 月
	民族：汉族
	户口登记地：湛江市坡头区

142 诀/乐

看得出来，乐观、豁达、开朗，伴随这位百岁老人一辈子。吃喝无忌口，随时随地随乐，亦随喜，找不出他的忧愁烦恼。

坡头区第二站，我们来到麻新村委会黄屋村100号，拜访黄泽南老人，男性，102周岁。

"欢迎欢迎啊！"一进门，老人就大笑着招呼我坐到他身边，看得出来，老人非常乐观开朗。

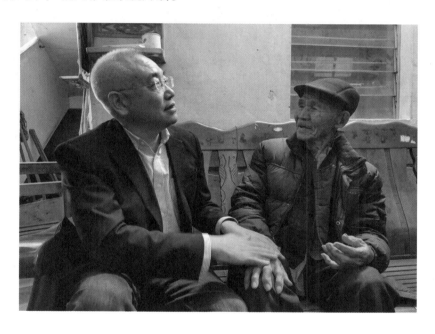

我刚一坐下，老人就反复在我耳边重复一句话："慢慢讲听得到。"

"他身体挺好的，说话没问题，表达得也很清晰，就是耳朵有点背了，要大点声慢慢说才行。"老人的儿子解释道。

"是啊，老人家看起来很健朗啊，年轻时干什么活？"

"下地干活，98岁还能赶牛犁地呢！"儿子说道。

"老人生活习惯怎么样？"

"大部分家务都能自己做，吃东西也不忌口，都能吃。家里儿女、孙辈、曾孙辈有48口人，周末过来看他，给他买鱼啊肉啊，他可高兴了。抽点水烟，偶尔喝点小酒，日子过得可开心呢。"

说着，老人拿出了水烟，给我现场演示。

"老人家健康长寿的秘诀是什么啊？"

"开心，大家都开开心心的，就能健康长寿。"儿子笑着对我说。老人也频频点头："嗯，开心就好，哈哈！"

是啊，老人家四代同堂，人丁兴旺还都很孝顺。老人得儿孙供养，老有所乐，开怀舒畅，无比幸福。

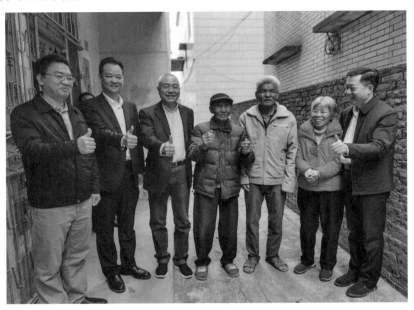

老人小『资』卡	姓名：黄泽南
	性别：男
	出生年月：1918 年 4 月
	民族：汉族
	户口登记地：湛江市坡头区

143 诀/粗

吃干饭，老人粗茶淡饭，活百岁。她的百岁人生很苦，早年丧偶，与儿子相依为命，共同面对困难，心态好、开心，希望大家明年再来看她。

2021年1月6日，下午，遂溪县第一站，我来到遂城镇湛川居委会东山园村，拜访陈玉英老人，女性，102周岁。

"老人家您好！我来看望您！"我快步走过去，坐在老人身旁。

"好好！谢谢！"老人笑着，一边握着我的手，一边拍着胸脯说，"我心领了！"

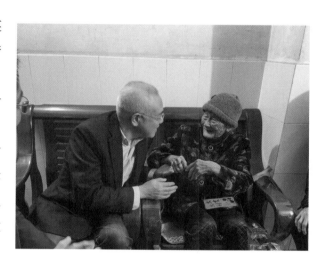

"老人家身体怎么样？饮食还行吗？"

"还可以，能半自理。平时喜欢散散步，吃得也挺有规律的，鱼、虾、白饭都行。"老人说梅州话，她的两个儿子帮忙做翻译。

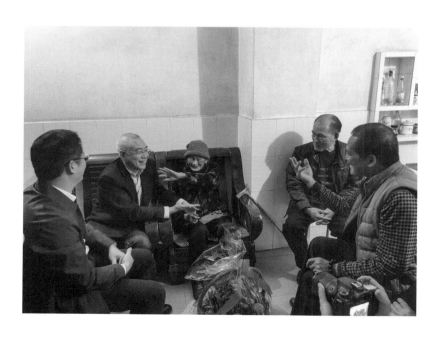

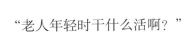

"老人年轻时干什么活啊？"

"干农活。爸爸走得很早，妈妈拉扯我们长大，相依为命，日子很辛苦。"儿子说，"不过现在好了，四代同堂，她走出去，大家都围着打招呼拍照，可拉风了。你们今天来看她，她可高兴了！哈哈！"

祖屋内，欢声笑语一片。

"老人生活习惯怎么样？"

"可爱干净了，一年四季用热水洗脚，现在也用热水擦身体，哈哈！"儿子笑着说。

"老人长寿的秘诀是什么？"

"粗茶淡饭吧，虽然以前日子很苦，但是心态挺好，都熬过来了。"儿子想了一会儿说道。

"嗯，笑对人生苦难，方得百岁之道啊。"我说道，"老人家，祝您健康长寿啊！"

"好，有人来看我，我高兴，再来啊！"老人很是欣慰地送我们离开，带着依依不舍。

老人小『资』卡	姓名：陈玉英
	性别：女
	出生年月：1918 年 6 月
	民族：汉族
	户口登记地：湛江市遂溪县

144 诀/律

百寿之诀 律

二〇二一年一月六日

湛江市遂溪县遂城镇

起居饮食很有规律，也很自觉，是对自身生命的最好守护。老人什么都吃，有什么吃什么，不挑不拣，隔夜菜也吃，在适应性中练就顽强生命。

遂溪县第二站，我来到遂城镇城东居委会中间岭村二队42号，拜访郑氏老人，女性，100周岁。

"老人家，我来看望您！您身体怎么样啊？"

"挺好挺好！"老人一边笑着一边说，非常可爱。

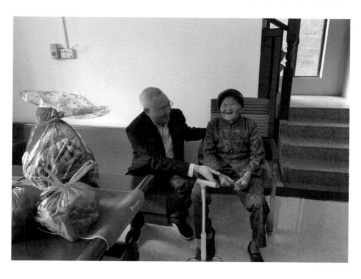

"妈妈身体挺好的，听说都行，精神也很好。平时还会出去捡捡瓶子卖。"老人的小儿媳补充说道。

老人说雷州话，她的小儿媳妇当起了我们的翻译。

"老人吃得怎么样？"

"不挑食，也不忌口，什么都吃，隔夜的饭菜也能吃，鱼皮、虾皮之类的比较爱吃，偶尔想吃什么就叫我买。"小儿媳妇笑着说。

"那你会不会有些抱怨啊？照顾老人很辛苦的。"我笑着问道。

"不会，孝敬老人应该的嘛！"小儿媳妇很坚定地说道。

正说着，老人拿出了自己的身份证，一边让我看，一边自言自语道："100岁喽！"

"老人家您健康长寿啊，这只是起点啊，照顾好自己的身体，继续努力，下次人口普查我们还来看您！"我握着老人的手笑着说。

"好啊，好啊！"老人也紧紧握着我的手，用力地点头说道。

"老人长寿的秘诀是什么？我们也好学习学习，哈哈！"我继续问道。

"生活有规律吧，早睡早起，一般都能睡10小时左右，吃饭也很规律，心态也好。"小儿媳妇想了想，说道。

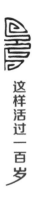

　　"老人家，向您学习！别忘了，下次人口普查我们再来看您！"我们告别郑婆婆，前往下一站。

老人小『资』卡	姓名：郑氏
	性别：女
	出生年月：1920 年 8 月
	民族：汉族
	户口登记地：湛江市遂溪县

145 诀/孝

孝敬父母，是老人家的另一生命屏障。儿子放弃在外地务工，自愿回家养鸡数千只。一边养鸡，一边孝顺老父亲，倾听老人纵古论今，记忆犹新，叙说历朝历代帝王将相，娓娓而谈。

百寿之诀 孝

湛江市遂溪县遂城镇

二〇二一年一月六日

遂溪县第三站，我来到遂城镇附城村委会新桥村，拜访黄泉老人，男性，100周岁。

"您好啊，我来看望您！"我笑着和已经坐着院子里的老人打招呼。

"爸爸耳朵有点背，要靠很近才能听得到。"老人的大儿子向我解释道。

老人育有2男4女，4个女儿均已出嫁，两个儿子也已分居生活，老伴儿4年前去世，现在跟随大儿子生活。

"我原来在外打工，做水泥工，现在不做了，回来照顾老人。"大儿子解释道。

"就是为照顾老人才回来的吗？"我问道。

"是啊，我现在在家里养鸡，有时几百只，有时上千只，卖完了就接着养。"

"好难得啊，是孝子。"我赞叹道。

"呵呵。"大儿子略显腼腆地笑着，"长子嘛，照顾老人是应该的，爸爸对我最好，最疼我，从来没有批评过我。"

"老人现在的身体状况怎么样？"

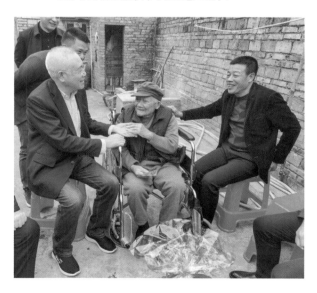

"内脏还挺好，腿不行了，痛风，出入坐轮椅，不太能自理。其实去年还能走，今年不行了，吃得也少了一些，主要是吃粥。因为不能走了，所以睡得也多了一些。"

"老人年轻时干什么？"

"年轻时拉牛车送货，走村串户，做点小生意，赚工分换口粮。"

我和大儿子正聊着，老人拉着我开始说："盘古开天地，三皇五帝……"

"这是在跟您说历史呢，他没上过学，在门口旁听过，知道的还不少，哈哈。"大儿子解释道。

从朝代更替讲到四大发明，老人娓娓道来，很有条理也很健谈，我不由得竖起大拇指，老人很开心地笑了。

老人百岁高龄，儿子也已至花甲之年，父慈子孝，羡煞旁人。

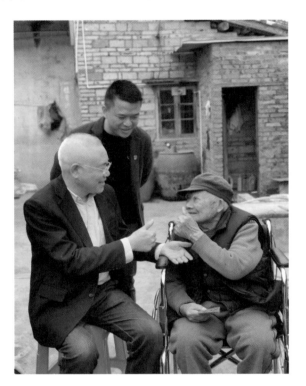

老人小『资』卡	姓名：黄泉
	性别：男
	出生年月：1920 年 1 月
	民族：汉族
	户口登记地：湛江市遂溪县

146 诀/劳

劳动，耕地，农村老人对此一点也不陌生。他们从劳作中汲取生命的意义，既珍惜亲人家人，也感谢党和政府的关心关怀。

遂溪县第四站，我们来到遂城镇西溪村委会西溪下村，拜访邹后昌老人，女性，103周岁。

我一进门，老人家就笑得很开心地招呼我坐下。

"老人家很喜欢笑啊！"我说道。

"是啊，你们来看她，她可开心了。"老人的孙媳妇说道，她来帮我们翻译。

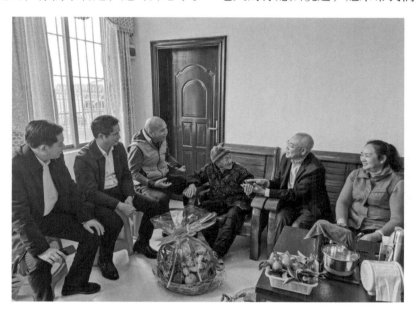

"老人家年轻时干什么活？"

"下地干活，种水稻、干农活。"

"老人家现在身体怎么样？"

"听力和视力都很好，平时可以自己搞卫生，生活基本可以自理，不怎么发脾气，心态很好。100岁了还能砍柴呢，哈哈。"

"那真不错，吃得怎么样？"

"不挑食，爱喝排骨汤，爱吃海鲜、沙虫粥、红薯之类的。"

"老人长寿的秘诀是什么？"

"劳动吧，一直在地里干农活，长年累月地干活，身体锻炼得比较好。"

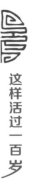

"老人生了几个子女啊？"

"生了6个儿女，孩子们大概半个月回来看她一次。每年生日，家里人都会聚在一起给她过生日，她挺高兴也挺珍惜现在的好生活。"

"要感谢党和政府的关心啊！"孙媳妇正说着，老人突然很有感慨地说了出来，肺腑之言。

"是啊，老人经常说，都是党和政府的关心关怀，日子才越过越好啊！"

"嗯，看得出来，老人家一直辛苦劳动，很珍惜也很感恩现在的生活！"

临别时，老人提议合影留念，我们相约下一次人口普查再见！

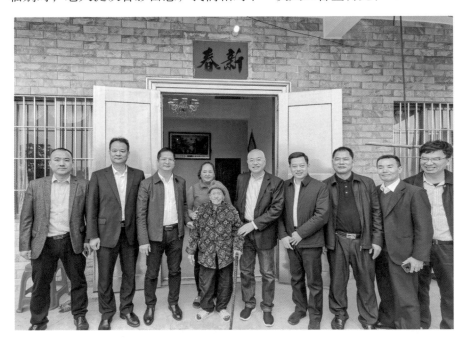

老人小『资』卡	姓名：邹后昌
	性别：女
	出生年月：1917年9月
	民族：汉族
	户口登记地：湛江市遂溪县

147 诀/汤

煲汤，喝汤。喝鸡汤、鸭汤和骨头汤，以汤养生，长长久久，笑傲人生。

遂溪县第五站，也是湛江市探寻百岁之密的最后一站，我来到遂城镇边塘村委会永华村，拜访陈氏老人，女性，102周岁。

我们到时，老人正和孙媳妇在厨房里做晚饭，听说我过来看望她，马上放下手里的活，往院子里走。我连忙过去搀扶着她，一起到院子里坐下。

"老人家年轻时干什么活啊？"我问道。

"务农，全家都干农活的。"老人不会说普通话，她的孙子帮忙翻译。

"还记得您什么时候出嫁的吗？"

"呵呵，不记得喽！"老人笑着，摆摆手说。

"您生了几个孩子啊？"

"生了两个儿子，现在五代同堂了，跟着孙子和孙媳妇一起生活。"老人很欣慰地对我说道。

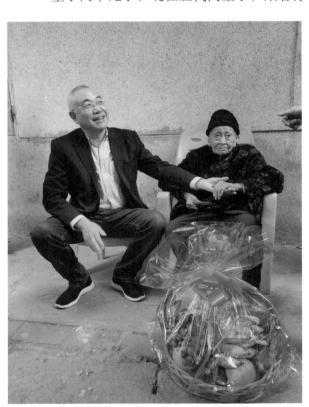

"您身体怎么样啊？"

"挺好的，吃得好，睡得也好，哈哈。"老人笑道。

"能吃多少啊？"

"两碗稀饭吧，三餐都很正常有规律，也不忌口。"孙子说道。

"能睡多久啊？"

"睡眠还挺充足的，也很规律，一般晚上八九点睡，第二天早上七点半左右起床。"老人的孙子继续说道。

"老人长寿的秘诀是什么呢？我们也学习一下，哈哈！"我笑着问道。

"爱喝汤吧，每顿都喝汤，爱喝鱼肉汤、老鸭汤、鸡汤之类的。老人性格也好，脾气好，话也不多。"

"喝汤养人啊！"我说道，"老人娘家还有人在吧？相互之间还有往来吗？"

"有啊，娘家那边摆酒、有事情，我们这边都有人去帮忙照看，就是老人过去不太方便，也不敢让老人折腾，关系还挺好的。"孙子说道。

停留的时间差不多了，避免打扰老人家吃晚饭，我起身告辞。

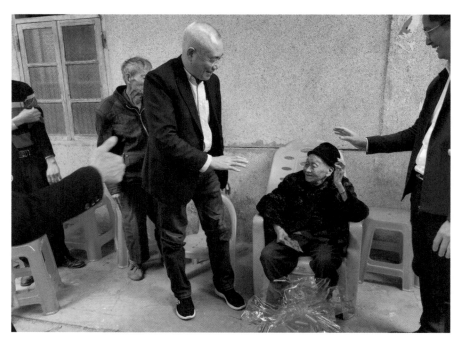

"祝您健健康康、长长久久啊，我们下次人口普查再见啊！"我向老人挥手说再见。

"好，你也健康长寿！"老人也向我挥手告别。

在一片温暖热闹的氛围下，我们结束了在湛江拜访百岁老人之旅。虽然这段行程已经走完，但留给我的思考仍将继续，希望下个十年，希望如所有老人所愿，我们仍能再见！

老人小『资』卡	姓名：陈氏
	性别：女
	出生年月：1918 年 6 月
	民族：汉族
	户口登记地：湛江市遂溪县

148 诀/粗

孩子才1岁，老公就离世了。粗茶淡饭的人生，吃地瓜、芋头，当过营业员、服务员，躲过日本鬼子，笑对人生，开心生活。

2021年1月14日早晨，我浏览了上午的工作安排，没有省委省政府的大项活动，临时起意，匆匆奔赴花都区拜访百岁老人。

千年商都广州从一夜的沉睡中缓缓苏醒，沐浴着晨曦，车辆在高速上一路向北，路基旁的异木棉芳蕊吐露，炽烈娇艳。

沿着蜿蜒曲折的天马河堤，穿过拔地而起的高铁桥墩，到达花都区秀全街乐同村古塘一队，住在这里的老人叫李好，100岁，是位女性。

步入李老的家，这是一间简陋的村屋，厅堂不大，四壁用水泥潦草粉刷，北侧摆放了木床，铝合金的窗边悬挂着一顶竹编斗笠。

李老端坐在深棕色的雕花木椅上，头戴一顶紫色毛线帽，帽檐有些许陈旧脱线，身着一件褐色棉服，腿上盖着条厚厚的天鹅绒毛毯御寒，脚边还支着一台热气烘烘的电暖炉。她面部轮廓饱满，脸颊有细碎的斑点，皱纹稀疏而浅薄。

"阿婆，我们来看望您啦！"我热情地迎上去，紧紧握住老人家的手，她的手很光滑柔软，丝毫没有历经百年风霜后的粗糙干裂。

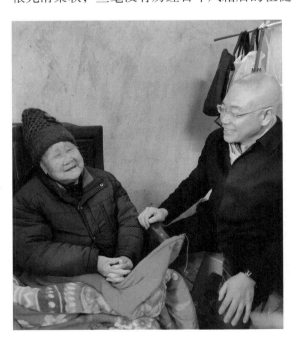

"你们坐呀。"李老招呼我们坐下。

我见李老说一口地道的粤语，不禁发问："老人家，您是本村土生土长的吗？"

"她听不懂普通话，我是她孙子，我来翻译吧。"一侧的中年男子说道，"奶奶是从雅瑶嫁过来的。"

"雅瑶也是在花都吗？"

"是啊，雅瑶村现在隶属于花都区新雅街道。"旁边的花都区常务副区长罗干政说道。

"老人家，您嫁过来的时候有没

有坐花轿啊？"我逗趣地问。

老人听完这个问题，带着几分傲娇笑了笑，用粤语饶有兴致地回答："有两抬花轿来接我呢。"

"老人家，您有几个子女啊？"我追问。

"奶奶生育了一子一女，她这辈子比较清苦，爷爷在我爸爸才1岁的时候就过世了。奶奶拉扯两个孩子长大，非常不容易。"老人的孙子用生涩蹩脚的普通话动情地说。

"您的子女多大了啊？"我扭头问老人的孙子。

"我的儿子20多岁了，我们家现在是四代同堂。"

"老人家，您以前是做什么工作的？"我继续追问。

李老听到这个问题，立马敞开了话匣子："我1949年去广州打工，在黄埔区鱼珠百货公司做过营业员，在鱼珠茶楼做过服务员，在鱼珠一待就是十几年，退休后才返回花都。"李老停顿了须臾，整理了一下思绪，继续得意洋洋侃侃而谈，"我退休后还帮人照看小孩，当时照顾一个孩子一个月10块钱，我一个人照顾4个孩子，一个月就有40块钱。"

我继续问："那您有没有下地干过农活？"

李老摆了摆手说道："从没耕过田地。"

"老人家现在一日三餐吃得怎样呢？"

一旁的孙媳妇爽快地回答："奶奶对吃没有什么讲究，一直粗茶淡饭，她喜欢吃粗粮，像地瓜芋头这些几乎每天都吃。"

我环顾了一周，床榻边一个隐秘的角落里，安安静静地摆放着一堆新鲜地瓜和芋头，表皮上还裹着一层湿润的泥土。

"老人家，您坐过飞机吗？"我继续问。

李老听罢，无奈地摇摇头说："我坐火车晕车，去天字码头坐游船晕船，更别提坐飞机了，没坐过也不敢坐。"

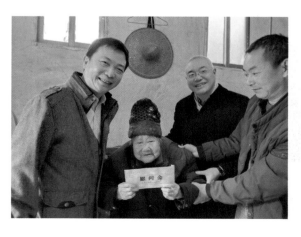

"老人家，您长寿的秘诀是什么？"我虔诚地问出心底一直探寻的问题。

"有退休金，心态好，吃粗粮，易满足。"老人乐呵呵地说。

和李老叙话家常时，发觉她记忆力很好，尤其是年幼时的事情她记得很清楚。她用流畅的粤语，反复念叨日本人入侵时，她们是如何躲避逃难的，好像那一段颠沛流离的岁月，并没有因为时间的冲刷而磨灭。

临别之际，李老频频向我们点头致谢，她双手合十，依依惜别。屋外京广线上的高铁急速飞驰，如弩箭离弦，转瞬即逝，只留下一阵机车轰鸣。

老人小『资』卡	姓名：李好
	性别：女
	出生年月：1920 年 9 月
	民族：汉族
	户口登记地：广州市花都区

百寿之诀 农

广州市花都区秀全街道

二〇二一年一月十四日

149 诀/农

农民出身，来自农村。务农，下地干活，插秧种菜，养牛耕地，喂鸡养鸭，不亦乐乎。一口湘音，告诉大家，务农是百岁秘诀。

作别李老，我们赶赴花都区秀全街道雅宝社区，居住在这里的老人叫黎凤英，100岁，是位女性。

走进黎老的家，这是一间充满国风古韵装潢的商品房，实木置物架上错落有致地摆放着陶瓷花瓶、紫砂茶壶、根雕摆件、古玩玉器等物件。电视墙上方四平八稳地装裱着一幅苍劲有力、气势恢宏的字画；下方一株蝴蝶兰娇柔欲滴，纤裳玉立，一阵暗香涌动。

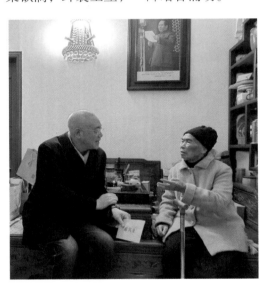

黎老身穿一件鹅黄色的绒衣，头戴一顶暗红色毛线帽，拄着一杆拐杖，立在厅堂中间笑脸盈盈地迎接我们："欢迎你们，祝你们身体健康啊！"

我连忙上前去扶她坐下，她端坐在古色古香的罗汉床一侧，我坐在另一侧。罗汉床上方悬挂着一幅毛主席在开国大典上的油画，华美的琉璃灯里透射出柔和的光线，映衬得毛主席的脸庞栩栩如生。

"老人家，您是哪里人啊？"我不禁问。

"我是湖南郴州人，生长在东江水库边。"老人一口湘音，浓郁厚重。

"那您是什么时候来花都的呀？"我追问。

"我90多岁才来花都。"

"那也算是新广州人啦！"我逗趣地说，"您有几个子女呢？"

"我生育了两子两女，有一个女儿……"老人欲言又止，有些许凝噎。

我拍了拍黎老的肩膀，安慰了她一下，让她从悲伤的情绪中抽离出来："老人家，现在是谁在照顾您啊？"

黎老很快平复了心情，用抑扬顿挫、韵味十足的湘音说道："我和我的儿子住在这里，都是他照顾我，他现在在上班，需不需要打电话让他回来啊？"

"不打扰他了。"我笑着拒绝，随即话锋一转，"您以前是做什么工作啊？"

"什么工作？"黎老念叨了一遍我的问题，然后掷地有声地回答，"我是一个农民，干了一辈子农活，务农就是我的工作。"

见黎老思路清晰，反应敏捷，我不禁问道："老人家，您以前读过书吗？"

黎老有些腼腆地说："我没有上过学，不认识字。"随后，黎老开始绘声绘色地讲述曾经省下读书的费用买水牛养家的故事。

"我虽然没有读过书，但是我一直要求我的儿女们刻苦读书，以前我用匡衡凿壁借光的故事教育他们，勉励他们。"黎老目光如炬、语气坚定地说。

我内心钦佩不已，虽然老人平生不识一字，但是她养儿育女、重视教育、勤劳淳朴、任劳任怨，是拥有大智慧和大格局的。

"老人家，您长寿的秘诀是什么呀？"我诚恳地发问。

黎老思索了片刻，笃定地回答："我是劳动者出身，能这么长寿，就是务农务得好，不务农没有这么长寿。"

看来，我一直苦苦探寻的长寿秘诀，竟然如此简单纯粹，它蕴藏在广袤辽阔的山川大地、田野庄稼里，蕴藏在日出而作日落而息的辛勤耕耘中，蕴藏在千千万万脊背向天、脸朝黄土的劳动人民的灵魂深处。

临别之际，我们把慰问品和慰问金交到黎老手里，我殷切叮嘱她注意身体，她饱含深情地说："谢谢这么多高级首长来看望我，祝大家长命百岁！"

从黎老家出来，已是中午12点，冬日午间炽烈的霞光在天空绽放、燃烧，璀璨夺目得让人睁不开眼睛，就像中国6亿农民一样，他们朴素而平凡，伟大而耀眼。

老人小『资』卡	姓名：黎凤英
	性别：女
	出生年月：1920 年 12 月
	民族：汉族
	户口登记地：广州市花都区

150　诀/劳

以劳延寿。一个老水泥厂老职工，在传统乡镇工业搬石头，练就了好身板，养成了乐观向上的性格，开心地生人，愉悦地生活。

今日拜访的第三位老人吴少英，居住在新华街道新华路194号，102岁，是位女性。

车辆在一片铺满碎石子的空地上停驻，空地上种有低矮的木瓜树，枝干缀有青油油的幼果，树底杂草丛生，略显萧条颓败。一栋老旧的混砖结构宿舍楼映入眼帘，外墙翻刷以黄漆。我们沿着狭窄逼仄的楼道爬上4楼，进入吴老的家。

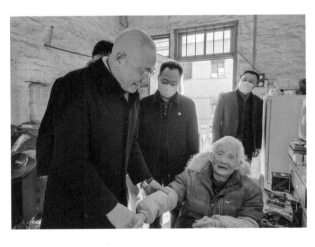

老人的家十分简陋，墙皮裸露脱落且沾满灰尘，房间不大却七零八散堆满了杂物。机身厚重的老式电视机里，播放着粤语节目。一张大圆桌摆在客厅中央，其上零零散散放着各种瓶瓶罐罐。

吴老倚在圆桌边，慢慢吞吞嗑着瓜子，手边理出了一堆瓜子壳。

"老人家，我们来看望您啦！"我在吴老身旁坐下，握了握她的肩膀。她身穿红色羽绒服，戴着格纹袖套，一头白发如雪般锃亮。

吴老端起一盏瓷缸，示意我们饮茶。我瞥了一眼这个瓷缸，杯身掉漆、杯口脱瓷，内里装着半杯褐色茶水，泡着枸杞和酸叶草。

"这是您自己调制的养生茶吗？"我不禁问。

"是啊，这是我母亲自己搭配的。"旁侧老人的儿子说道。

"老人家，您有几个子女啊？"

"膝下4个子女，两儿两女，儿女轮流照顾我。"吴老回答。

我感叹地说："有儿有女好福气啊！您多大年纪了？"

"我身份证上是102岁，实际上是107岁。"吴老泰然自若地回答。

我不由得竖起了大拇指："您年轻时从事什么工作呢？"

"我母亲是工人出身，一辈子在水泥厂工作，年轻时在厂里搬运石头，这个房屋就是水泥厂的职工宿舍。"老人的儿子说。

"那老人家现在是有退休金的吧？"我继续问。

"是啊，一个月退休金4000多元，还有300元的长寿金，逢年过节街道社区都会过来慰问。"老人的儿子心满意足地回答。

"老人家现在身体怎么样呢？"我追问。

"我母亲没有什么基础疾病，身体一直挺好的，她93岁那年，我还带她去北京登过长城呢！这几年有点高血压，每天吃半粒降压药。"儿子如数家珍般说道。

这时，吴老缓缓抬起手臂，目光扫射了一圈眼前的众人，慢条斯理低声说道："我都不认识你们哦！"

一番举动让大家忍俊不禁，于是，社区的工作人员开始逐个介绍："这位是省厅的领导，这位是市里的领导……"

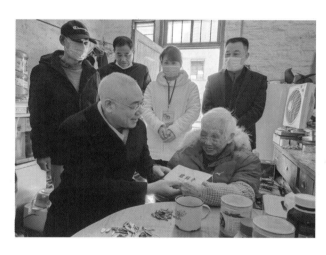

吴老听完介绍，端起圆桌上的瓷杯，再一次敬茶给我们，枸杞的甘甜和酸草叶的青涩混杂着浓郁的水汽扑鼻而来，让人神清气爽。

和吴老家长里短闲聊了半晌，我们准备起身离开。吴老依依不舍地说："走这么快干吗？再坐一会儿！"

我轻抚了老人如雪的白发，她的头发茂密蓬松，细腻柔软，丝丝分明，银亮顺滑。

我仿佛看到彼时正值壮年，她用瘦弱的身躯扛起沉甸甸的石头，扛起一袋袋成型的水泥，扛起艰辛不易的生活。她的头发和身板沾满灰尘，蓬头垢面地在污泥浊水中深一脚浅一脚地劳动。也正是这日复一日、枯燥乏味的劳动，让吴老褪去世间俗窠表皮的尘埃，收获生命幸福的真谛。

老人小『资』卡	姓名：吴少英
	性别：女
	出生年月：1918 年 11 月
	民族：汉族
	户口登记地：广州市花都区

				顺	乐	芳	淡			
				早	进	护	葆			
				苦	懒	开	灿			
				慈	定	鱼	随			

151　诀/书

出身富有人家，书香门第。上过6年学，有两个书童。识字，能读报看报，感悟人生哲理。

告别吴老的家，我们风尘仆仆前往今日拜访的最后一站，新华街道培英路，居住在这里的老人叫余秀金，100岁，是位女性。

余老的家在一楼，走进明亮的客厅，一侧墙脚齐整地摆满了生机盎然的绿萝，墙壁中央矗立着一座一人来高的棕红色的实木神龛，内里挂满吉福，香火缭绕。

"老人家，我们来看望您啦！"社区的工作人员热情洋溢地说。

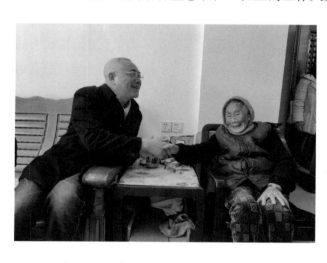

余老坐在一把有点掉漆的木椅上，她的头用灰色粗针织围巾包裹着，只露出一张堆满笑容和皱纹的脸，几缕银发不那么乖巧地从毛线缝隙里窜出来。她穿着褐色菱格纹的羽绒马甲，内里套了黑色灯芯绒底衫，手上戴了一只碧青的翡翠镯子、一条朱砂红的琉璃手链。

见我进屋，余老兴奋地拉着我的手，我也轻轻拍了拍她的手背，笑容可掬地问："老人家，您是哪里人啊？"

余老能听懂普通话，她气定神闲地回答："我祖籍广东台山。"

"您有几个子女呢？"

"我生了两儿两女，现在是我的儿子照顾我。"余老不慌不忙地说着，顺手指了指身边的儿子。

我转过头问老人的儿子："您多大年纪了？添孙子没有？"

"我60多岁了，没有结婚。但是我姐姐的孙子都20多岁了。"

"那你们家也是四代同堂了。"我喃喃地说。

"老人家，您什么时候嫁人的啊？"我好奇地问。

余老听罢我这个问题，神态忸怩，浅笑盈盈，她羞涩地用手捂住嘴，仰着头寻思片刻，然后轻声回应："不记得了哦，好像是打日本仔时结的婚。"

我继续追问："您以前是做什么工作的呀？"

"我是水泥厂的职工，年轻时一直挑水泥挑石头，干的都是体力活。"

"您以前读过书吗？"

余老用手比画了个"六"，轻描淡写地说："我年幼时读过6年书，当时还有两个书童伴读。"

我讶异地说："那个年代有书童伴读，那你们家是大户人家，书香门第呀。"

"唉，日本仔入侵，把国家搞乱了，我们家族也没落了。我憎恶日本仔。"余老义正词严地说。

我不免感慨，无情的战争撕裂了太平盛世，打碎了老人原本宁静安逸的生活，让一个文质彬彬、弱柳扶风的大家闺秀开始颠沛流离的生活，为了生计奔波劳碌。从衣食无忧的千金小姐，到肩扛百担的工人，这个际遇落差着实巨大。

"我妈妈现在还能读书看报，而且不用戴老花镜。"老人儿子的一席话打断了我的思绪。

彼时，我从茶几上拿起一张报纸，指着大标题，让余老诵读。余老用台州土话细腻轻柔地读了出来。我又指着正文中一段方正娟秀的小字，余老依旧不假思索地用颇有腔调的台州土话一字一句地读了出来。

这番举动引来众人啧啧称赞，余老虽然已过期颐之年，但仍然耳聪目明，心如明镜。

"老人家，您坐过飞机吗？"我继续问。

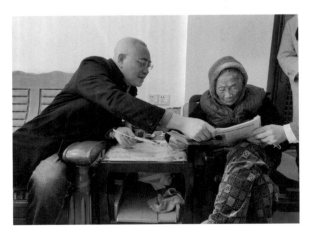

"没有坐过飞机，我去到最远的地方就是香港和澳门，前年我儿子开车带我过去的。"余老回答。

"您最喜欢吃什么呢？"

"我吃得比较随意，没有什么特别讲究的，比较中意吃排骨，我自己还能出街买菜呢。"余老乐呵呵地回答。

一阵畅聊之后，我把慰问品和慰问金交给余老，殷切地说："老人家，祝您福寿绵长，希望下一次人口普查时，我们再相聚！"

回程的车上，我的内心久久不能平复。"粗缯大布裹生涯，腹有诗书气自华"，大抵就是余老真实的人生写照。百年光景，有高门大户、锦衣玉食，亦有繁华看尽、沧海桑田。不管世事如何变迁、岁月如何流转，一个书字，让余老胸藏文墨、安之若素。

老人小『资』卡	姓名：余秀金
	性别：女
	出生年月：1920 年 5 月
	民族：汉族
	户口登记地：广州市花都区

百寿之诀　慢

二〇二二年一月二十六日

广州市增城区新塘镇圳口坊西街

152　诀/慢

过慢生活，慢条斯理，不温不火。老人过百岁了，一直是这样。很少生气，吃喝随意，待人接物，和气和睦，睡到自然醒，也许是另一长寿之道。

寒冬腊月，羊城依然阳光明媚，繁花似锦。今天，我在广州市统计局局长赖志鸿的陪同下，来到增城区新塘镇拜访百岁老人。车辆穿梭在新塘镇的街道时，可以看到不少牛仔服装门店和工厂，同行的赖局告诉我，新塘是全国最大的牛仔服装生产基地，最高峰的时候牛仔服产量占了全国的70%。如今牛仔服装产业面临产业转型升级和行业洗牌，很多小工厂已经关闭。

我要拜访的百岁老人钟柳银就住在坊西街的小巷里。钟柳银老人个子娇小，穿着深蓝碎花长袖上衣、深色布裤、紫色布鞋，打扮得整齐得体，眼睛炯炯有神，看起来十分有精气神，她自己还能拄着拐杖自由行走。我搀扶着老人在家门口坐下，开始了我们的聊家常。

钟柳银老人已经五代同堂，最大的孙女已经63岁，大孙女已经有两个孙子。大孙女告诉我们，她的母亲也就是老人的大女儿活到80多岁，前年由于摔了一跤就走了。

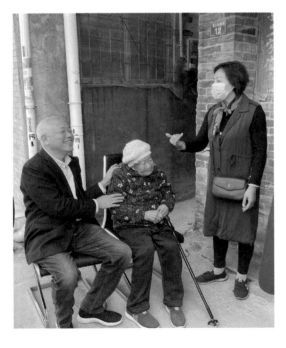

我坐在老人身边，近距离观察老人，老人脸颊气色还很红润。"老人家现在身体不错吧？"我问老人的大孙女。

"身体很好，身体各个器官都很好，没有什么毛病，眼神特别好，前几年还会赚钱呢！90多岁还在帮人家剪牛仔服的线头！"大孙女骄傲地说。

老人的眼睛看起来确实不一般，很有神，一点不像百岁老人。"老人家长寿有什么秘诀吗？"我问大孙女。

大孙女一听，不假思索地说：

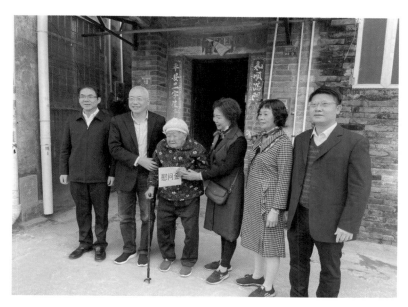

"心态好！外婆一生脾气都很好，很少生气，很少看到她担忧或是伤心，她也很少埋怨，吃喝方面也很随意，睡觉很好，每天睡到自然醒。"

据了解，老人家现在主要由保姆照顾，生活可以自理，洗澡吃饭都可以自己动手，女儿、孙女经常过来探望她。聊天中，老人话不多，但安详平静，说话也慢条斯理，从她平静的表情我们可以看出老人平和的心态。

当我们准备告辞的时候，老人最小的女儿也回来了，小女儿只有62岁，比大孙女还小1岁。女儿与孙女的真情陪伴，一家人和和睦睦，再加上老人与世无争的良好心态，这大概是老人长寿的原因吧。

老人小『资』卡	姓名：钟柳银
	性别：女
	出生年月：1918 年 5 月
	民族：汉族
	户口登记地：广州市增城区

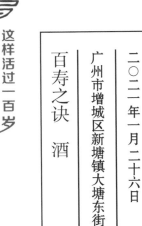

153　诀/酒

十几岁开始，这位祖传牙医，每餐喝一杯米酒。天天都喝，一喝喝了一百年。酒，促进血液循环，也促进经济循环，是一个现实版的双循环。

百寿之诀　酒

广州市增城区新塘镇大塘东街

二○二二年一月二十六日

刘杰英百岁老人住在大塘东街，老人住在二楼，因为腿脚不便，活动范围基本在二楼的小天地。我们一上楼，满头银发的刘杰英老人仿佛看到熟人一样，问儿子："是谁来看我了？"

儿子向我们解释，近几年经常有领导过来探望老人，老人以为是熟悉的人来看她，特别高兴。

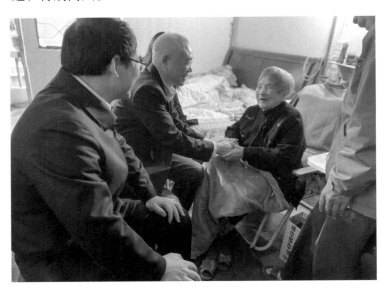

刘杰英老人是一名牙医，但并没有经过专业的医学培训，只是从小跟着父亲在诊所学习，从父辈学到了传承的技术。儿子说，母亲除了耳朵背，腿脚不便利，身体各方面都不错，胃口也很好。当我靠近老人的时候，我发现老人的皮肤光滑，不像其他百岁老人脸上布满皱纹，不禁惊讶百岁老人何以能有这么好的皮肤。

"我母亲很会保养的！"儿子笑着说。

"有什么养生的秘诀吗？"我问她儿子。

"秘诀就是喝酒，我母亲一直喜欢喝酒！"儿子指着旁边的玻璃橱柜，玻璃橱柜三层都放满了大大小小的酒瓶。"平时喜欢喝用药材泡的米酒！"

同行的人从橱柜里取出老人平时喝的酒和喝酒用的酒杯，我接过酒端详。"有当归、枸杞，都是好东西，怪不得皮肤这么好！"我赞叹道。

老人的儿子告诉我们，母亲年轻时候就喜欢喝酒，从十几岁就开始喝米酒，现在还保留每天喝酒的习惯，但主要喝药酒。"每天饭前喝一小杯，餐餐不漏，不多也不少。"儿子举着酒杯说。

"算起来足足喝了80多年啦，不简单！"我说着紧紧地握住老人的双手，老人的手厚重、温暖、有力。

刘杰英老人现在跟儿子住在一起，儿子照顾她的生活起居，也可以说是安享晚年了。聊天中，老人一直笑眯眯，心情很好，十分乐观开朗。适量的酒对身体各个方面的循环起了促进作用，老人的长寿百岁应该跟喝酒也有关系。

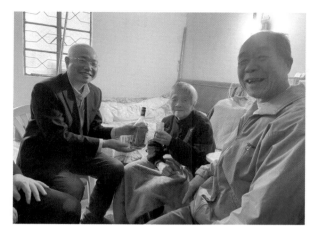

老人小『资』卡	姓名：刘杰英
	性别：女
	出生年月：1919 年 1 月
	民族：汉族
	户口登记地：广州市增城区

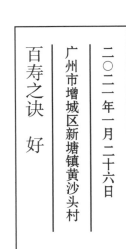

百寿之诀 好

二○二二年一月二十六日

广州市增城区新塘镇黄沙头村

154　诀/好

　　人好，心态好，心地善良，家人异口同声说出了老人的百岁秘诀。一个小丫鬟，留守一个清代小院，收养女儿，活到百岁。

　　走进陈玩琴老人住的老房子，眼前是一个别致的小天井，陈玩琴老人就坐在天井里，满头白发但精神矍铄，衣着整齐干净，脸上挂着浅浅的笑容，见到我们进屋来，陈玩琴老人很轻松地站了起来，热情地招呼我们坐下。

　　我们在小天井坐下，小天井冬暖夏凉，住起来特别舒服，据说老房子以前是清代大户人家的房子，灰土色的石砖留下岁月的痕迹，也见证了一个大家族的兴旺。

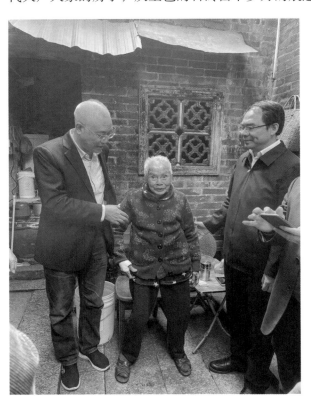

　　陈玩琴老人的女儿和两个双胞胎孙女非常热情，不停地招待我们坐下，邀请我们吃水果。从聊天中得知，陈玩琴的女儿已经70多岁，并非老人亲生的，而是老人30多岁时领养的孩子。说起老人，还有一段曲折不寻常的故事。陈玩琴十几岁就在大户人家做丫鬟，20多岁的时候名义上许配给了主人的一个儿子，后来主人全家移居美国，留下陈玩琴一个人看管老房子。陈玩琴信守对主人的承诺，终身没有再婚嫁，在这所老房子住了一辈子。

　　听完陈玩琴老人的故事，我不禁对眼前的百岁老人肃然起敬。老人的一生也算坎坷，所幸的是养女也重情重义，把老人照顾得无微不至，一对双胞胎孙女对老人也十分尊敬和关爱。

　　问起和她生活在一起的大孙女，外婆陈玩琴为什么能这么长寿？大孙女一时不知道怎么回答，表示外婆生活简朴，吃得很简单，要求也不高，都是粗茶淡饭，现在身体也很好！

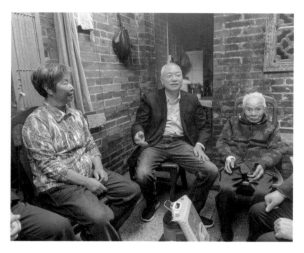

"外婆心好善的，经常做好事，也从来不和别人计较，心里坦荡、向善。"大孙女补充说道。

在屋子的客厅里，墙上挂满了以前主人的黑白照片以及老人现在一家的照片，虽然屋子的主人在美国已经完全失去联系，但这些保存完好的黑白照片永远留存在陈玩琴老人的记忆里。

终身不婚嫁，并与养女相依为命，俗话说："我养你长大，你陪我变老。"这句话在老人一家的身上得到了充分的诠释，这也正是我们这个时代需要传颂的家风之道。

老人小『资』卡	姓名：陈玩琴
	性别：女
	出生年月：1920 年 1 月
	民族：汉族
	户口登记地：广州市增城区

155 诀/调

调，生命长寿可调理。老人家74岁的儿子，给他母亲调配枸杞、小黑木耳、红枣、绞股蓝、黄芪5种中草药，还吃一粒生命丹，延年益寿。

钟银欢老人是上邵村唯一一位百岁老人，老人住的房子前有一块平地，平地上种了几棵果树。出来迎接我们的是老人的儿子，曾经当过村支部书记。儿子告诉我们，母亲现在正在床上休息，母亲每天特别喜欢睡觉，平时没有什么事情就喜欢在床上躺着休息。

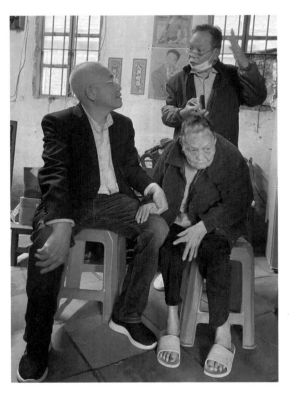

儿子进屋把老人搀扶出来，我扶着老人坐在客厅的椅子上，老人因为驼背，头一直低着，头发还很乌黑，并没有太多白发，精神也不错。

钟银欢老人已经四代同堂，现在跟儿子住在一起，生活简单平实。老人年轻的时候在家务农，是从东莞一个小村子嫁过来新塘的。"东莞就在隔壁不远，以前从东莞坐船就可以到新塘镇，那个年代的人都是种地下田，还有许多家务杂事，生活很苦的。"儿子说道。

聊天中我们得知，儿子非常懂得照顾母亲，注重为母亲调理身体，给母亲调配枸杞、小黑木耳、红枣、绞股蓝、黄芪5种中草药，除此之外，近两年老人每天还吃一粒生命丹。

在儿子的调理下，母亲身体健康。"我很了解我母亲的身体状况，平时她身体有什么小毛病都是我调理好的。"儿子一边说，一边拿出平时给母亲调理身体的药材给我们看，"现在老人家就是耳朵背，说话声音小了听不见，但眼睛好使，脑子也清醒。"

"谁都有老的时候，老人一辈子都在为儿女操劳，现在照顾好老人，是我这个儿子应该做的。"儿子的一番话令我们感动，儿子精心调养母亲身体，让母亲得以延年益寿，这种孝道值得传承。都说养儿防老，这在老人的儿子身上得到了充分的体现。

老人小『资』卡	姓名：钟银欢
	性别：女
	出生年月：1920 年 7 月
	民族：汉族
	户口登记地：广州市增城区

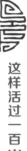
百寿之诀　净

广州市增城区新塘镇树德街

二〇二二年一月二十六日

156　诀/净

净，活得干净，生命无限。老人夏季一天洗两次澡，冬季洗一次。生活态度也干净，订报读报，不亦乐乎。上百岁，脱尘浮，去尘埃，离尘嚣。

102岁的李银安老人住在一楼，屋内面积不大，但收拾得干净整洁。老人正坐在靠椅上专注地看《广州日报》。细心的儿子还在老人看报的位置上安装了一盏大灯，方便老人看书或报纸。

李银安老人没有戴眼镜，我很惊讶老人的视力如此之好，特意考考眼前的百岁老人，指着报纸上的字，问道："这么小的字也看得到吗？这是什么字？"

"中国共产党""十三届人大四次会议"，最近全省正在开两会，报纸上都是两会的消息，老人不仅吐字清晰，字也认得准。

"眼神好！不容易！"同行的人都夸奖道。

儿子告诉我们，老人不喜欢看电视，喜欢看报纸，平时就专门给她订了《广州日报》。"她看报不用戴眼镜，看得一清二楚，只是耳朵不太灵。"老人的儿子已经82岁，虽然满头银发，但脸色红润，身材还有点发福，看起来就像50多岁的人。

李银安老人见到我们的时候，用手指不停地指着，一问原来老人在数数，想知道我们一行有多少人。"10个人。"老人数了两遍，感觉已经数清楚了，十分有把握地说。我们一行共10个人，可见老人头脑清楚、思维清晰。

闲聊中，老人自顾自地继续看报纸，仿佛我们的到来跟她没有丝毫关系，百岁

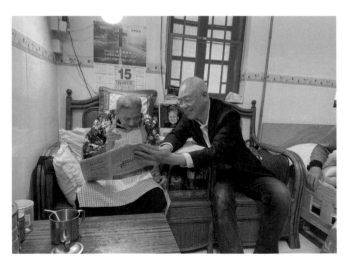

老人的超脱令人感叹。当我们让她猜猜同行的增城区常务副区长的年龄时，老人想了想："20多岁！"我们听了都哈哈大笑，老人还用粤语连连称赞，"好靓仔！好靓仔！"我们都被老人的坦率逗乐了，百岁老人有时就像个小孩，心里有啥说啥，没有半点刻意与伪装。

李银安老人原来跟儿子

一起住在二楼，近两年老人腿脚没有力，行动不便，就专门搬到了一楼，方便活动，儿子还特意请了保姆专门照顾老人的生活起居。"不容易，百岁老人的健康生活，离不开许多人的照顾。"我感叹道。谈起老人的饮食情况，儿子表示老人的胃口很好："早上吃一碗面，中午吃一碗米饭，烟酒茶不沾，只喝白开水。"

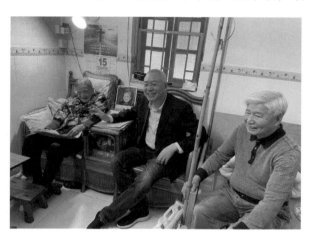

儿子告诉我们，母亲是江门新会人，小时候跟着她父亲来广州做生意，后来就嫁在新塘了。当我问起他母亲长寿的原因，儿子觉得并没有什么特别的原因。"思想放得开，没有包袱！"儿子简要地说。

"母亲好爱干净的！这么大年纪了这个天气每天坚持洗一次澡，夏天一天要洗两次澡，衣服有点脏了就要换。家里每天井井有条。头发也经常剪，剪得好精神的。"老人的儿子笑着说。

李银安老人已经五代同堂，膝下有8个孩子，4个儿子4个女儿，子子孙孙加起来有80多人，基本住在广州附近。每逢过年过节或老人生日的时候，全家人都会齐聚一堂，足足要八围桌才坐得下，一家人其乐融融，尽享天伦之乐。平日子孙也常来看望老人，希望老人能安享幸福的晚年。

老人小『资』卡	姓名：李银安
	性别：女
	出生年月：1920 年 10 月
	民族：汉族
	户口登记地：广州市增城区

157 诀/修

修身养性，修身立德，自理如常。不与儿子家人住一起，亲手做饭煮粥，吃扣肉，同时也是个老小孩。很健谈，行动自如，不停祝福大家。心态好，心地善。

立春一日，百草回芽。2月3日，我急匆匆吃完午饭，便坐上前往韶关的车子，准备去长来镇看望我们的第157位百岁老人——谢来苟。

谢老先生家住长来镇和村，有一幢漂亮的房子，虽然不高，但是光照通风等条件极佳。虽说初春已至，但这天午暖还寒，春风一来，谢老先生家一楼窗台挂着的几把菜干便轻轻摇动起来，晃着几分储存久了的墨青，感觉有点淡淡的咸，又有点特别的鲜。

进入屋内，家里整洁明亮，陈设简单，布着一套桌椅，再无其他。谢老先生戴顶深色棉帽，起身迎接我们。

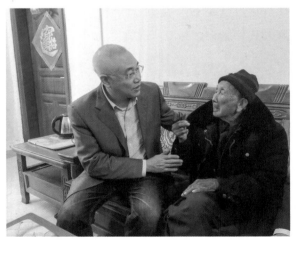

"来啦！快来坐！快来坐！"谢老先生热情地招呼着我们，我扶他坐下，老人黝黑干枯的双手仍旧强劲有力，他的儿子也跟着忙前忙后。

我见谢老先生的儿子年纪也不小，便同他聊了起来。

"您自己有几个小孩啦？"

老人儿子笑着说："我自己有两个儿子，孙子的话有4个了。"

谢老先生还能在旁边帮着说一些，看来记性很好，说话时零星的几颗白牙隐隐可见，笑起来眼睛还会眯成一条缝。

我回过头问谢老先生去过最远的地方是哪儿。他想了想，很认真地回答我："飞机场！我去过飞机场的，很大。"他的儿子帮着补充，那时候是去广州，老人家经过。

一直在和村驻村帮扶的村干部告诉我们，谢老先生年轻时耕田地，现在上年纪了老人就不下地了，不过前些年还能自己煮饭和洗衣服，特别爱干净，动手能力也很强。

我便向老人家请教起他的长寿之法。谢老先生不好意思地笑起来，他的儿子告诉我们，老人家心肠特别好，常常做好事不留名，对自己要求也高，修身立德，在村子里口碑很好。紧接着还跟我聊起了老人家的饮食和作息情况。谢老先生现在吃的饭菜比较软烂，但扣肉他是爱吃的，常常能一次就吃三大块。此外，睡觉早，特别是睡午觉，这个习惯雷打不动，中午饭后休息片刻，便要打下盹儿，这样人才有精气神。

老人家的儿子还跟我们偷偷"吐槽"起他的父亲，100岁的人了还爱到处走动，今天下午就一直站在门口想等我们来，老人家真的是高兴极了、期盼极了。

"我都服了他了。"谢老先生的儿子摇摇头说着，脸上却满是幸福的笑容。

聊得开心，便忘却了时间的流动，很快已近离别时刻。我们起身同谢老先生告别，老人家笑着跟我们说："感谢大家来看我！"我想了想，询问老人家是否愿意同我们合影。他一下就站了起来，干净利索，高兴得像个小孩。我同谢老先生约好，请他保重身体，下一次人口普查再来看他。

窗台挂着的几把菜干，如同离别的咸涩和日子的鲜活，下回见，我们可爱的谢来苟老先生。

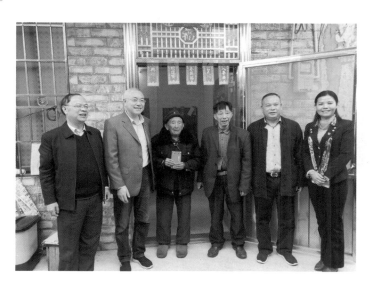

老人小『资』卡	姓名：谢来苟
	性别：男
	出生年月：1920 年
	民族：汉族
	户口登记地：韶关市乐昌市

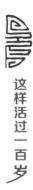

158 诀/律

作息规律，早睡早起，不过度透支生命，延年益寿。爱喝汤，行动灵便，脑子反应快，通人间烟火。移民搬迁，融入当地，随小儿子生活，不挑不拣。

离开谢老先生的家，我们前往长来镇的另一个村前溪村，去看望住在那里的刘思杨老人。

刘老的家有个小院子，装修得也简洁敞亮，令人一看就心觉舒爽。老先生今年107岁，但这样的高龄丝毫不影响他健步如飞和爽朗精神。初次见面，他迎我进厅，喜盈盈地看着我，开心得无法用言语形容。

我同刘老先生一齐在窗台下的木椅坐下，聊了起来。

"老人家，您还记得自己多大年纪吗？"

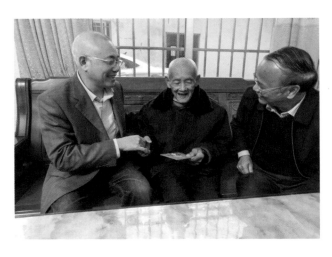

刘老先生笑着告诉我："我108岁啦，不小了。"村干部在一旁同我解释起来，村里老人年纪都爱算虚岁，所以实际登记在册的年纪是小一岁的。

我接着问起老人他是不是之前就住在村里了。刘老先生记性真好，他慢悠悠地同我讲，他是从移民村过来的，家里条件还不错。

我见家里摆放着一台挺大的电视，便指了指电视机询问刘老先生是否常常看电视度日。他嘿嘿笑起来，摆了摆手，不好意思地告诉我，其实他不太看得到啦，眼睛感觉蒙蒙的，电视是看不清的了。

刘老先生的儿子站在一旁，想去给我们准备茶水，我拉住了他，请他一同跟我们聊聊老人的生活。

"老先生现在是跟您一块儿生活吗？"我扭过身问了问刘老的儿子。他忙点头："是的，父亲现在跟我一起住在这里，我在家里排第五，大哥已经80多岁了，就没住在这儿。"

"您母亲呢？"

"我母亲很早就去世了，父亲小时候没读过书，我们家都靠他干农活养活，1998年的时候我们才搬过来这个新房子。"

我又回过头来请刘老先生给我们讲讲年轻时他娶媳妇的事情。刘老说，他17岁就娶老婆了，当时还是抬着轿子去的，两个人一前一后抬着一个大花轿，就把他美丽的张姑娘娶进了门。

我见刘老先生107岁了依然口齿清晰，行动也很自如，想来家里是有高寿基因，便同老先生询问起他父亲的情况。刘老先生想了想，告诉我，他父亲到90多岁才去世，身体也是很健壮的。我点点头，果然还是有着先天优势啊。紧接着我同老先生请教起百岁秘诀。刘老的儿子告诉我们，老人家作息特别规律，早睡早起，晚上吃完饭便要去睡觉了。平时饭量还可以，一餐半碗饭，扣肉的话爱吃两块，而且特别喜欢喝汤，所以面色很好，人也显得精神。

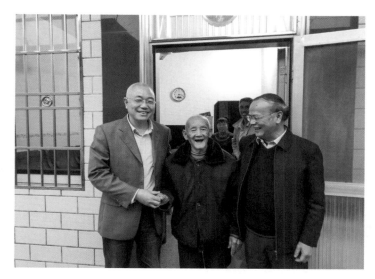

我们聊了很久，刘老先生全程都乐呵呵的，给他送上准备已久的慰问金时，老人家还非常不好意思。我们跟他表明这是祝福也是期盼，希望他未来的日子要平安健康，常感喜乐。老先生这才收下，忙同我们道谢。

时间真快，转眼又近离别。我们起身同刘思杨老人一家告别，相约下一个人口普查再见，我相信，相见那天我们还会同今日这般高兴、难忘。

老人小『资』卡	姓名：刘思杨
	性别：男
	出生年月：1914 年
	民族：汉族
	户口登记地：韶关市乐昌市

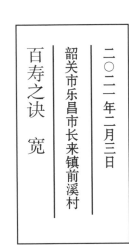

百寿之诀 宽

韶关市乐昌市长来镇前溪村

二〇二一年二月三日

159 诀／宽

大山深处出来的老人，食用天然的有机健康食品，有宽广的胸怀。他最高兴的是国家强盛，明理于小家在大家里，豁达大度。

日光散去，天渐渐暗了下来，我们马不停蹄赶往前溪村的另外一位百岁老人家中，抓住立春的尾巴，送去我们的祝福。

林火生老人家的门口有一个宽敞的院子，站在院子里便能听到铁门外的小溪水淙淙地响动，水过石板的声音清脆入耳。溪虽小，却源远流长。

老人的儿子、孙子见我们来了，忙迎我们进屋。一进门便见到林火生老先生坐在黄木椅上，眉眼间有着说不上来的亲切。

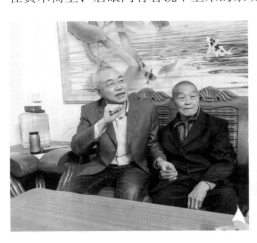

"老人家，我们来看望您啦！"我紧紧握住老先生的双手，他正想起身迎我，我忙扶他坐下。

"老人家，您还记得您是什么时候搬来村里的吗？"我笑着问林老。

他轻声说道："前些年我还住在沙坪，去年才搬来这里的，我的小孩他们住在这里，我就跟着他们一块儿生活。"

"那您小孩都多大啦？"我接着问。

林老想了想，笑着说不太记得了。

他的儿子便在一旁帮着回答，老人最大的小孩是他的大姐，70多岁，大哥也69岁了。他儿子话音刚落，林老就拉着我的手，同我介绍起来，面前的这个便是他的小儿子。

"家里真漂亮啊，刚过来的路上还有小溪，原先住的环境怎么样？"我询问起林老的儿子。

老先生的儿子摆摆手，说道："老家那边没有这么好看的房子，那边算是石灰岩地区，缺水，我们本地人说那里是四大金刚之一，这边环境好，父亲住在这儿舒服些。"

林老的儿子还告诉我们，老人家吸烟，不喝酒，茶也很少喝，肉也不咋吃，平时却喜食冷饭，吃的饭菜都讲究天然原生态，肠胃功能实在是好。

接着，村干部同我们介绍了一下林老家里的情况。林老先生今年108岁了，出生时便是中华民族动荡的时候，经历的年岁都是历史。老人家常在韶关，连广州都不曾去过，但有着不一般的家国情怀，常同孩子们说要感谢党和国家，正是因为国家的强大，人民才能过上幸福的生活。现在林老先生每个月都能领到百岁老人的生活补助，接受党和国家关心关爱的同时，老先生也"吃水不忘挖井人"，心存感恩。

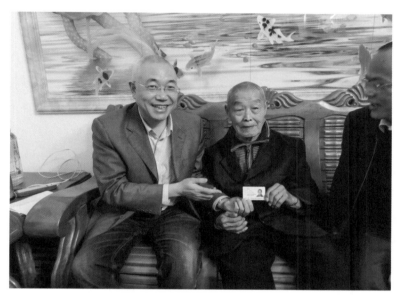

天色已晚，我们同林老先生不舍告别。林老先生背微驼，却仍起身送我们到门口，久久不肯回屋。门前水声潺潺，天边明月初上，今天也是珍贵的一天，无论是对林老而言，还是对我们来说，都是宝贵和无法复刻的回忆。

老人小『资』卡	姓名：林火生
	性别：男
	出生年月：1913 年
	民族：汉族
	户口登记地：韶关市乐昌市

160 诀/双

百寿之诀 双

二○二一年二月四日

韶关市南雄市全安镇杨沥村

双百老人，在南雄市的杨沥村上。这对老人，成双成对跨入百岁，生活平淡无奇，有啥说啥，有啥吃啥，质朴欢快人生。

这个时候的南雄，要比广州冷一些，无论旭日是否东升，天气依然寒冷。我们吃完早饭，便动身前往全安镇，今早的拜访之旅，最先要去探访的就是住在镇上杨沥村的罗简善夫妇。

坐在车里，能看见道路远方的帽子峰层峦叠嶂，随处可见的丘陵布满田地，虽然泛黄，但是春天要来了，到时候这里便会长出芽来，开出花来，结出果来，南雄是个好地方啊！朝巷子一拐，上一个虽短却高的小坡，再往里开进几米，就到了罗简善夫妇的家门口。

见我们来了，村干部忙带着我们进门。罗简善夫妇穿戴整齐，打扮得精心漂亮，端端正正地坐在客厅的木椅上，一看到我，便赶忙起身迎我，十分热情。

我请两位老人家坐下，嘘寒问暖起来。

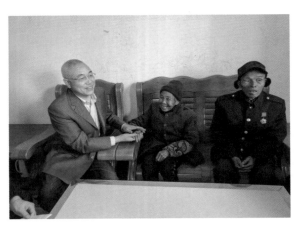

"老人家，我们来看你们啦！身体怎么样？"我坐在一旁，婆婆就坐在我隔壁，她一听，热情地跟我握手，怎么都不放开。

"哎呀，我太高兴了！"婆婆一直笑呵呵地重复着说这句话，十分可爱。

我见她如此高兴，便想同她聊聊两位老人家年轻时候的事情。

"婆婆，您从哪里嫁过来的哦？"

"我们两个同个村的，本村嫁本村，哈哈哈。"婆婆牙齿白净，眉眼笑意盈盈。

"那时您多大年纪？还记得吗？"我接着问道。

婆婆想了想，说："22岁！"

"那您有几个小孩？"我见旁边站了两个男人，便问婆婆。

她回道："我有5个呢！两个儿子、3个女儿。"

见我朝旁边看去，她便跟我介绍起来："这就是我的两个儿子。"

"曾孙有几个啦？"

婆婆比了个"耶"的手势："曾孙子两个、曾孙女1个。"

我接着问："以前下地干活吗？"

"以前下的，现在下不了了，背直不起来，我走路还可以。"婆婆又开始开心地笑起来。

我见坐在婆婆旁边的罗简善老人家一言不发，怕他觉得不舒服，便想同他聊聊天。婆婆却告诉我，罗简善老人耳朵听不太清了。这个时候，罗老开口说话了："我听不太清，问大声点，我还可以。"

我们笑起来，村干部跟我们介绍说，罗老年轻时参加过游击队。我便大声地同罗老聊起天来："您当时去过最远的地方是哪儿？"罗老回道："广州的海港县城，抗美援朝时入伍的，那时在那边守了几年边防。"我见罗老口齿清晰，还听得懂普通话，惊叹不已。

我见照顾两位老人家的主要是他们的小儿子，便同他请教起两位老人的百寿秘诀。他告诉我们，罗简善夫妇平常都是粗茶淡饭，有啥吃啥，随遇而安，没什么特别讲究的，主要还是随自己高兴。不过罗老的脾气会差一些，有点犟，倒是他母亲，性格好，人也开朗乐观，这些年两位老人相伴度过，相互扶持，再苦再累，也紧紧地牵着彼此的手。

"他有时候会说我，他讲我我就不吭声。"婆婆小小声跟我说起来，我一听，哈哈笑起来，这一对真的很幸福。

临走时，罗简善夫妇的儿媳妇再三请我们留下来品尝一下自家手酿的米酒和刚做好的米饼，酒香醇厚，米饼美味，愿这般美好，常伴两位老人身边，"八人普"再约再遇再见！

老人小『资』卡	姓名：罗简善
	性别：男
	出生年月：1919 年
	民族：汉族
	户口登记地：韶关市南雄市

老人小『资』卡	姓名：钟柳银
	性别：女
	出生年月：1924 年 5 月
	民族：汉族
	户口登记地：韶关市南雄市

百寿之诀 心

二〇二一年二月四日

韶关市南雄市全安镇杨沥村

161 诀/心

心境明，事理清，人生长。这位老人家出嫁带丫鬟，最高兴的是子孙满堂，随遇而安，细腻入微，懂得人间烟火，得长寿之道。

离开罗简善夫妇的家，我们一行人准备前往同村的吴桂英老人家中。车开进一片沙地，再往里便能见到一大簇竹林。竹林旁有一间带院子的小洋房，一进院门，就见到停放得整整齐齐的几辆收割机。想来这户人家，日子应该过得有滋有味。

吴桂英老人的孙子出来迎接我们，屋里也是亮堂堂的，只要门开着，窗户开着，就没有阳光到不了的地方。吴桂英老人头戴一顶红色棉帽，穿一件碎花棉袄，安静地坐在屋里。老人家许是视力有所退化，待我同她问好时，她才抬起眼来同我们笑。

吴老的孙子站在一旁，忙着招呼我们喝水，我连连摆手说不用，希望能好好珍惜这次交谈的机会，多跟他请教吴老的百岁秘诀。

村干部跟我们介绍起吴桂英老人。吴老今年正好100岁，现在同孙子一家住一起。家里以干农活种庄稼为生，有200多亩田地呢。我惊讶起来，原来是大户人家，吃天地父母饭，勤勤恳恳踏踏实实的可敬的农民。

"老人几岁嫁过来的呢？"我询问吴老的孙子。他摇摇头表示不是很清楚，帮我们向吴老转达。老人家耳力还是不错的，听完就跟我们说道："16岁。"我见吴

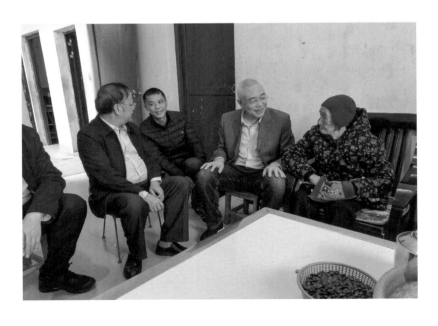

老听得到一些，便同她交流起来。

"老人家，您这些经历里有没有遇到困难和险阻？"我握着吴老的手，向她问道。

她笑起来说："小时候最不好过了，饿倒是没挨过的。"

"您以前是做什么的呢？"我接着问。

"打工。我就在南雄这里，韶关我也去过的，我有亲戚在那边。"她细说起来，一边说一边比画起来。

"老人家您平常最喜欢吃什么呢？"

"家里煮什么我就吃什么的。"她认真地回答我，眼睛里像是有星星。

孙子告诉我们，吴老出嫁时娘家是给配了两个丫鬟陪嫁的，家里比较富有。现在虽然眼睛不太好，但是耳力是很好的。正说着，侧门有几个小孩子嬉笑打闹起来，吴老询问我们需不需要关上木门，这样方便大家聊天说话。

我们笑起来，忙跟她说没事，用心去听她说的话，再小声我们都记在心里。

当问起吴老的饮食作息时，吴老的孙子告诉我们，老人家早睡早起，吃得清淡，不喝酒也不抽烟，习惯特别好，一餐一碗饭，不多也不少。家里的电视她虽然看不到，但是小孩子们爱看，吴桂英老人也就常跟在一旁坐着相伴。

吴桂英老人的善解人意和温文尔雅，令人欢喜，令人喜欢。真正的大户人家，

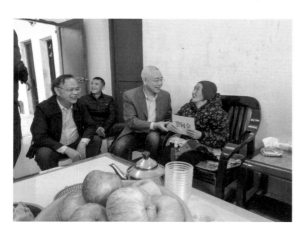

真正的闺中秀丽，是有着清楚事理和明亮心境的好人。这种品格自带高贵，即使岁月历经几十年如一日的蒙尘也绝不会失去本身的光彩，像吴桂英老人这样的女性，才是名副其实的大家闺秀。

离别之际，我们不舍告别。祝愿吴桂英老人平安顺遂，万事胜意！

老人小『资』卡	姓名：吴桂英
	性别：女
	出生年月：1921 年
	民族：汉族
	户口登记地：韶关市南雄市

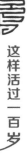

162 诀/和

二〇二二年二月四日

韶关市南雄市雄州街道雄东社区

百寿之诀 和

这样活过一百岁

商贾人家，讲和气生财，造就和气人生。一家和和睦睦，从不教育指责别人，为自己努力，也为他人做嫁衣裳，多赢人生，天长地久。

我们继续向前，往南雄雄州街道雄东社区行去。这次要去看望的，是今年已经101岁的郭香凤老人。

这里的街道人群熙攘，社区绿化做得不错，沿路街边非常干净。这里空气虽然没有村里的来得清新，但老人若是想下楼散步遛弯儿，也是十分方便。

我们在居委干部的带领下，来到了郭香凤老人的家。老人住在低层，门不在我们常见的楼道里，有个小型的台阶，往上走几步，就能发现这里另有一方天地。

郭香凤老人漂亮得很，一顶小巧的棕色绒帽戴在头上，双耳还分别别着金耳环，些许白发偷偷地从帽子里探出来，光下漾着别样的闪。她就坐在靠墙的红色沙发上，这面墙不大，却贴满了各式各样的奖状，看来这家的孙辈们也是极好的，个个都顶呱呱。

老人的儿子、女儿忙招呼我们进屋，小小的屋里一下暖和起来，大家脸上都洋溢着幸福的笑容，我也心觉欢喜，顿时想问的、想说的更多了。

"老人家，我们来看望您啦！"我笑着伸出手去同郭老握手，她也喜盈盈地对我笑起来。

"谢谢你们！这么大老远跑过来。"她拍拍我的手说道。

这手白皙得很，腕上还戴着个碧绿镯子，十分好看。我便指着手镯问起来："这镯子真漂亮，谁给您买的呀？"

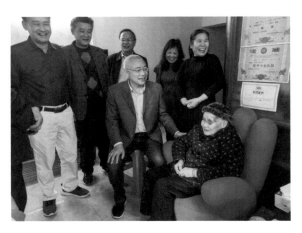

郭老自豪地说："我孙子买的。"一口普通话流利得很，真是位摩登的老太太。

"您什么时候来南雄的还记得吗？"我继续问起来。

老人家想了想，慢慢回答道："解放前吧，我们从福建那边过来的，这几个是我的小孩。"说罢，指了指站在我身后的几兄弟姐妹，

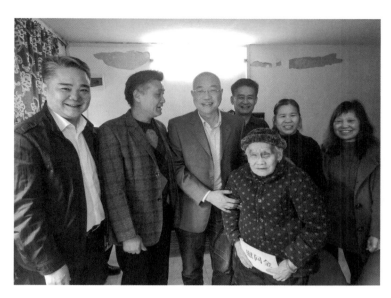

家族庞大，子孙孝顺。

我回过头，向郭老的儿媳妇问道："老人在家里讲得最多的事情还记得吗？"

她告诉我们，老人有时会给孙辈们讲以前的故事，因为家里以前在福建经商，后来来到南雄，也没有放下祖业，一步步打拼到能过上好日子，着实是吃了不少的苦。但郭香凤老人从来不气馁，脾气也很好，对吃过的苦从不抱怨，这样的好脾性和和气，赢得了商场上的信任，也造就了如今美丽的人生。

我们见郭老能说会道，便缠着她给讲讲出嫁时的故事。老人家害羞地告诉我们她是20岁时嫁过来的，那个时候跟自己的先生能自由恋爱，是很幸福的一件事情。我们还向老人请教长寿的秘诀。她的女儿跟我们说，郭老从60多岁开始，每天都要喝牛奶、吃鸡蛋，吃的量不多，但这习惯一直坚持着，平常青菜吃得少，肉倒是爱吃的。老人家心地善良，很能包容，虽然爱打麻将，但是从不发脾气，社区里的老人们都爱和她一起玩，拉家常，而且晚上喜欢看电视，孩子们也很喜欢她。

常说家和万事兴，但是家里有各种大事小情，能坚持一直做到以和为贵，实在是难得的。郭香凤老人的言传身教，让这个小家越来越好，希望未来也能一直如此，期待下次再见。

老人小『资』卡	姓名：郭香凤
	性别：女
	出生年月：1920 年
	民族：汉族
	户口登记地：韶关市南雄市

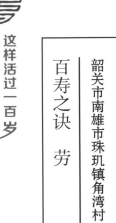

163　诀/劳

　　看到一只百岁老人的手，就是劳作一辈子的手。老人的大儿子说，她年轻劳动挣工分，挑担重可达120斤。勤劳之余，唠叨最多的是做正事，走正道，干干净净做人。

　　拜访完郭香凤老人，我们前往今日南雄探访百岁之旅的最后一站——钟历秀老人的家。

　　车驶进小巷，两边皆是砖红色的房屋，独独一幢贴白瓷砖的两层高小洋楼赫然立着，真是漂亮。村干部说，这里便是钟历秀的家。小洋楼旁有条小道，我们慢慢地往里走，光照越来越亮。突然，眼前映入一片绿色，百香果藤绕着顶上的木架快乐地生长着，连春天都盼着它们能冒出点小芽来，等到丰收时候，这里便会挂满金灿灿的果实，香甜美满。

　　在这片绿色之下，钟历秀老人坐在木椅上短暂休息。她的儿子告诉她我们到来后，老人忙整了整自己的红帽子，满脸笑容地起身和我握手。

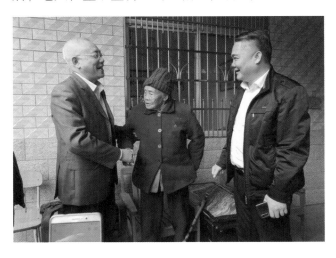

　　"来啦，快坐。"她热情似火，招呼大家不要拘束。

　　我见钟老的儿子头发泛着灰白，便问起家里孙辈的情况。他告诉我，他们家现在是五代同堂，他的孙子都26岁了。

　　村干部跟我介绍道，钟老今年已经102岁了，但是身体各方面都还可以，能走动，耳力眼力也较佳，现在住的这个村叫角湾村，平常都是她儿子在照顾老人。

　　"您母亲年轻时是做什么的呢？"我看向钟老的儿子询问道。

　　"我们家以前是种地的，妈妈年轻那会儿会挑担，最重的时候可以挑起120多斤的大家伙，特别能干。"

　　"您普通话挺好的，现在还在工作吗？"我继续问道。

　　钟老的儿子笑起来，摆摆手："没了，退休了，我以前是村委会的。"

　　我想了想，想向钟老的儿子了解老人平常都爱聊些什么。他告诉我，钟老常跟他们讲，人要勤劳，勤俭节约走正道，才能身正不怕影子斜，才能无愧于心，才能对得起自己。钟老自己本身就是这么做的，不管是年轻时候，还是现在，老人家都早睡早起，能干的活自己干，绝不偷懒装无赖，因为品格好，村子里的人都很敬重她，常来和她聊天，所以钟老的精神世界是很富足的，精气神很好，身体自然也就好。

我们还了解到，老人家没去过广州，但去过深圳，问起原因，她笑着跟我们说，她有个儿子住在那边的福田区，她还去过好几次。她儿子在一旁补充道，只不过是很早之前去的了，现在老人年纪大了，颈椎腰椎有点不太好，也有点风湿，就没带着到处跑了。

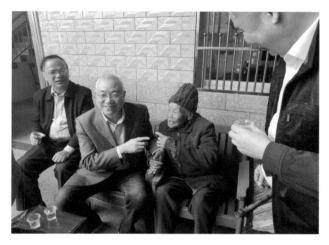

这一聊起来，时间又不知不觉过了许久。正当我们准备起身同老人家告别时，她不舍地说："这么快就走了啊，留在这儿吃午饭吧！"我们笑着感谢老人的一番好意，真希望有一天能来好好陪陪她，听她讲更多从前的故事。

"感谢党和政府！你们辛苦了！"老人家一边送我们，一边嘴里不停说着。我回过头看着她，钟历秀老人正如她家挂着的大匾上写的——"百福骈臻"。她是个有福之人，而我们必须更加努力，为他们的小康和幸福不停奋斗，也才能让更多的人过上百福、千福、万福的生活，这是我们的使命，也是我们的目标。

走出巷口，只见5张藤椅在墙脚整齐放着，老人们坐在上面开心畅谈的画面，顿时浮现在我的眼前，今后肯定会更好的。

老人小『资』卡	姓名：钟历秀
	性别：女
	出生年月：1919 年
	民族：汉族
	户口登记地：韶关市南雄市

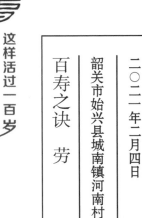

百寿之诀　劳

韶关市始兴县城南镇河南村

二〇二一年二月四日

164　诀/劳

爱劳动，也爱干净。自理能力强，每天要泡脚，叫得出村主任名字，说得出村干部对她的好。

离开南雄市，我们驱车前往韶关市的始兴县，去看望百岁老人——谭福清。

谭福清老人出生于1919年3月，今年102岁了。我们在村干部的带领下，来到路边的一家小店。这家小店开在一棵非常古老的樟树下，硕大的枝干交叉生长，却很凑巧地变成了这家"樟园商店"的高高的屋檐。谭福清老人就躺在小店门口的藤椅上，身上盖着一条粉红毯子，面朝日光，悠闲地小憩着。

我们的到来，仿佛是老人家期盼已久的事情。她半坐起来，笑着伸出手来同我紧紧相握，温暖踏实。我见她开心得很，便同她交谈起来。

"老人家，您还记得自己是从哪里嫁过来的吗？"

她想了想，不慌不忙地跟我说起来："就是这个村子的。"

说话之余，她激动地指着站在我身后的村干部，笑着喊出了她的名字："东妹！是东妹吗？你咋来了？哈哈哈。"

村干部笑着同我解释起来，因为村里就只有谭老一个百岁老人，所以自己常常会上门看望她，同时也负责老人的生活补贴发放，所以跟谭福清老人认识挺久的了，每次老人家见到她，都会很热情地招呼她，就像家里人一样。

我听着十分感动，老人家们常常被惦记着，真好。

不一会儿，谭福清老人便滔滔不绝起来。她告诉我们，以前自己是个很能干的

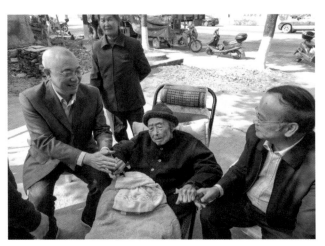

姑娘，会劈柴，还会剥笋，去年她都还能干这些力气活，8月之后感觉到不太舒服，今年身体更差了些，就再没怎么动手了。

我向谭老的孙子请教老人的长寿之法。他告诉我们，老人性格特别开朗，对待孩子们都很好，而且老人家真的是身体力行，勤劳持家，也不惰

怠，所以不管是儿子女儿还是孙子孙女，家里小辈们都对谭老非常孝顺。平时也不挑食，早睡早起，像现在这样的天气，老人下午5点多就想睡觉了。非要说习惯，那便是泡脚了。谭老极爱泡脚，每天都泡，暖身暖心，爱自己才能爱别人。年轻时虽然常被家里人唤来唤去，干这干那，但谭老始终毫无怨言，默默付出。活干得好，人也好，这样一个讲卫生、爱干净，又十分勤劳的老人，谁能不喜欢呢？谁能不爱她呢？

我们将准备已久的慰问金给谭老送上，她连忙推辞着说"不能要"。我们让谭老放心，这是党和政府对她的关心关爱，希望她平平安安、健健康康，继续过着自己美好的小日子，这样党和国家才能放心。

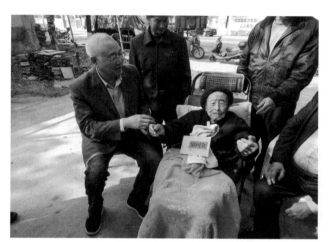

临近分别，我们同谭老依依不舍地说着再见，有缘千里来相会，期待下一次人口普查的绮丽相约。

老人小『资』卡	姓名：谭福清
	性别：女
	出生年月：1919 年 3 月
	民族：汉族
	户口登记地：韶关市始兴县

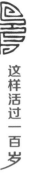

165　诀/仪

注重礼仪，尊重生命。老人叮嘱大家都要坐好，才有看相，这也是一种人生态度。三餐得吃鱼肉，这是寻常百姓从生活中获得的长寿之源。

<table>
<tr><td>百寿之诀 仪</td><td>二〇二一年二月四日</td><td>韶关市始兴县城南镇上林小组</td></tr>
</table>

始兴县的第2位百岁老人，是住在城南镇上林小组的何普坤老人。我们从谭福清老人的家出发，车没行多远就见到马路两旁长得高高的两排水杉，虽说立春已至，但这水杉枝叶金灿，风一吹就轻晃起来，像极了锦缎，实在是赏心悦目。何老一家就住在马路右拐的巷子里，如果楼房够高，可以远眺欣赏不一般的美，正想着，便来到了一幢砖红洋房门口。

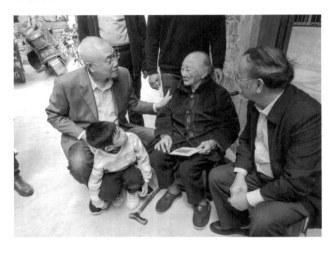

何老和她的孙子孙女们在家门前玩闹着，她坐在木凳上，一见到我伸出的双手，便紧紧握住，忙请我坐下。何老的儿子、儿媳妇、女儿、女婿也都站在门口，这样一看，家里人真是不少，老人家可以享受的爱就不再是独独一份了。

"老人家，您一共有几个小孩呢？"我笑着问何老，她正用手整理着自己的银丝，似是没有听见。

何老的儿子轻声跟我解释，何老听力较差，与人交流较为困难，她育有三儿两女，也都各自成家。他的大哥林勋义是这里的村民，平日的工作就是在村里做保洁员；他的二哥林远路常年在深圳龙岗务工；他自己叫林春桥，平常以打零工、务农为主。

见我们准备照相，何老突然问起我来："是要拍照吗？"

我点点头大声应她："别紧张，我们一起拍一张，您今天穿得真好看。"

何老摆摆手，忙说道："等等我，等等我，我要坐好一点，这样拍才好看。"说罢，又伸手去整理自己的头发，由不得有边边角角破坏她的美丽形象。

这真是个爱美的老人家。我帮忙给她摆正凳子，她还客气地同我道谢。

小儿子在一旁跟我解释起来，何老平日里很注重自己的形象和打扮，今天还特意找了一套最新最漂亮的衣服穿着，平常也没怎么仔细拍过照，她想照得好看点，以后可以留作纪念，老人家是真的高兴。

我便同他了解起老人的饮食起居。他告诉我们，何老一日三餐都要吃肉，能吃一大碗饭，爱吃鱼，食量很好。年轻时家里穷一些，没什么吃的，现在生活好起来了，老人家吃得都挺好。何老最开心的事情就是大家能坐在一起吃饭，现在她有时候会记不起家里人，所以他们越发珍惜跟何老相处的时间。

正说着，何老指着我问："你是公社的干部吗？"

我们笑起来，原来是把我认成了公社的同志啦，我继续逗何老，让她猜猜我的年纪。何老看了看我，说："我知道我自己是100多岁的，你应该是五六十岁的

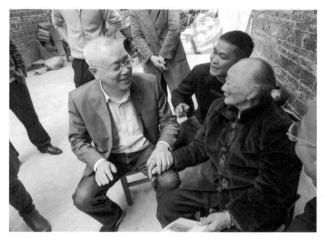

吧！"在场的人听完哈哈笑起来，何老真是聪明极了。

畅谈许久，时间又不知不觉过去了，我们一行人起身离开，离开之前将最美好的祝愿送予何老。来时没发现，巷道的角落竟然种有几株绿油油的青菜，长得正好，正如何老的仪姿，昂首挺拔，亭亭玉立，叫人难忘。

老人小『资』卡	姓名：何普坤
	性别：女
	出生年月：1916 年 8 月
	民族：汉族
	户口登记地：韶关市始兴县

166 诀/度

不过度，适度拿捏生活分寸。每天喝一两酒，慢运动一小时，很少发脾气，平静安静，做人做事踏实扎实，平时爱读书看报，颐养天年。

我们继续前往住在城南镇上的另外一位百岁老人的家，探望今年103岁的朱会全老人。朱老的家门口有一条横贯西东的小路，因为家住得靠里，小路刚好在朱老家门口的这部分，反而没有车辆来来往往。路的外侧没有遮挡，因为这里有着一大片绿油油的田，芥菜苗壮得很，整齐地分布在田间的每个角落，有它独特的春感。

我们到时，朱老一家已经在家门口等着我们了。老人家坐在门前，对着田，晒着太阳，没等我们走近，朱老便朝我们这边望了过来。我忙朝前走去，紧紧握住这双老远便向我伸着的手，温暖，幸福。

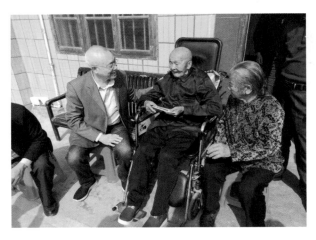

"老人家，等很久了吗？我们来看您啦！"我忙搬了个小凳子坐在他身边。朱老的儿子回屋又拿了一把椅子，一边放在朱老旁边一边跟我说他老母亲也在家。我一听，忙让他请他母亲一同出来，门口变得更加热闹了。

"老人家，您之前就住在这村子里哦？"我朝朱老问道。

他小小声答道："我以前是在太平镇总甫村的，后来去当兵，解放后回家，搬来这边住了20多年了。"

原来朱老是位老兵啊！年轻时保家卫国，吃苦受难只为国泰民安，如今身体真硬朗，实乃岁月馈赠。

朱老的儿子同我补充道，朱老在1941年至1945年时参加了抗日战争，当时是在第四战区张发奎的干部训练团担任司书与文书，与当时参加起义的原国民党广东省始兴县县长饶纪棉同一部队。朱老还先后参加了柳贵会战、独山保卫战，每次老人一跟孩子们说起从前的故事，便是滔滔不绝。

我们闻之纷纷鼓掌，打心底里敬佩这位可爱的老兵朱会全。

"那家里有几兄弟姐妹呢？"我顺着朱老儿子的话问道。

他笑了起来，露出一排大白牙说："我上面还有两个姐姐，算上我有8个兄弟姐妹。父亲现在跟我二弟一起住，兄弟姐妹还是很照顾家里的。"

紧接着，我向朱老一家请教起朱老的长寿秘诀。

朱老的儿子告诉我，老人为人善良平和，心胸豁达，一般不怎么发脾气，也不会斤斤计较。不管是年轻时当兵，还是后来回家造纸务农，朱老都勤恳踏实，任劳任怨。而且，老人家有三个常年坚持的爱好，一是爱看书画，不管是书籍，还是报纸，老人家都爱看，看完还爱同他们分享；二是坚持锻炼，每天一个小时的慢运动，下午再慢慢地在门前小路上走走，加快新陈代谢；三是爱喝点小酒，每天一两自家酿好的米酒，就饭下肚暖身暖心。朱老对自己喜欢的事情坚持得很好，特别是关于程度的把控，很有自己的原则。或许，这便是我们今日前来学习的奥义。

聊完天，朱老还跟我们分享起他今天看到的报纸信息，小到街坊事，大到国际化，大家边听边感受着。朱老这般富有阅历的人生依旧无止境地学习，永不止步，朝前的道路不分年纪大小，只要向前进并且正在前进，就是年轻的、有朝气的、活泼的、值得赞美的！

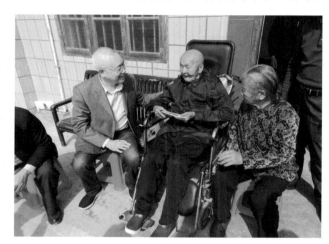

午日高悬，我们准备启程前往下一户人家，便起身与朱老一家告别，祝福朱老平安健康，万事胜意。

老人小『资』卡	姓名：朱会全
	性别：男
	出生年月：1918 年 11 月
	民族：汉族
	户口登记地：韶关市始兴县

净心度师聪医
调双仪献随贵
好宽芳喜杂睡
酒律芳适动纯
慢修和强灿慈

167　诀/强

百寿之诀　强

二〇二一年二月四日

韶关市始兴县沈所镇沈南村

自强不息，内心世界的强大支撑老人健康生活。不向困难低头，40多年前，老人从大山深处肩扛杉木12个小时，搭建祖屋，彰显勤奋勤劳勤俭万岁之理。

离开朱会全老人的家，我们前往今日要探访的最后一位百岁老人家中，探望过了年就101岁的麦运运老人。

麦运运老人住在沈所镇的沈南村，是一幢两层的别致房屋。见我们来了，麦老的儿子忙出来迎接我们，热情地招呼我们进屋。麦老坐在屋里，戴着紫色棉帽，身上穿一件紫色小袄，一见到我，就笑了起来。

"老人家，我们来看您了，身体怎么样？"我同她打招呼，她不好意思地又笑了笑。她儿子见状，跟我说了一下麦老的近况。老人家身体不错的，就是耳朵不太好，能听见一点点，但要很大声地说才行。

"那您有几兄弟姐妹呢？"我便问起了麦老的儿子。

他答道："我们家有四女两男，我大哥在韶关供电局上班，快退休了，我以前是始兴卫生局的，现在退休在家，偶尔写写东西，我是我们这边作家协会的。"

"那家里现在是几代了呢？"我继续问道。

麦老的儿子笑了笑，自豪地说："五代啦，我大姐的儿子都做外公了。"

在交谈的过程中，我们了解到，麦老年轻时可是村里数一数二的劳动能手，1970年建房子时，家里的这些房梁木头都是老人上山去一根一根扛下来的。自家的房子自家建，住到现在感情更深。孩子们大了之后各自成家，麦老还是想回来这个屋子居住，这里是她自己建的家，也是她的孩子了。

麦老的儿子还告诉我们，麦老现在都还能读书看报。我们拿起一本麦老平常爱看的诗集。那是麦老的先生在世时写的，老人对这诗集爱不释手，见我们拿起了它，还热情地同我们分享起以前的故事。麦老小时候是没有上过学读过书的，但老人很聪明，一点就通，还热爱学习，跟着自己

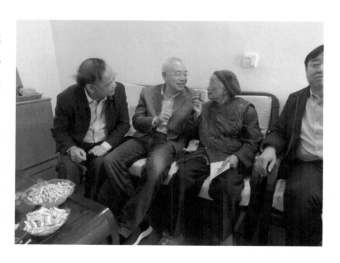

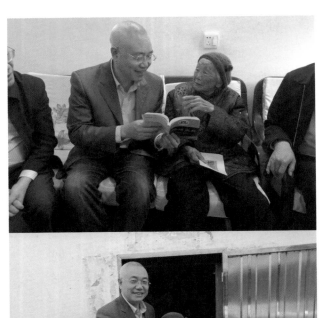

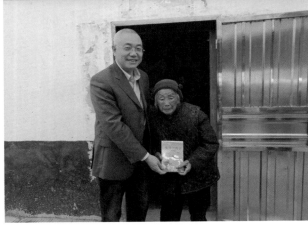

出身黄埔军校的先生，多听多看也能辨认一些字词了。解放后，麦老积极参加了当地组织的扫盲班，更加系统地学习了字词，往后的日子麦老就爱上了读书看报。

麦老现在是一人居住在这房屋，日常的饭食都由儿子负责，虽然年事已高，但麦老依然健朗，精神状态良好，性情开朗豁达，生活能够自理，挑水种菜等这些辛苦农活是她每天的日常，只为了让在外地的儿子女儿们能吃上自己亲手种的有机蔬菜。

麦老的自立自强，感染和鼓舞着在场的每一个人，老人的精神世界充实丰盈，有着源源不断的力量支撑着现实世界的生活，不管是年轻时的建屋，还是当下独自居住，麦老都有着强大的能量，去照顾自己，也带领着身边的人。这种自强不息，不会因为年岁的增长而渐渐失去光彩，反而牢筑生命基底，自有别样的精彩。

正如这正午的烈日，生命的炙热，在于发光。我相信下个人口普查我们还能跟麦老再见，因为她有着一颗属于她自己的不落的太阳。

老人小『资』卡	姓名：麦运运
	性别：女
	出生年月：1920 年 2 月
	民族：汉族
	户口登记地：韶关市始兴县

168 诀/乐

不结仇，开心快乐，与周边邻里关系好，打成一片。连上市场买个菜，碰上人，也能拉家常聊个半天，享受生活的乐趣。还打牌，度过欢乐时光。

2021年2月22日，农历辛丑年正月十一，此时广东春意盎然。布置筹划好全局开年工作后，在月报开始前的间隙，我一早赶到佛山市顺德区，再探望几位百岁老人。

约9点，我们来到了大良街道近良社区，来看望居住在这里的高婵好老人。

同行的佛山市顺德区统计局梁雄辉局长简单介绍了一下高婵好老人的基本情况。高婵好老人，女，生于1918年12月，今年102岁，一共有4个孩子，1男3女，平时跟着儿子住，儿子也已经70岁了，四代同堂。

敲开老人家院子的门，迎接我们的是高婵好老人的孙女。进入客厅，老人孙女介绍说："奶奶吃完早饭晒完太阳后，现在在卧室里面休息。我这就去叫醒她。"

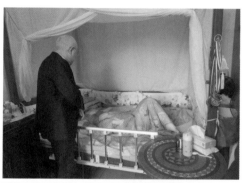

我忙拉住她说："不用了。让老人好好休息，我们聊一聊就可以，你给我们介绍一下就行。"

她孙女回答说："好，不过奶奶一般睡觉都比较熟。我轻轻打开门，你们可以进来看一下。"

我跟着她孙女轻轻走进卧室，看到一位满头银发、身材娇小的老人，面朝内侧卧在床上，静静地睡着了。老人睡得很香，就像婴儿一样。

老人床头墙上贴着很多全家福的照片，是老人和家人合照。老人的床头上还挂着很多奖章。她孙女介绍说，这都是老人获得的长寿奖章。

轻轻地退出老人的房间，来到客厅，我们和老人的孙女攀谈起来。我问她：

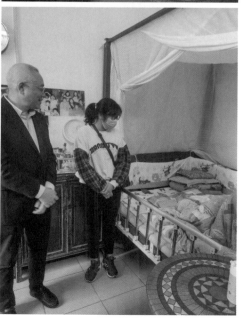

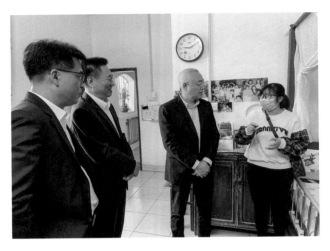

"老人的身体怎么样？"

她孙女回答说："奶奶身体还不错，就是有点白内障，眼睛看不清，耳朵也有点背，需要大声才能听清，讲话还可以。早上吃点米糊，中午和晚上吃稀饭，90多岁的时候还可以读报呢。"

"那你觉得奶奶长寿的原因是什么？"我问道。

她不假思索地答道："开心，快乐。奶奶这个人从来不和人结仇，不上火。和乡里乡亲们关系都很好。喜欢和人聊天，以前买菜的时候遇到人都可以聊半天，都要我们催她走。年轻的时候喜欢打麻将、玩牌九，以前还教我们玩呢，90多岁的时候还经常打牌呢。"

乐而忘忧，乐而长寿。寻找到了老人长寿的秘密，为了不打扰老人休息，和老人孙女告别后，我们轻轻地离开了高婵好老人的家。

老人小『资』卡	姓名：高婵好
	性别：女
	出生年月：1918 年 12 月
	民族：汉族
	户口登记地：佛山市顺德区

体		辣	珑	纯		贵	立
棋		温	国	宄		艺	俭

169 诀/静

安静、干净、淡定，也是百寿生命的一个常态。老人家一直专注听讲，不时说一句，请坐喝茶，讲究礼仪。

离开高婵好老人的家，约5分钟后，我们来到同在近良社区的冯五妹老人的家。

冯五妹老人，女，生于1918年1月，现年102岁，两个子女，四代同堂，和小儿子一起居住于大良街道近良社区怡居园。

敲门后，接待我们的是老人的儿子，老人的儿子今年66岁，把我们一行人迎进客厅。

客厅正中摆着一张麻将桌，冯五妹老人正坐在客厅背靠窗的椅子上，头发花白，衣着干净整洁，神情祥和淡定。

看到我们一行人进来后，老人向我们点头笑笑，没有过多言语和动作，神情依然安详镇定。

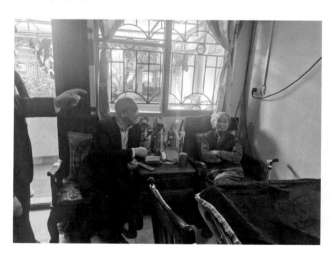

我们围着老人坐下，我说："老人家的身体看起来不错啊，就像七八十岁的人。"

她儿子在旁边向我们介绍说："我妈妈虽然过100岁了，但身体没有什么大毛病。只是耳朵不太好，血压稍微有点高，要定期到社区医院检查开点药。其他方面都挺好的。"

"老人家的饮食怎么样？有没有其他的习惯爱好，抽烟什么的？"我问道。

"她什么都可以吃，不挑食，跟着我们一起吃。平时不抽烟不喝酒。脾气也很好。"他儿子回答。

"老人能看懂电视吗？"我看客厅的电视开着，问道。

她儿子说："可以看，能看到。但是年龄大了，都看不懂了，就是凑个热闹。"

一直专注听我们说话的老人，突然开口说了两句什么话。她儿子笑着说："她

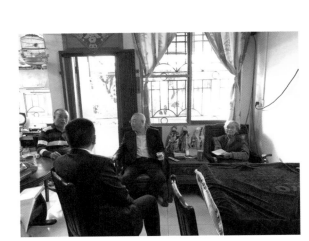

说让你们喝茶，都坐，不要站着。"我笑着回说："谢谢您，老人家。老人家身体这么好，可以自己出去走走吗？"

她儿子说："我们有时候带她出去，不敢让她一个人去，有些轻微的老年痴呆，容易忘事，怕出去了回不来。"

"老人家是从哪里嫁过来的？"我接着问。

"我妈妈也是顺德本地人，从隔壁镇上嫁过来。"她儿子说，"我父亲在60多岁的时候就去世了。"

和她儿子聊天的时候，老人一直安静坐着。偶然发现老人不时用手捋一捋头发。

我笑着说："老人家还梳理头发，很注意仪表哦。"

她儿子也笑着回道："我妈妈这个人，很爱干净的。年轻的时候啊，带孩子，做家务，家里干干净净，东西摆放也很有条理。"

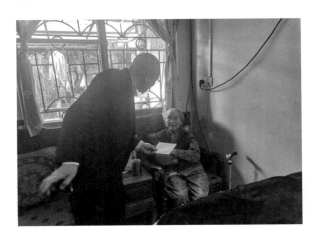

我向老人送上慰问金并送上祝福："老人家，祝您身体健康，寿比南山。10年后下一次人口普查我们再来看您。"老人的儿子忙说："谢谢，谢谢，我们也希望有那一天。"

和老人及她儿子作别后，我们离开冯五妹老人的家，去探访下一位百岁老人。

老人小『资』卡	姓名：冯五妹
	性别：女
	出生年月：1918 年 1 月
	民族：汉族
	户口登记地：佛山市顺德区

170 诀/动

耕读为本，劳作百岁。老人年岁过百，还骑自行车满村绕行。喝茶打牌，吉人天相，高兴人生，令人敬仰敬佩。

告别了冯五妹老人，我们径去拜访今天的第三位百岁老人梁添带老人。

同行的村干部向我们介绍，梁添带老人是一位男性，生于1920年2月，今年101岁，五代同堂。

听了介绍后，我说："好啊，有男性最好。男性百岁老人少，拜访了两位女性，我们也拜访男性。"

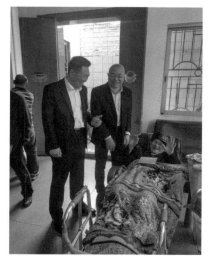

约10分钟后，我们来到了梁添带老人的家。迎接我们的是照顾老人的保姆，说老人喝完早茶刚回来。

进入客厅，梁添带老人戴着皮帽，裹着毯子，正躺在轮椅上休息。

同行的村干部说："梁老，听说您百岁了，省里、市里还有县里的同志们都来看您啦。"

老人听到介绍，伸出双手向我们连连打招呼。

保姆摇起轮椅，把老人扶起来，招呼我们围着老人坐下后，和我们一起攀谈起来。

"您照顾老人家多长时间了？"我问保姆。

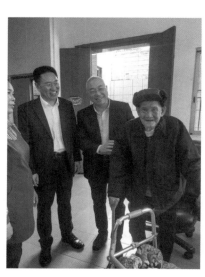

"我照顾他一年多时间。老人家以前身体都很好，现在年龄越来越大，腿脚不太好，家人不放心，就请了我来照顾。他小儿子住在隔壁，每天都会过来。"

正说着，老人的小儿子进来了。我问他："你们兄弟几人？"

老人的儿子说："我们兄弟姐妹6人，4男2女。我大哥已经70多岁了。我是老小，今年也60

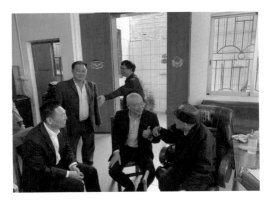

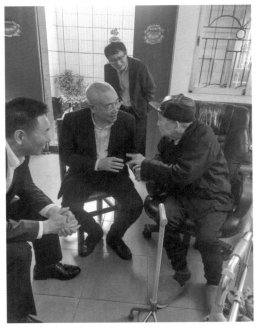

多岁了。"

"老人家身体这么好，以前是做什么的？"我问他。

"我们家都是农民，世代务农，地地道道的农民，一辈子辛勤劳动。"他小儿子说。

"您刚才说老人家早上还去喝早茶？"我问保姆。

保姆说："是啊，他闲不住的。一般晚上7点休息，早上7点起床，起床后就去喝早茶。旁边有一个茶楼，我推他过去。"

"除了喝早茶，老人还有什么爱好？"我接着问。

他儿子回答说："他不喝酒不抽烟。就是喜欢动，闲不住，以前喜欢自己一个人踩自行车出去走。平时还非常喜欢打麻将、打牌九。我们这附近有一个康乐中心，他天天骑自行车过去玩。去年还经常去，最近眼睛不太好，腿脚也没有以前灵便，就去得少了。"

梁雄辉局长说："运动是生命之本，运动使人保持好的心态和身体健康。"

我向老人家递上慰问金说："老人家，通过人口普查我们得知您过百岁，非常关心您。希望您身体健康，安度晚年。"

向老人家送上祝福并做告别后，我们一行离开了梁添带老人的家，前往探访下一位百岁老人。

老人小『资』卡	姓名：梁添带
	性别：男
	出生年月：1920 年 2 月
	民族：汉族
	户口登记地：佛山市顺德区

171 诀/乐

乐观向上，开朗活泼可爱，也是长寿秘诀。殷实营养，打牌娱乐，欢乐人生，长寿百岁。

百寿之诀 乐

佛山市顺德区伦教街道三洲社区

二〇二一年二月二十二日

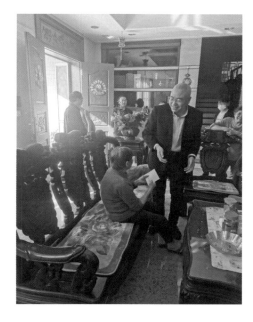

上午10时10分左右，我们一行来到了今天早上看望的第四位百岁老人何拾老人的家。何拾老人住在顺德区伦教街道三洲社区，是一栋自建的三层小楼。

进入院子，门口摆放着两株年橘，门上贴着大大的福字，处处透出喜庆的气氛。

迎接我们的是何拾老人的女儿。和村干部打过招呼后，她把何拾老人从卧室扶出来。

何拾老人身材不高，头发花白，穿一件红色上衣，紫色裤子，脚踩一双凉鞋，见到来人后双手合十，直向我们表示欢迎，并指着客厅中的沙发示意我们坐下。

老人的女儿招呼我们围着老人在沙发上坐定后，向我们简单介绍了一下老人的基本情况：老人生于1919年10月，今年101岁了，有8个孩子，3个男的，现在跟着最小的

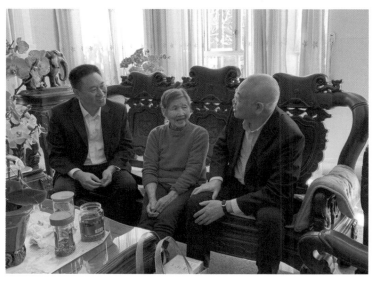

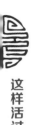

儿子住，已经五代同堂了。

看老人的面色红润，气色很好，我说："老人的身体气色都不错，看起来就像70岁左右。"

她女儿说："是的，她身体很好的。虽然已经100多岁了，但是身体上没什么毛病，耳朵也还可以，声音大一点，白话都能听得懂。"

老人听到我们在说话，嘴里也向我们说些什么。村干部听到后介绍说："她说，不好意思，她儿子去汕头了，送孙子去上大学了。"

我忙说："没关系的，老人家，看到您我们就很开心了。老人家以前是做什么的？"

她女儿接话说："我爷爷以前是开猪肉铺的。家境还不错，生活也比较优越。猪肉铺有很多人帮工，妈妈也不需要干什么活。"

"家境不错，那您结婚时是坐轿子过来的了？"我好奇道。

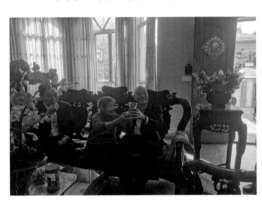

"那当然啦，坐的八抬大花轿嫁过来的。"老人略带自豪的话把大家逗笑起来。

说话间老人把桌上的瓜子罐子打开，递给我们。她女儿解释说："在我们顺德当地，一定要请来的客人吃瓜子，过年讨个喜庆吉利。"

我忙接过罐子："谢谢老人家，也祝您阖家健康幸福，大吉大利。老人家的饮食怎么样？"

"她胃口比较好，不挑食。从小家里条件不错，吃得比较好，营养也比较好。现在我们也经常给她炖海参汤喝，补充营养。"她女儿回答道。

我问："那老人家有什么特别爱好吗？"

她女儿回说："她平时比较喜欢打牌，牌九和麻将都打。"

听到我们讲话，老人似乎很兴奋，一边说一边向我们比画着什么。

她女儿笑着说："我妈妈说，打牌九她很厉害。打麻将她就不行了，一打出来就给别人吃掉了。"

我也笑着问："那她现在还打吗？"

她女儿介绍说："现在很少了。年龄大了，以前的好多牌友都不在了，找不到熟悉的人打了。"

我向老人送上慰问金，拉着老人的手说："老人家，您身体这么好，我们相约10年后的人口普查，我再来看您。祝您身体健康，寿比南山。"

老人看到我们要走，拉着我的手不松，嘴里念念有词。

她女儿说："她说你们不要急着走，要到酒楼去开饭。"

旁边的村干部解释说："我们这里开饭就是请吃饭的意思，老人家想请您吃饭。"

我忙说："老人家，不用吃饭了，谢谢您。您身体健康就是我们最高兴的了。"

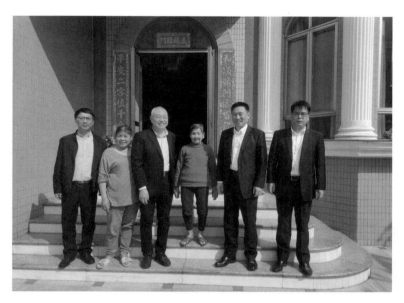

老人还是舍不得我们走，一直拉着我的手，把我们送出屋子。在院子门口，我们一行和老人拍了张合影后，才恋恋不舍地向老人作别告辞。

老人小『资』卡	姓名：何拾
	性别：女
	出生年月：1919 年 10 月
	民族：汉族
	户口登记地：佛山市顺德区

172 诀/气

精气神，倍爽儿。劳作勤俭，当过生产队长、村干部，脑子清醒，集体主义，关心别的百岁老人。有主见，晚辈顺着他的脾气来，延年益寿。

10点30分，我们来到了杏坛镇上地村，拜访今天顺德最后一位百岁老人何荣椒。

何荣椒老人，男性，生于1920年11月，今年101岁。老人有4个儿子、两个女儿。

敲开老人家院子的门，一位中年妇女迎接我们。村干部介绍说这是老人的儿媳妇，一直是她在照顾老人。

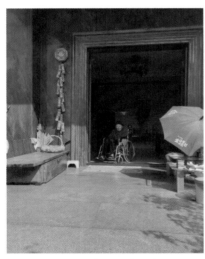

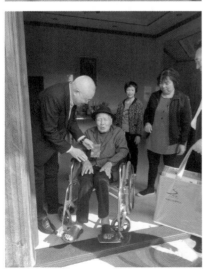

她说："我家公正在客厅等你们呢。"她带着我们走上台阶，我们远远看到一位身形高大的老人坐在客厅门口的轮椅上，头戴黑色帽子，身穿灰色外套，安详地晒着太阳。我猜他一定就是我们要拜访的何荣椒老人了。

我快步上前，紧紧握着老人的手："何老，我们通过人口普查，得知您过百岁了，特地过来看望您。"同时向老人递上慰问金。

他儿媳说："听说你们要来看他。他很高兴，一直坐在门口等着呢。"说着就和我们一起推老人转进客厅中央，招呼我们围着老人一起坐下。

坐定后，我握着老人的手说："老人家的身子骨很硬朗啊，平时身体还好吧？"

他儿媳说："身体没什么大毛病。就是眼睛看不清了，耳朵也没有以前好了。"

我看老人家面色红润，气色很好，问道："老人家饮食怎么样，皮肤很好啊，脸上一点老人斑都没有。"

他儿媳妇回答说："他平时没有什么忌口，什么都可以吃，就是相对清淡一点。有时候也喜

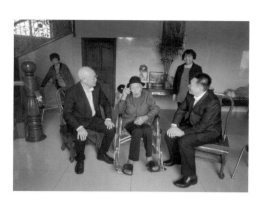

欢吃一些鱼。"

"老人家以前是做什么工作的？"我问道。

同行的村干部接话说："何老以前是我们的村干部，是我们的生产队长呢。"

"生产队长啊，挺好的，为人民服务，活过百岁，长寿得福报啊。"我感叹道，"你觉得你家公长寿的秘诀是什么？"

他儿媳停下来思考了一下，说："我公公这人嘛，可能当过村干部吧，做什么事比较有主见，要顺着他的气。我们知道他的脾气和习惯后顺着他，他也开心健康。"

正在这时，老人好像在问着什么。

村干部仔细听了一下，说："老人问，我们这里有多少个和他一样的百岁老人。他说他记得几个，邻村的某某某和某某某都有百岁了。"

梁雄辉局长说："老人家，我们顺德区一共有108位百岁老人，杏坛镇有13位百岁老人，您是其中之一，不容易啊。"

我接着说："老人家，这次是第七次人口普查，您101岁。等到第八次人口普查您111岁的时候，我们再来看您，好不好？"

老人握着我的手，高兴地喃喃自语。

他儿媳说："家公说谢谢你们，很开心。就是太遗憾了，眼睛现在不好，没有办法看清楚你们长什么样子。"

我站起身拉着老人的手说："没关系，您多保重身体，下次人口普查我们再来看您。"

在离开老人的家的路上，梁雄辉局长说："现在党和政府的政策好，生活水平和人均寿命都提高了，我们顺德的百岁老人也比以前增加了很多。"

我说："是啊，生在这个时代，是我们的幸福。探访百岁老人，核实'人普'数据质量，也是我们统计人应尽的使命和职责。"

老人小『资』卡	姓名：何荣椒
	性别：男
	出生年月：1920 年 11 月
	民族：汉族
	户口登记地：佛山市顺德区

173　诀/理

懂得调理自己，善理家事，心地善良，长寿之机理。年轻时，为村民代写书信，不收费，几十年不生别人气，不抱怨，重仪表，内外兼修，干净获长命。

阳春三月，春意盎然。2021年3月5日一大早，我就赶赴东莞石排镇，到企业调研顺路看望几位百岁老人。

第一位去探望的是王碧玉老人。王老出生于1920年11月，人口普查时刚好满100周岁，老人养育6个儿女，3男3女，最大的孩子76岁，最小的60多岁，四代同堂。

王碧玉老人住在石排镇田边西城村临街的一栋房子里。村干部带着我们来到王老家。踏入王老家门，只见一位仪态端庄、穿深红色上衣、围一条大红毛巾、戴茶色眼镜的老人坐在屋子中央的椅子上。

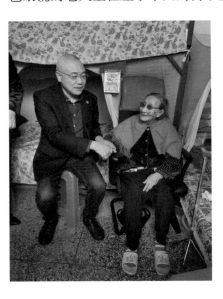

接待我们的是老人排行第五的儿子，老人和他一起生活，日常生活由他照顾。

村干部大声向老人家说："王老，通过人口普查得知您满百岁，省里面和市里面的同志们都来看您了。"

老人兴奋地大声说着什么。她儿子说："她说共产党万岁。"

我笑着说："是啊，是要感谢党。党给了我们好生活，老人家们才能幸福安度晚年，长命百岁。"

围着老人坐下后，我问她儿子："老人家戴的这个是什么眼镜？起什么作用？"

他说："我妈妈年龄大了之后，眼睛不太好，对光线比较敏感。这个深色眼镜，主要是为了保护眼睛的。"

同行的东莞市喻丽君常务副市长打趣道："这样啊，看起来还蛮时髦的，老人家年轻的时候肯定是个美女啊。你妈妈以前是做什么的？"

她儿子说："我们家以前条件还可以。我爸爸是个校长，我妈妈务农。但是她上过学，读过书，以前经常帮村里人写家书，从来不收钱。大家都喜欢找她写信。"

"老人家的身体和饮食怎么样？老人家的手还挺温暖有力的。"我握着老人的手说。

"是的，她身体挺好的，耳朵也还可以，说白话大声点都能听懂，她还可以自己打电话。早上有时候自己一个人出去附近散散步。饮食和我们差不多，胃口很好，我们这里盛产塘鱼，她喜欢吃鱼、吃菜。"她儿子说。

接着我问出了最关心的问题："那你觉得老人家长寿的秘诀是什么？"

她儿子思索了好一会儿："我觉得是她懂得调理。一个是调理个人饮食、生活，都很健康；一个是调理家里的关系，我们家里关系很和谐和睦，子女孝顺，都不用她劳心劳神；另外一个是调理和别人的关系，她脾气好，从来不和人吵架，和邻里关系都很好。"

我笑着说："理，你总结得很到位啊。你是做什么工作的？"

她儿子说："这也是我长期观察思考的结果，也值得我们晚辈学习。我有一个小工厂，做一些电子产品，主要是对外出口的。"

我握住他的手说："也谢谢你。办工厂回报社会，为经济做贡献；照顾母亲长命百岁，也是为社会贡献。希望你继续好好照顾老人，我们10年后第八次人口普查再来看望老人。"

他也忙说："谢谢，谢谢。您放心，我一定照顾好。"

"一个'理'字，说起来容易，可是有多少人真正能做到呢？"在离开的路上，我陷入沉思。

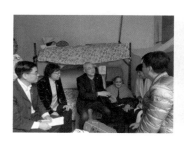
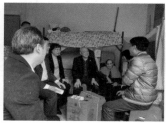
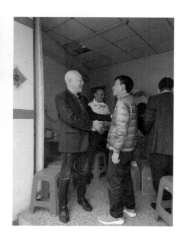

老人小『资』卡	姓名：王碧玉
	性别：女
	出生年月：1920 年 11 月
	民族：汉族
	户口登记地：东莞市石排镇

174 诀/瘦

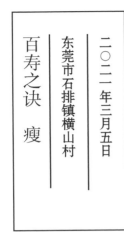
千金难买老来瘦。一米八高，健康养生，能干能吃能睡，一个大家庭尊老敬老，孝敬长辈，天伦之乐，幸福快乐。

离开王碧玉老人的家，经过5分钟车程，我们来到了石排镇横山村谢华诺老人的家。

车子在老人家门口停下。一下车，就看到门口一株枝繁叶茂、郁郁葱葱的大叶榕树。村干部向我们介绍说，这株榕树已经有200多年了。

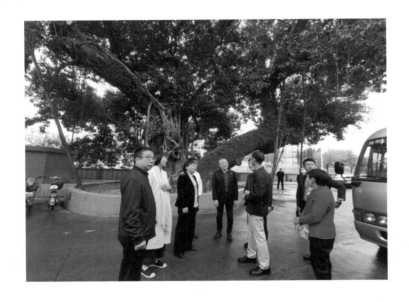

同行的东莞市梁佳沂局长说："这里真是个好地方啊，人杰地灵，200多年的古树，100多岁的老人。"

正说着，老人的儿子出来把我们迎进了老人的家。只见一位身材高瘦，约莫有一米八的老人正坐在客厅中间的轮椅上，就像一尊佛一样。他应该就是我们要探访的谢华诺老人了。

我忙快步上前，递上准备的慰问金，握着谢老的手说："老人家，我们通过人口普查得知您过100岁了，特地过来看望您。"老人握着我的手，抬起头，高兴地笑着。

老人的儿子招呼我们坐下后，向我们介绍了老人的基本情况。谢华诺老人生于1919年7月，现年101岁。老人共养育了11个子女，3男8女，五代同堂，现在请了一个护工，专门照顾老人的生活起居。

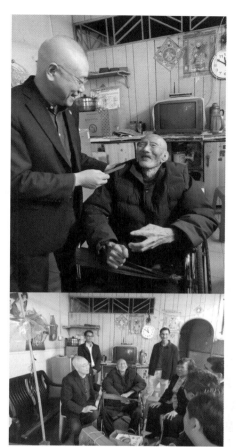

"老人平时的身体怎么样？"我向老人的儿子问道。

他儿子说："腿脚不太好，90多岁的时候摔了一跤，做过一次手术。我儿子在广州的医院做医生，顺便带他做了一下体检，没有其他毛病，平时感冒什么的也很少。"

我说："老人家的身体现在看起来也很硬朗。你看他抓红包的手很有力，抓得很紧呢。"

老人好像听懂了我说的话，呵呵笑了起来。

"他平时饮食和其他生活习惯怎么样？"我接着问道。

他儿子回答："他平时饭量不大，吃得不多，也比较清淡，身材一直都比较瘦。平时比较喜欢吃番薯。平时晚上8点多就上床休息，早上7点多就起床。中午吃饭后午休下，下午推他出去走走。能吃能干能睡。"

我好奇道："那老人家年轻的时候是做什么的？"

他儿子说："我们家是农民出身，爸爸小时候很苦，年轻的时候，农闲时经常去香港打工赚钱，把我们兄妹几个拉扯大不容易。"

"老人家的脾气怎么样？"我问。

他儿子笑着说："年纪大了反而有时候会发脾气。不过我们家子女都比较孝顺，老人家也不容易，都顺着他，一个大家庭，其乐融融。"

同行的梁佳沂局长也笑着说："这在我们那儿就叫老来少，老小孩啊。"

了解了老人的生活起居等情况，向老人送上祝福后，我们一行在笑声中离开了谢华诺老人的家。

老人小『资』卡	姓名：谢华诺
	性别：男
	出生年月：1919 年 7 月
	民族：汉族
	户口登记地：东莞市石排镇

175 诀/清

记忆犹新，脑子清晰。现场背诵《三字经》，朗诵诗词。思维敏捷，手指灵准，不发脾气，口味清淡，爱吃甜食，百岁无忧，家庭和睦，其乐融融，其乐无穷。

离开谢华诺老人的家，我们一行驱车去探望下一位百岁老人。

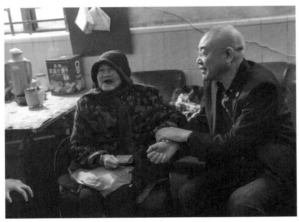

同行的村干部在车上说："下一位百岁老人是黎凤萍，女性。这位百岁老人可厉害了，不仅身体好，记性还特别好，能背诵《三字经》和唱老歌呢，是我们这儿的明星呢。"

"是吗？那倒是要好好去看看。"村干部的介绍深深勾起了我的好奇心。

在村干部的带领下步入客厅，黎凤萍老人正坐在客厅的一把椅子上，穿着一件大花棉袄，围一条深色围巾，包着头，笑眯眯地露出几颗牙齿。

我走上前握着老人的手，向老人递上慰问金："老人家，您过百岁，我们来看望您。这是我们的一点小心意。希望您福如东海，寿比南山。"老人开心地接过，将红包放进袋里，手指动作灵巧有力。

老人的孙子招呼我们一行坐下。村干部向我们介绍了老人的基本情况：黎凤萍老人生于1920

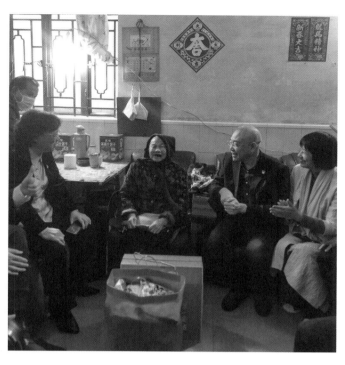

年1月，今年101岁。20岁的时候从邻村嫁过来，共有8个孩子，4男4女，儿孙孝顺，家庭和睦幸福，丈夫80多岁的时候去世。

我向她孙子问道："老人家平时饮食怎么样？"

他说："奶奶平时饮食比较清淡，粗茶淡饭，很少吃肉。就是比较喜欢吃甜食，有的时候还喜欢往饭里加点糖。还特别喜欢喝汽水，我们怕汽水不太健康，平时都不敢让她多喝。"

我们对话的时候，老人一直笑眯眯的。我说："老人很喜欢笑啊，平时也都比较乐观吧？"

"是的。我奶奶对事情看得清，想得透，从来没有和人发过脾气。她经常给我们说，人这一辈子，没有什么过不去的坎儿，开开心心最重要。"她孙子回答。

"老人家身体都还好吧？精神看起来不错。"我问道。

"眼睛有点白内障，视力不太好，耳朵也不太好，讲话的时候需要凑近耳朵去讲，别的都很好。最难得的是她思维很清晰，脑子很好使，记得很多过去的事。以前给我们讲日本人打来的时候大家都躲起来。她还可以背《三字经》、唱老歌和粤剧等。"

我好奇地问："现在过百岁了还可以吗？"

她孙子走近老人身边，靠近老人耳朵，大声说："奶奶，您给他们来一段您最拿手的《三字经》。"

老人听完，清了一下嗓子，慢慢地抑扬顿挫地用白话背起来。开始两句听得不是很清楚，后面慢慢清晰起来，依稀是："苟不教，性乃迁……"

同行的人都啧啧称奇，纷纷拿出手机拍照录像，有的还竖起大拇指来，惊叹老人的记忆力。

老人一直背诵了两三分钟，接着又开始诵唱别的。她孙子介绍说这是当地的老歌，他也叫不出来名字。

待老人唱完，我再次上前握住老人的手："老人家，今天您让我们开眼界了，

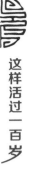

向您学习。祝您保持健康，10年后人口普查我们再来看您。"

离开的路上，我不禁感叹：饮食清淡、思维清晰、看事清楚，这也许就是黎凤萍老人的百岁秘诀吧。

老人小『资』卡	姓名：黎凤萍
	性别：女
	出生年月：1920 年 1 月
	民族：汉族
	户口登记地：东莞市石排镇

176 诀/动

动手能力强，自己能做的事坚持自己做，一生一世都这样。百岁老人自己扎头绳，自己打理头发，手指灵动，不愿多添他人负担，令他人多加麻烦。

百寿之诀 动

东莞市石排镇黄家坐村

二〇二一年三月五日

离开黎凤萍老人的家，我们即赴今天东莞石排镇百岁老人探访的最后一站，去看望一位名叫王笑的百岁老人。

王笑老人，女，生于1920年11月，已满100岁。王笑老人现在由儿子照顾，四代同堂。

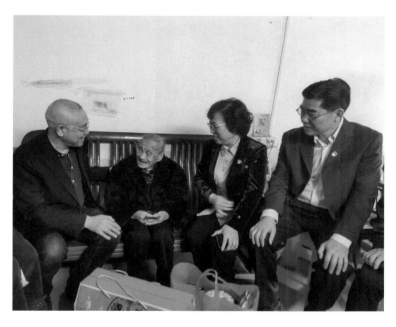

来到王笑老人的家，老人的儿子在门口接待我们。他迎接我们一行进入客厅。王笑老人正坐在客厅的木沙发上，面容清瘦，头发整齐地梳理在背后，看起来十分精神。

老人的儿子招呼我们围着老人坐下，我笑着对他说："您今年多大了？您和老人长得好像啊！"

他说："我妈妈今年100岁，我今年已经70多岁了，还有几个姐姐。我住在这后面，平时请了一个护工来照顾她。"

"看不出来啊，看您最多60多岁。王老身体还好吧？人看起来很精神。"我握着王笑老人的手问。

她儿子回答说："身体还可以的。听力都还好，记忆力也过得去，血压稍微有

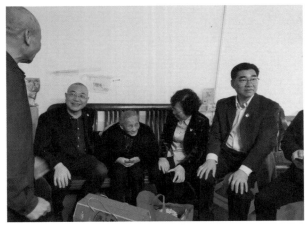

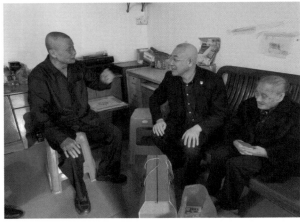

点高。最近天气干燥，皮肤有点痒，前两天我带她去社区开了一点药。"

"那挺不错的，老人的饮食怎么样？"我问道。

"什么都吃，没有什么特别忌口，不过吃得不算多。村子里面有分红，够吃够用。平时睡得早，起得早。很多年都这样了。"她儿子回答道。

我问："那您觉得她长寿的秘诀是什么？"

她儿子思索了一会儿说："她什么事都是自己做，自己动手，一生一世都这样，老了也还是这样，坚持自理。自己吃饭，自己出去散步，现在还自己扎头绳，自己打理头发。"

我笑着道："是吗？这发型很漂亮，也很时尚啊。"

我再次拉住老人的手说："老人家，您什么都自理，我们向您学习。希望您身体健康，寿比南山，下次人口普查我们再来看您。"老人也高兴地说着什么。她儿子说："她说谢谢你们，你们太有心了。"

我忙说："应该的。百岁老人都是广东的宝贵财富，向你们学习。"

看时间已近中午，我们辞别了王笑老人，结束了今早东莞石排的百岁老人探访之行。

老人小『资』卡	姓名：王笑
	性别：女
	出生年月：1920 年 11 月
	民族：汉族
	户口登记地：东莞市石排镇

177　诀/乐

仁者乐，仁者亦寿。一生正能量，把坏事变好事，一站讲台70多年，中国MPA之父。开朗乐观，与人为善。上了百岁，亦可登台讲专题。教书育人，传道解惑，仁寿可得。

百寿之诀 乐

二〇二一年三月九日
广州市海珠区中山大学

2021年3月9日下午，在给海珠区中心组上课后，海珠区领导介绍说，海珠区有一位叫夏书章的百岁老人，1919年1月出生，是中山大学的老教授、中国MPA之父、中国当代行政学的奠基人，百岁了还上台讲课，问我是否有兴趣去探望。

在我探望的百岁老人中，体力劳动者居多，知名老教授倒是没有探访过，于是我欣然应约前往。

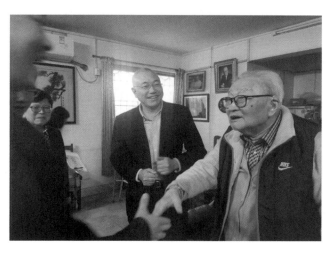

夏书章老人住在中山大学南校区的一栋教工宿舍里，由他大儿子照顾。

进入夏老家客厅，首先映入眼帘的是一排排书籍，足见房子主人是一位饱学之士。夏老花白头发，戴一副宽边眼镜，精神矍铄，正坐在客厅的沙发上看书。

社区干部介绍说："夏老，打扰您啦。通过人口普查得知您百岁，省统计局的同志来看您了。"

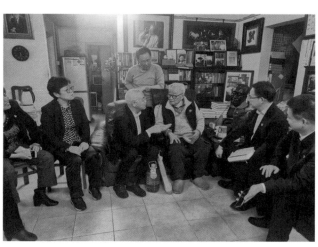

我快步上前握住夏老的手："夏老，您教书育人，笔耕不辍，活过百岁。在我探访过的180位百岁老人中，您是第一个教授、博导。"

夏老站起来和我们一一握手，谦虚地说："不敢当，不敢当。"

夏老的儿子招呼我们围着夏老在客厅的沙发上坐下。我问他："夏老的身体都好吧？我看交流什么的都没有问题。"

他说："都还好。前两年抽血的时候检查，各项指标都正常。就是牙不太好，但饮食不挑剔，什么都可以吃。交流没有问题，只是听力稍微差一点，需要大声讲话。"

正说着，夏老回过头问他儿子："刚才说全省多少百岁老人来着，180个？"

他儿子大声说："爸，您没听清楚。您是杨局长看望的第180个。全省有多少个，这个我也不清楚，要问杨局长了。"

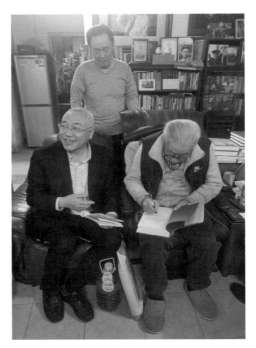

我忙大声解释道："全省共有7000多位百岁老人，但是像您这样德高望重的老教授我倒是第一个看到。您教过多少学生？"

夏老思索了一下说："哎哟，不记得了。我1947年到中大，开始教马列主义和哲学，1982年改革开放后开始教行政管理和公共管理等，70多年了。"

同行的刘晨辉区长说："夏老是桃李满天下。据我所知，中大好多老师都是夏老的学生，海珠区党政干部中也有很多是夏老的学生。"

夏老的话让我想起了什么："夏老，您听过罗湘林这个人吗？以前也在中大教过书。后来他到省统计局工作，前几年99岁的时候去世了。"

夏老沉思了一会儿："嗯，好像有些印象。去世了啊？可惜可惜。"

海珠区统计局局长刘凤娥说："夏老记忆力很好啊，思维敏捷，对答如流，一点都不像百岁的人啊。"

夏老听到对他的称赞，说："还可以，还可以。不如从前啦。"

我看到旁边案头上摆着一本《百年寻梦从头说》，封面上的夏老格外精神，我拿起来悉心翻看着，问道："夏老，这是您的大作啊？什么时候出版的？"

他儿子说："2019年百岁的时候出版的。杨局长喜欢的话，可以签名送您一本。"

我忙说："好啊，好啊！"

夏老接过笔，在书的扉页上写上：赠杨新洪同志。字迹相当有力，完全看不出来是百岁老人的手迹。

我接过书，高兴地说："谢谢夏老了。刚才听说您现在还带课？"

夏老说："是，一年带两三门课。有时候给学生们讲讲专题，也就两个小时左右。"

"您用PPT吗？"我好奇道。

"PPT没有用。提前做好功课，有个大纲。"夏老说。

我不禁感慨："您这么大年纪了还坚持上台授课，不容易，真是老一辈专家学者的代表啊。受教了，我们都要向您学习。"

他儿子说："这两年已经少一些了。"

"您是他儿子，最了解他。您觉得夏老长寿的秘诀是什么？"我问道。

"原因有很多，基因啊，养生啊，都有一些。我觉得最重要的是生活态度。他宅心仁厚，性情温和，与人为善，人又比较乐观，凡事都往好的方面想。坏事也可以从其他积极角度考虑，化解负能量。"

"说得好啊。仁者无敌，仁者乐，仁者亦寿。向夏老学习。10年后的第八次人口普查我们再来看望您。"

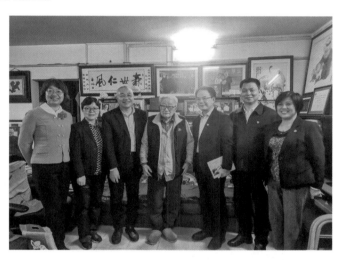

我们怀着崇敬的心情向夏老一家告别，带着满满的收获结束了今天的探访之行。

老人小『资』卡	姓名：夏书章
	性别：男
	出生年月：1919 年 1 月
	民族：汉族
	户口登记地：广州市海珠区

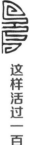

178 诀/蛋

百寿之诀 蛋

广州市增城区荔湖街荔城大道

二〇二一年三月十一日

老人，多补充蛋白质，肤质滑润。一天两个蛋，鸡蛋面，吃得乐，营养有。加之心态好，不计较，成为康寿之道。

阳春三月，万物复苏，春天如期而至，生命的气息扑面而来，在这个充满生机的季节，我的心里依然牵挂着百岁老人，借到增城参加植树活动的机会，我再次来到增城区拜访百岁老人。

上午9点多的时候，我们就来到百岁老人家里。出来欢迎我们的是王展文百岁老人的小女儿和小女婿。"我母亲在屋里，刚吃完早餐没多久，这会儿正在休息呢。"小女儿一边说，一边把我们带进老人家住的房间。

一进屋，看见王展文老人躺在床上。小女儿跟母亲说："老妈子，政府的人来看您啦！"老人看着我们，有一点激动，脸上露出笑容。屋子不大但收拾得干净整齐，没有一点异味，房里的墙上挂着"宁静致远"四个大字。

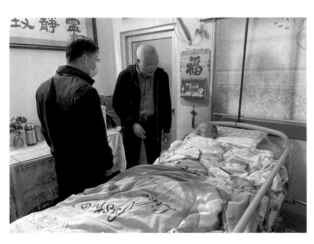

"她知道你们要来看她，很高兴的！"女儿跟我们说，母亲卧床已经六七年，也不怎么说话，但是老人家饮食正常，思维也清晰，去年过年期间，她早早就准备好了红包等子孙来看望她，可是没想到受疫情影响子孙都来不了，她的红包也没有派上用场，老人家还耿耿于怀，有点耍脾气不高兴了。

"现在老人家都由谁照顾啊？"我问道。

"母亲一直跟着我住，现在虽然卧床，但是身体各项指标还不错！我是最小的，今年68岁了，老伴也快70岁了，现在一屋子都是老人！呵呵！"女儿幽默地说。

"老人家有什么长寿的秘诀吗？"我问老人女儿。

"母亲7年前摔倒后就卧床不起了，老人家现在最需要的是蛋白质，现在她每天吃两个鸡蛋，还经常吃海参，海参高蛋白，容易吸收，对老人身体好。我平时给

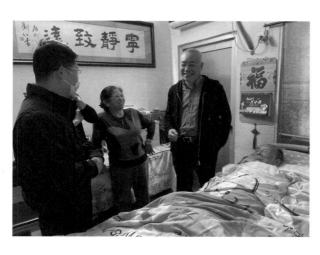

她做的面条，会特意问她喜欢吃什么，比如萝卜、淮山、菠菜、鸡蛋，一起做在面条里，这样老人家吃的东西营养就全面了。自己做的东西不含添加剂，吃起来放心啊！"

女儿还说，因母亲常年卧床不起，消化功能差，为给母亲增加营养，她和丈夫就将肉和蛋做成糊状喂母亲。

"不容易，你们很孝顺，是很棒的女儿女婿！向你们致敬！"我由衷地夸道。

"应该的，母亲拉扯我们长大不容易，现在我们尽一点孝心也是应该的。"小女儿笑着说。

女儿告诉我们，母亲是一位离休干部，年轻的时候跟着曾生（东江纵队创建人）加入东江纵队干革命事业，转业回乡后在教育战线上当一名人民教师，直至离休。

交流间，小女儿不时发出爽朗的笑声，令我们感受到她乐观向上的精神。快乐是可以被感染的。多年照顾卧床不起的母亲，小女儿丝毫没有负担与怨气，相反，在老人女儿身上我们可以感受到她作为子女能够照顾母亲的骄傲，感受到这个家庭充满了温馨，充满了幸福。

"我母亲心态好，胜过一切！"女儿在一旁一直强调。

宁静方能致远，多一些宽容，少一些计较，不以物喜，不以己悲，保持心情的平静，这就是百岁老人的"心境"，也是我们每个人要修炼的心境。

老人小『资』卡	姓名：王展文
	性别：女
	出生年月：1918 年 8 月
	民族：汉族
	户口登记地：广州市增城区

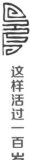

179 诀/劳

劳动健康。老人双手厚实，一看就是勤劳之手。一双耳垂，像一对可爱的葫芦。年轻时下地干活，种水稻、种菜，打下坚实的身板。

拐过几条小巷子，来到城丰村汤屋街，经过村子里一口水井，我们就来到104岁陈玉平老人家的附近。陈玉平老人早已经穿戴得整整齐齐，和小儿子、大女儿一起坐在屋外等候我们。老人看起来身板硬朗、精神矍铄、肤色黝黑健康且光滑，嘴唇红润，加上长而厚重的耳垂，如同一尊佛。

落座后，我们就开始了闲聊。交谈中，老人一直端端正正地坐着，默默地听着我们的聊天。儿子告诉我们，母亲是外村嫁过来的，一辈子住在村子里，没有出过什么远门。现在老人闲时就喜欢听听粤剧，在村子里面散散步，打发打发时间。

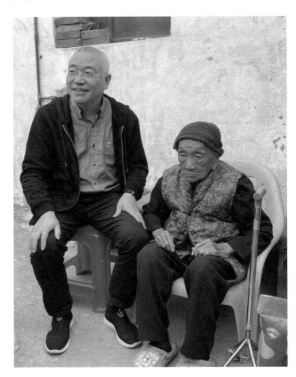

问及老人的长寿秘诀时，儿子呵呵地笑道："哪有什么秘诀！心情好，一切都好！"家里人感情和睦，邻里关系也相处得很好。儿子还表示母亲长寿可能跟她常年下地干活身体素质好有很大关系。"我母亲从小干重活，挑重担，身体好！"老人的双手厚重宽大，一看就是干过粗重活的双手。

"老人平时饮食有什么特别讲究的吗？"我问道。

"我母亲对饮食没有太多的讲究，家里做什么饭菜就吃什么，向来不挑吃的，除了鸡肉外什么肉都吃……也不抽烟喝酒，老人平时喜欢和我们聊天，说说以前的事情。"

"老人平时跟你们说得最多的是什么？"我继续问道。

"老人家最关心的事情就是希望子女早日成家立业，儿孙满堂，老是催我们和我们的小孩要早点结婚生小孩，呵呵！"儿子很坦诚地说。

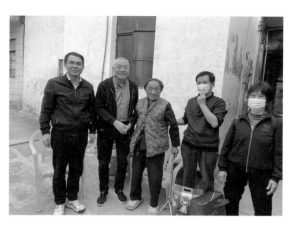

　　"老人的想法很朴实，但现在看来也是对的。"我由衷地说道，大家都表示赞同。

　　陈玉平老人头戴一顶红色毛线帽子，谈话间，老人的帽子有点歪了，我想帮老人把帽子戴好，发现老人依然满头银发，甚是漂亮。我帮老人把帽子仔细戴回去，老人很配合地戴好帽子，一直很安详地坐在凳子上。百岁老人的超脱令人欣赏，他们真正地做到了安然、坦然，与世无争。

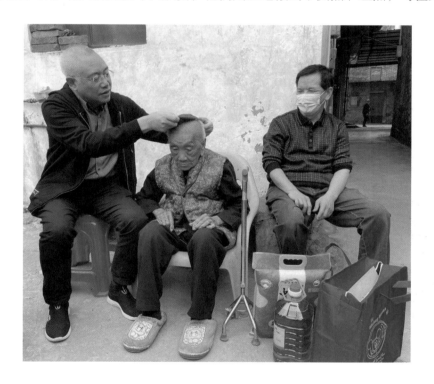

老人小『资』卡	姓名：陈玉平
	性别：女
	出生年月：1916 年 12 月
	民族：汉族
	户口登记地：广州市增城区

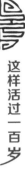

180 诀/茶

老人儿子说，他从记事起，就知道老爸喝茶。我看到一个厚褐色的茶壶，就知道他是一位茶者。再问深几句，方知喝的是岩茶，经典的大红袍。茶暖心，暖和了老人76年的婚姻。茶如人生，老伴走的前一天，对他儿子说，老头子一辈子对她好。

100周岁的邓惠兆老人是位男寿星公，他住在增城区新桥路银汇花园，一上楼，就看见屋子的大门敞开着。"来啦，快进来坐！"老人的儿子站在门口迎接我们，热情地问好，邓惠兆百岁老人因为腿脚不便，坐在茶几旁等候我们。

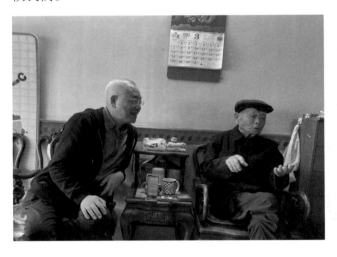

"老人家，您好啊，我们来看您了！"我走至茶几边，向老人问好。

邓惠兆老人是梅州客家人，有4个女儿和3个儿子，一直和最小的儿子一起居住。交流间，我们得知老人年轻时参加过抗日游击战，是东江纵队的，我问老人："老人家，您用过枪吗？"老人一谈起自己曾经的经历，显然来了劲，用梅州话跟我们讲："村里以前有十几把枪啊，我也有两把，都是村里公家的枪。"老人滔滔不绝地讲起在东江纵队的经历，一边讲一边比画着手势，激动之情溢于言表。

看到桌上一个厚褐色的茶壶，我问他儿子："老人家很喜欢喝茶吧？"儿子告诉我们，从他有记忆起，父亲就有喝茶的习惯，但也想不起来喝多久了。后来经老人自己证实，他喝茶有70多年的时间了："我年轻的时候就喜欢喝茶，干完农田活，喝一杯热茶，舒服啊！"

儿子知道父亲喜欢喝茶，所以家里常年备好茶叶。我们很好奇百岁老人都喝什么茶叶，儿子特意将茶叶给我们看。我拿起一小撮茶叶，闻了闻，一股茶叶特有的香气扑面而来。"这茶叶不错！是经典的大红袍，喝了暖胃，对身体好！"

儿子一家连忙张罗泡茶请我们品味，端过老人一家泡好的热气腾腾的红茶，我

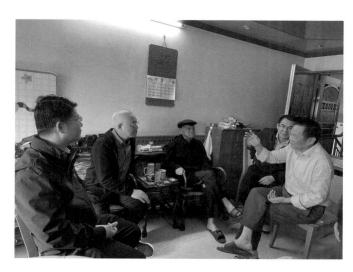

感受到老人一家暖暖的心意。百岁老人就如茶叶，虽年份已久，但依然清香，正如百岁老人对生命生活的感受，不求浓厚，但求留下余香。

邓老依然精神矍铄，我想要不是两年前摔了一跤，现在一定是位身体很棒的老人。老人乐观、开朗的性格深深地把我感染了，在与老人聊天中，我的心情无比愉悦。

当我问老人这么长寿有什么想法时，老人很实在地说道："能吃饱就很满足了！"邓老一颗平常心，过着自己真实的人生，没有丝毫的矫情，这种真实不仅感人，还十分具有感染力。

儿子说："父亲虽没读过书，讲不出什么深刻的人生道理。但父亲在用真情对待生活及生活中的人和事，父亲的这种人生态度给全家带来祥和，让全家人受益。母亲前几年90多岁去世了，跟我父亲也有76年的婚姻了，母亲去世前一天还跟我说，父亲一辈子对她好！"

老人小『资』卡	姓名：邓惠兆
	性别：男
	出生年月：1920 年 10 月
	民族：汉族
	户口登记地：广州市增城区

181　诀/动

　　生命在于运动。老人家八九十岁还下地爬山，种菜晒谷，也吸烟。因爱劳动而身体健康，精瘦精瘦的，真是千金难买老来瘦。

　　2021年4月7日早晨，清明节的纷纷雨雾还没有走远，我匆匆奔赴佛山高明这座"长寿之乡"拜访百岁老人。

　　车辆在高速公路上疾驰，天空灰蒙蒙的，不一会儿便开始下雨。雨越来越大，豆大的雨滴在玻璃窗上画出一条条斜线。雨刮器疯狂地左右摇摆，试图描清前方的公路。前车车轮飞速旋转，腾起的雾气在沥青路面擦出两道清晰的白烟。雨滴撞击在车体上，演奏出噼里啪啦的交响乐。驶到佛山地界，天边泛起了鱼肚白，微微亮的天幕竟然停雨了。今天这风雨也怜惜我，给我福报，让我高明之行更加顺利。

　　车辆行驶到佛山市高明区沧江一品，住在这里的老人叫黄美，是位女性。

　　进入黄老的家，这是一座古色古香的中式住宅，厅堂很大，棕色置物架上错落有序地放置着酒瓶、玉器、双面绣品、相框等摆件。走廊的墙面上，一幅中国画的蜡梅图栩栩如生。看得出来，黄老一家是十分热爱生活、懂得生活的人。

　　"老人家，我们来看望您啦！"在社区工作人员的带领下，我径直走入黄老的卧室。

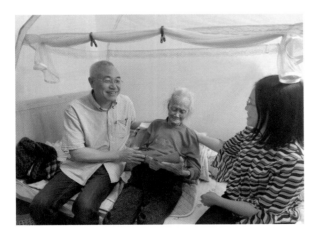

　　只见黄老倚靠着一床被褥，半躺半坐在床边。她头发雪白，稀疏几缕，身着玫红色上衣和黑底描灰白花纹的裤子。

　　我顺势扶着老人的肩膀，问道："老人家，现在是谁在照顾您啊？"

　　"她是我奶奶，她听不懂普通话，我来替她翻译吧。"旁边的中年女子说道，"平常是我爸爸妈妈照顾奶奶。"

　　这时，黄老的儿子、儿媳也从簇拥的人群中站了出来，挥手打了招呼。

　　"你们都多大年纪了啊？"我追问老人的儿子、儿媳。

"我73岁，我爱人72岁。"儿子用蹩脚生硬的普通话回答。

"你们祖孙三代人长得很像啊！"我笑着感叹。

"是啊，外人一看就知道我们是一家人，遗传的力量真的很强大！"黄老的孙女略微兴奋地说。

"老人是哪里人啊？"我追问。

"我奶奶是高明本地人，23岁嫁过来，生育了一子一女，现在孙辈都有11人。"

"那真是个大家族呀！"我继续问，"老人这么长寿，她日常的饮食作息规律吗？有没有什么讲究？"

"奶奶日常饮食还是比较注意的，她吃肉很少，去年还能吃一碗饭，今年吃得少一些了。她喜欢睡觉，每天睡眠时间很充裕。"

"老人现下身体怎样呢？"我继续追问。

"奶奶以前身体一直很好，没有什么基础疾病。她89岁时还去爬青云洞的山，90多岁了还能手脚麻利地干农活。只是这两年有些脑梗，骨头缺钙比较脆弱，每年也要去医院'修理'一下。"老人的孙女说道。

"老人家年轻时做什么工作呢？"

"我母亲年轻时一直务农，一边干农活一边把几个孙子孙女带大。她现在都还经常提起以前喂猪、晒谷子这些农桑之事。"老人的儿子质朴地说。

我指了指一侧的烟盒问道："老人家抽烟吗？"

"我母亲以前抽烟，抽红双喜，现在戒烟一年了。那个烟盒是我的，我抽烟还是母亲教的呢！"老人的儿子腼腆地笑了笑。

家长里短聊了片刻，又到了分别的时候。我向黄老致敬，祝她福寿绵长。她缓缓挥动着手臂，依依不舍地同我们道别。因为经年累月地劳动，黄老身形消瘦，却颇有精神，一个动字，让黄老的百年岁月康健自在，怡然自得。

老人小『资』卡	姓名：黄美
	性别：女
	出生年月：1919 年 8 月
	民族：汉族
	户口登记地：佛山市高明区

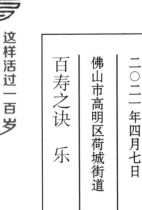

182 诀/乐

老人最开心的事，是全家几代同桌吃饭，开心快乐。带着孙子干农活，耙田施肥，特别喜欢耕种，一家七八亩水田，一年双季，精耕细作，延年益寿。

离开黄老的家，我们驱车前往高明区河江丹霞路幸福家园附近的城中村，住在这里的老人叫谭健兰，101岁，是位女性。

车辆在一片低矮的村屋旁停下，巷口的玉兰树肆意地生长着，几朵浅白的玉兰花安静地在枝杈吐纳芬芳。我们从凹凸不平、布满石渣的巷道进入谭老家的院子，几张破旧的桌椅随意摆放在院子中央，两三只肥鸡在院落里惬意地踱步，丝毫不畏惧陌生来客。

在社区工作人员的指引下，我进入谭老的卧房。这是一间简陋的平房，四面是裸露的水泥墙壁，没有粉刷白漆。谭老坐在靠墙的木板床上，床上悬挂着厚重的纱帐。

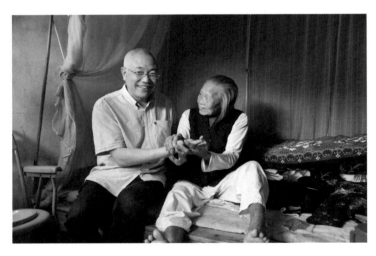

"老人家，我们来看望您啦！"我热情地迎上去，握住谭老的手。谭老的手掌厚大，手指修长，她双手紧紧包裹住我的手，激动地上下摇晃。

我这才得空仔细打量谭老，她留着齐肩的短发，发丝青白相间，根根顺滑。皮肤弹性尚可，脸庞干净、颊肌饱满，没有什么斑纹。她身着白色底衫，外套一件藏青色马甲，裤子只有七分长，露出了粗糙的大脚。

"老人家，您是哪里人啊？"我发问。

"我是本地人。"老人用纯正地道的土话回答。

"现在是谁在照顾老人家啊？"我追问。

"我是她儿媳，我和我老公负责照顾她。"一位皮肤黝黑的中年女子笑容可掬地回答。

"老人家有几个子女啊？"

"妈妈一辈子生育了三女两子，我老公是最小的儿子。"中年女人用生涩的普通话说道。

我看到谭老的几颗门牙都还齐整稳固地生长在牙床上，不禁问道："老人家的牙口应该很好吧？吃东西怎么样啊？"

"牙齿不行啊，吃东西不受力咯！"谭老摇摇头，瘪着嘴说，"我食得好淡。"

一旁的儿媳补充道："妈妈胃口还是可以的，一顿能吃一碗饭一碗菜。"

"老人家喜欢吃些什么食物呢？"我继续问。

"妈妈喜欢吃粗粮和蔬菜，番薯仔是她的最爱。"儿媳回答。

"我看老人家听力还是不错的，我们这样交谈她都能听到。"我不禁感叹。

"是啊，妈妈眼睛看得清楚，耳朵听得明白。"一旁沉默寡言的儿子也按捺不住发声了。

"老人家年轻时从事什么工作呢？"

"妈妈年轻时犁地耙田，一直干农活。我们家以前有七八亩水田，可以种稻米。她有孩子后就背着孩子耕种，有孙子后就背着孙子耕种，忙忙碌碌一辈子。"儿子娓娓道来。

或许是感叹于以前辛勤的农忙岁月，老人听过后点点头唏嘘道："我以前真的好能干。"一副认真直爽的模样把众人逗笑不已。

"老人家现在身体怎样啊？"我继续追问。

"妈妈身体挺好的，没有什么大病，就是以前摔倒后跌断了一根腿骨，左大腿做了手术打了钢钉，现在行动不是很方便。"儿媳回答。

我轻轻地摸了摸谭老的脸，虔诚地问："老人家，您这一辈子遇到最高兴的事情是什么？"

老人听后思索片刻，轻描淡写地回答："全家人一起吃饭最高兴。"说罢，自己由衷而爽朗地笑了。

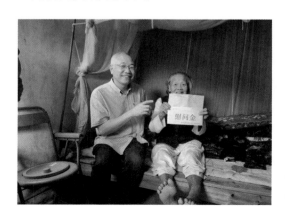

这真挚的发自肺腑的笑容深深感染了我，想来这纯粹的笑容在悠悠岁月中绽放了百年，化解了劳作的艰辛、捣碎了生活的苦难、滋润了子孙后辈的心田。

临别之际，我把慰问金交到谭老手上，叮嘱她保重身体。她作揖谢过我们，双手举起信封，落落大方地对着镜头微笑，贴心地留给摄影师按快门的时间。

祝福谭老，愿这份快乐永远伴随着您！

老人小『资』卡	姓名：谭健兰
	性别：女
	出生年月：1920 年 3 月
	民族：汉族
	户口登记地：佛山市高明区

183 诀/苦

一辈子都辛苦，老人说。但她不怕苦，苦中作乐，以苦为乐。虽苦，却乐于分享，善于表达，与邻里和睦，拉家常，叙长短，得长寿。

匆匆告别了谭老，我们驱车拜访下一位百岁老人。车辆在高明新城穿梭，崭新的马路宽敞整洁，路旁绿植覆盖、鲜花夹道，葱翠的小叶榄仁笔直挺立，高楼大厦鳞次栉比、错落有序，好一幅幸福宜居城市的美丽图景！

听佛山市统计局曾局介绍，整个荷城街道有31个村居，住着17位百岁老人。车辆在高明区文华路育才三巷停了下来，住在这里的老人叫李美，107岁，是位女性。

通过一段昏暗的楼道，我们到达李美老人的家门口。这是一扇铜绿色的老式防盗门，门框多处已经锈迹斑驳，门楣上方悬挂着对联，门面上张贴着一对颜色鲜艳、栩栩如生的门神。

步入李老的家，这是个约20平方米的一居室，房间不大却打扫得也算干净，家里各个角落零零散散放满了家电、生活用品等杂物。

"老人家，省里的领导从广州赶过来看望您啦！"社区的工作人员热情洋溢地说。

李老精神矍铄、神采奕奕，她满头银发雪白锃亮，用一弯发箍安扎得利落顺溜、齐整服帖。她穿着紫色的开衫、灰色裤子和一双棕色凉鞋，左手戴着银手镯和银戒指。见我们到来，脸上堆满了笑容，眼睛眯成了一条细细的缝。

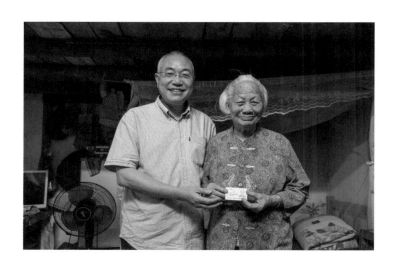

她一边麻利地给大伙儿搬凳子，一边中气十足地用土语招呼大家落座，丝毫没有期颐之年的龙钟老态。

"老人家，您多大年纪了？是哪里人啊？"我发问。

老人听力很好，她掷地有声地回答："我就是本地平塘村的，107岁啦，给你们看我的身份证。"说罢，老人敏捷地从抽屉拿出身份证，快速递到我手中，一套动作下来行云流水般流畅。

我捧着这张印证百年岁月的身份证，它似乎沉甸甸地多了几许重量。

"您有几个孩子呢？"我继续问。

"我生育了6个子女，最小的女儿才50多岁。"

我环顾了一周，见老人身旁无子女陪伴，疑惑地问道："老人家，您平常和谁住在这里啊？谁照顾您啊？"

"我一个人生活在这里，自己煮饭吃、洗衣服，每天下楼走动和老姐妹们聊天。自己可以搞定所有的事情，不需要子女照顾我。"李老得意洋洋地说。

我不禁竖起大拇指，一位107岁的老人，自己料理生活琐事，身体灵活、语言丰富，实属不易，即使是万人之中都难挑出一个来。"我们向您致敬，我们都应该向您学习！"我由衷地感叹。

"老人家，您年轻时做什么工作啊？"

"年轻时不就是耕田咯。"李老爽朗地回答。

我继续问："您还记得自己几岁出嫁吗？"

"18岁。"老人比了个"八"字的手势。

"老人家您记忆力很好啊。"我追问，"您是多大时生育第一胎呢？"

李老思索了须臾，坚定地说道："21岁。"

"您日常的饮食作息怎样呢？喜欢吃些什么？"

"一些粗茶淡饭，我吃东西清淡、量不多，而且不怎么爱吃肉。我白天从不睡觉，晚上也不觉得困，经常是夜晚10点以后才入睡。"李老说话有条不紊，逻辑非常清晰。

"您觉得这辈子最苦的事是什么？"我看向李老的眼睛，好像要看向她的心灵深处。

"最苦的事……"老人有些伤感地说，"我一辈子都辛苦，劳动耕作辛苦，抚养子女辛苦。"

"那这辈子最开心的事呢？"我继续发问。

"当然是现在子孙满堂咯，我都有十几个孙子啦！"说到含饴弄孙的天伦之乐，止不住的喜悦写在老人脸上。

临别之际，我把慰问金交到李老手里，关怀备至地说："老人家，希望您保重身体，再过10年，我们第八次人口普查时再来看望您！"

老人家张开双手，摊开十指，一边感谢我们，一边挥手惜别。

从李老家出来，在巷口遇到了几位耄耋老人，她们围坐在石阶上，恬静安然地话着家常。想来这就是李老口中的几位"老姐妹"吧？愿时光善待这些老人！

老 人 小 『 资 』 卡	姓名：李美
	性别：女
	出生年月：1913 年 6 月
	民族：汉族
	户口登记地：佛山市高明区

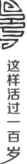

184 诀/酒

百寿之诀 酒

二〇二一年四月七日

佛山市高明区荷城街道

酒，对老人来说能提气补血。放入黄芪、枸杞、党参等多种药材泡一瓶，每天喝一小杯，活血通络，健康养生，天天外出走动，不亦乐乎？人生烟酒茶，适量饮用乃益寿。

从李美老人的家出来，我们继续前往拜访下一户百岁老人。车窗外光影浮动、变幻跳跃，荷城街道的路灯映入了我的眼帘。这路灯由三朵荷花簇在一起，一朵含苞待放，一朵亭亭玉立，一朵娇柔欲滴，4月的风拂面而来，这三朵荷花似乎要翩跹起舞。如同荷城街道的名字一样，路灯也是这么别致诗意。

我还沉浸在如诗如画的光影中，车辆不一会儿就到了东升市场附近。住在这里的老人叫区钻弟，103岁，是位女性。

我们从一段狭长逼仄的楼道往上走，楼梯的台阶很陡，阶差比一般的楼梯都大，两侧的墙面上泛出黑黄的霉斑，还密密麻麻贴了好多小广告。

"老人家，我们来看望您啦！"

区老的家在三楼，一进家门，老人家热情地迎接我们，不停地招呼我们喝茶、落座。这间屋子凌乱不堪，角角落落随意塞满了杂物，墙面斑驳发黑，地砖凹凸不平，桌面灰尘堆积。厅堂一侧的朱红色神龛，却是光洁发亮，内里香火焚烧、烟雾缭绕。

区老双手合十，频频感谢我们到来。她扎着一条马尾，皮肤黝黑，脸上沟壑纵横，有一些痦子和老人斑。她耳垂很大，往下耷拉着，诉说着深厚的福泽。老人穿一件紫色圆点衬衣，一条深蓝色布裤，手上戴着一串黑色的佛珠。

我拉着老人的手问道："听社区工作人员说您才从外面回来，您刚刚去哪里转

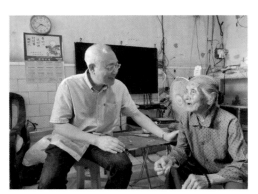

悠了？"她的手枯瘦嶙峋、青筋暴出，却很温暖，说明身体气血很好。

"奶奶听不懂普通话。"一旁的小孙女顶着一张稚气的面孔说道，"奶奶刚从长者饭堂吃饭回来。"

"哦，这个社区还有长者饭堂，看来敬老爱老工作做得不错。"我感叹道，继续追问老人的小孙女，"你今年多

大了？"

"我20岁，我爸爸是奶奶最小的儿子。"女孩有些腼腆地说。

"老人家每天自己出门吗？你们有没有人陪她出街？"我问道。

小孙女将了将乌黑蓬松的头发说："奶奶每天都是自己出门逛。她眼睛好，只是看电视看不太清楚，她腿脚比较灵便，走路没问题，我们家楼道这么陡她都是自己上下楼。"

彼时，我看到简陋的小方桌上放置着一大罐药酒。罐子容积大约5升，罐身是厚重的玻璃，内壁附着黄色的酒垢。罐内放着黄芪、枸杞、党参、红枣、桂圆等多种药材，安安静静地浸泡在棕褐色的浑浊液体中。

"老人家，这是您泡的酒吗？"我指着这个笨重的玻璃罐问道。

"是啊，这是奶奶自己酿制的药酒。"一旁的孙女不急不忙地回答，"她自己去药店买食材，自己泡制酿造，每天晚饭前饮一小杯。"

我请小孙女给我斟上一小杯药酒，轻轻呷了几口。这一口冰凉的液体入喉，酒味浓郁厚重，药引甘香微涩，片刻之后，整个喉管和食道似乎有股强大的暖流涌入。

"老人家，这酒有什么功效啊？"我不禁问。

"提气补血。"老人斩钉截铁地回答。

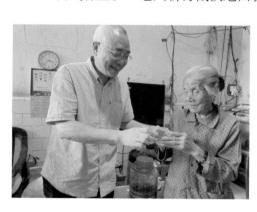

"这是名副其实的长寿酒啊！"我打趣地说，"老人家除了喝酒，还有什么兴趣爱好吗？抽不抽烟？"

"奶奶年轻时抽烟，现在也不抽了。她比较喜欢吃零食。"小孙女说。

几问几答之间，时光慢慢地溜走，又到了分别的时候，我将慰问金交到区老手里，殷切叮嘱她保重身体。

酒，是源远流长的华夏文明中的一颗璀璨耀眼的珍珠。酒，也是一剂抚慰，它抚慰了区老的沧桑际遇，抚平了百年岁月中的苦难折痕。

老人小『资』卡	姓名：区钻弟
	性别：女
	出生年月：1917 年 7 月
	民族：汉族
	户口登记地：佛山市高明区

185 诀/劳

劳作，强体健身。儿子6岁的时候，老人就失去丈夫，从此独自拉扯孩子长大。她也因此辛劳一辈子，让生命绽放出新高度。

作别区老，我们又风尘仆仆前往拜访今天上午的最后一位百岁老人潘杏颜。

潘老今年100周岁，家住沙寮村。我们从村口沿着曲折的巷道往村子深处走，路两旁是成片的龙眼树，葱葱郁郁的枝叶茂密地生长着，遮挡着头顶的日光，鹅黄色的花蕊轻柔地随风飘落，细细碎碎铺满一地。

七弯八拐之后，我们步入了潘老家的小院。只见一个满头银丝的老人，单腿站

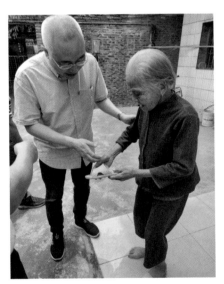

立，她快速弯腰，从地上捡拾一只拖鞋，套到自己脚上，然后轻巧地直起腰板。

一套动作行云流水、一气呵成，我赶紧上前去搀扶她，生怕她摔跤。她却略带疑惑地看着我："你是谁呀？我不认识哦！"

"老人家，我们来看望您啦！"我微笑着同潘老说。

"这位是省厅的领导，这位是市里的领导。"旁边的村支书一一介绍着。

潘老听着，疑惑慢慢散开，笑容浮上嘴角，露出了两颗尖尖的黄色虎牙。她穿着一套藏青色布衫，耳垂吊着金耳环，眼睛大而明

亮，眉宇间虽有很多褶皱，但仍可以窥探出年轻时的美丽与芳华。

潘老十分好客，她执意让孙子搬出板凳让众人落座。

"老人家，您有几个子女啊？"我发问。

"奶奶生育了两个儿子，我爸爸是小儿子。"一旁的孙子回答。

"现在老人和谁居住在这里？"我追问。

"奶奶和我大伯一家住在沙寮村，父亲和我们一家在城区居住，父亲也经常过来看望奶奶。"

"我看老人家刚刚自己捡拖鞋，她行动还是很灵活的。"我说道。

"是啊，我奶奶身子骨比较硬朗，现在生活能自理，她每天都要沿着村道散

步，来回走上2公里。"孙子乐呵呵地说着。

"老人家有什么爱好吗？"我继续问。

孙子回答道："奶奶喜欢打天九牌，和村里那些八九十岁的人打天九，别人都打不过她。她自己还把天九牌藏在屋子里，我们都不知道她放在哪里的。"

"老人家年轻时做什么工作呢？"

"我奶奶一辈子都务农。她早年丧夫，在我父亲只有6岁的时候，爷爷就过世了，我父亲对爷爷都没有什么印象。奶奶一个人靠着辛苦劳作，把两个孩子抚养长大，非常不容易。"孙子唏嘘不已地感叹。

"现在生活好了，老人家可以享福了。"我发自肺腑地说。

"奶奶现在还是很节俭，平常家里的灯都不让亮，她嫌浪费电。"孙子无可奈何地说。

"老人家现在身体怎样呢？有没有什么基础疾病？"

"奶奶没有什么基础疾病，两年前因为带状疱疹去医院治疗，医院给她进行了一次全面体检，结果医生说奶奶的身体指标很好，60岁的人都没有这样的体质。"孙子回答。

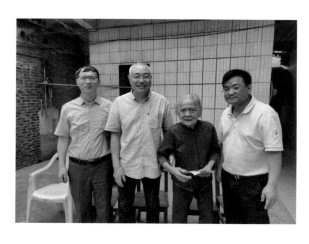

小院的闲聊时光过得特别快，临别之际，潘老拉着我的手依依不舍。她的手很粗糙，布满了老茧，是一双劳动的手。

老人的孙子深情地说："难得省里领导来探望，我奶奶未来几年都会特别开心。"

从潘老家出来，4月的太阳终于拨开云雾，高高地悬在天空，阳光倾洒大地，芭蕉叶迎风摇摆，蝶飞蜂忙、莺啼草长，好一派祥和的深春图景！

老人小『资』卡	姓名：潘杏颜
	性别：女
	出生年月：1920年9月
	民族：汉族
	户口登记地：佛山市高明区

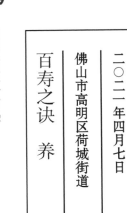

二〇二一年四月七日

佛山市高明区荷城街道

百寿之诀　养

186　诀/养

照顾好，赡养好，同样能保障生命。老人家身体相对比较薄弱，七八年来靠子女悉心照料，让生命充满着阳光与爱。

简单吃过午餐，我和佛山市赵海副市长一起，匆匆奔赴高明区杨和镇石水村拜访百岁老人。

石水村位于杨和镇东南面，坐落在风景秀丽的皂幕山山脚。从石水村村委，沿着干净整洁的柏油公路往前走，连绵起伏的皂幕山在天边蔓延，路旁古树林立，勒杜鹃缀满花坛。一口池塘碧波荡漾，几株睡莲浮在澄澈的水面，莲叶田田，簇拥着娇柔粉嫩的花瓣。微风拂过，吹来沁人心脾的馥郁幽香，吹动了波光粼粼的心事。一条水渠，顺着公路和稻田静静流淌，青油油的禾苗，此起彼伏地翻滚着绿浪。

几分钟步行的光景，我们到达了蔡老的家门口。蔡齐好老人今年104岁，是位女性。

这是一间古朴的岭南老宅，木制大门上张贴着大红色的对联、门神画报，悬挂着三条小符。门楣上方横拉着长长的晾衣绳，几件薄衫安静地支在衣架上，等待着风的柔抚。

我在村支书的指引下走进蔡老的卧房，边走边说："老人家，我们来看您啦！"

只见蔡老佝偻着背，坐在床沿边，一只脚搁在床褥上，一只脚放地板上。可能因为刚睡醒的缘故，老人家的头发凌乱打结，张扬飞舞。她身着蓝底白花的布衫，

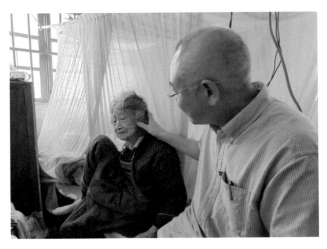

胸前套了个大的围兜，灰色的绒布裤子起了些许毛球。

"老人家，您有几个子女啊？"我询问。

蔡老并没有回答我的问题，她眼神涣散地看着前方，面容带着几分忧愁。

"我妈妈耳朵不好，她听不清楚你说什么。"一旁的男子插话道，"妈妈生育了两子

这样活过一百岁

三女，我是二儿子，现在由我照顾她。"

我追问老人的儿子："您多大年纪了？"

"我今年77岁，我的女儿在番禺工作，我的孙子都1岁啦！"儿子高兴地说。

"老人家是本地人吗？"

"妈妈不是本地人，她从台山嫁过来的。当时日本人入侵，她与亲人失散了，后来为了生计给人做丫鬟，周周转转随人来到了高明。"儿子不急不慢地叙述着。

我继续问："老人家年轻时从事什么工作啊？"

"妈妈年轻时耕田种地，给人当苦工挑重物，脏活累活都干过。"儿子敦厚地回答。

我追问："老人家现在身体如何？能下床走动吗？"

老人的儿子回答："妈妈眼睛看不到，听力也不好。这七八年行动不便一直卧床休息。我懂一点中医，日常给她调养着，有小病不适了及时处理。"

"老人家饮食习惯怎样呢？"

"妈妈一天吃三顿，每顿吃得不多。我会给她酿制养生药酒，她每天会喝上一点。"

我啧啧称赞："看来老人养得这么好，全靠您悉心照拂啊！我们都要向您学习！"

儿子有些羞涩地说："这些都是我们子女应该做的。我年轻时参军，参加过对越自卫反击战，后来在鹤山造纸厂工作，退休后主要任务就是照顾好母亲。"

在对蔡老儿子深深的敬意中，我们作别了蔡老的家。你养育我长大，我赡养你终老。爱，就这样在岭南大地最普通最平凡的劳动家庭里循环往复、生生不息。

老人小『资』卡	姓名：蔡齐好
	性别：女
	出生年月：1917 年 4 月
	民族：汉族
	户口登记地：佛山市高明区

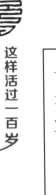

187　诀／自

　　依靠少，自理能力强，有着坚强的内心与乐观积极向上的心态，生命不息。

　　我们继续在石水村里走着，几辆推土机和压路机顶着炎炎的日头，在一大片空旷的黄土地上作业，粗陋地描摹着乡村振兴的雏形草图。

　　路过一片稻田，我实在欣喜不已，三步并作两步下到田埂，蹲下身子，俯首捡起一根秧苗，同赵海副市长探讨起插秧的门道。稻田的泥水面清晰地倒映着一行人影，田边细渠流水潺潺、明澈清冽。纤弱的秧苗在泥潭里东倒西歪地扎着，不久，它就会生长成一片葱郁的禾田。

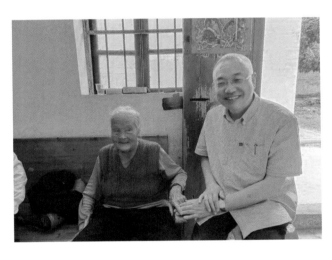

　　听村支书介绍，石水村山清水秀、风光旖旎，近年来大力发展特色旅游，村容村貌得到了很大的提升。现在要去拜访的就是村里的第二位百岁老人。

　　不一会儿工夫，我们就走到了石水村委井头井一村120号一间低矮的村屋门口。住在这里的老人叫罗容娇，100岁，是位女性。

　　一进门，村支书热情地说："阿婆，省厅的领导来看望你啦！"

　　罗老梳着整齐的马尾，颊肌饱满、嘴唇深深凹陷，面庞有一股返童的味道。她上身穿着天蓝色的底衫，外面套一件酱红色毛背心，裤子是老旧的黑色布裤。她端坐在木沙发上，腿边放着一根长木棍。

　　"老人家，您是哪里人啊？"我问道。

　　"啊？"老人大声反问，似乎没有听清我说什么。

　　我再次提高声调，在她耳畔多问一次。

　　"本地人。"老人终于给出了回答。

　　罗老的听力不好，之后的沟通，都要靠提高嗓音分贝来进行。"您有几个子女呢？"

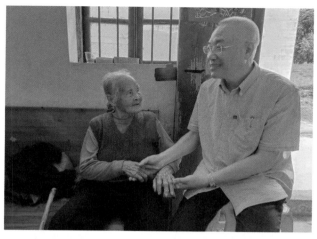

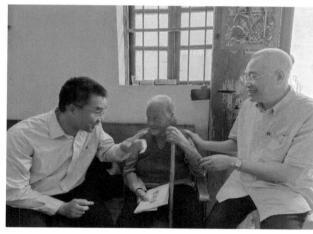

老人喃喃地说："两子一女。"

我继续问："您一个人住在这里吗？有没有人照顾您？"

这时村支书说道："老人一个人居住在这里，平常是外孙女给她送餐。她日常生活能够自理，就是耳朵不太好。"

"我看老人家身边还有个木棍，这是她的拐杖吗？她能走路吗？"我追问。

村支书翻译后，老人缓缓地回答："慢慢走，扶着拐杖，走两步要休息下。"

"您年轻时从事什么工作啊？"

听到这个话题，老人打开了话匣子："我年轻时好辛苦的，外出打工，在酒店端盘子做过服务员；还做些手工物件拿出去卖钱补贴家用；自己学了些木工手艺，能做些粗糙的木家具。后来还种地耕田，割草养猪。"

听到老人诉说自己的半生境遇，一股暖流涌上我的胸腔。老人年轻时自立自强，靠自己劳动的双手养家糊口，到了期颐之年，还不给子孙后辈添麻烦，独自居住，自己照顾自己，实在是自立自理自强的典范！

我将慰问金交到罗老手里，祝祷她福寿安康，希望下一个10年，第八次人口普查时再来拜访她！

老人小『资』卡	姓名：罗容娇
	性别：女
	出生年月：1920 年 11 月
	民族：汉族
	户口登记地：佛山市高明区

188 诀/乐

百寿之诀 乐

佛山市高明区荷城街道

二○二一年四月七日

快乐的心态，幽默风趣充盈生命。阿婆对着自己手里的拐杖说，这个棒子被她使用多年，变得短了一大截。说完，自己哈哈笑起来。看到我们给的慰问金，则笑着说今天是个好日子，多谢多谢，像个孩子似的。

阔别了罗老，我们驱车前往塘下村349号，住在这里的老人叫严更娇，100岁，是位女性。

车子在塘下村文化活动室门口停下，一行人下了车，准备往村里走，发现一位老太太，戴着顶破旧的草帽，脊背佝偻成近90度，一边缓慢踱步，一边俯身捡路边的泥土块。我们前去询问老人家多大年纪。她回答说90多岁。问她捡泥块做什么，她回答准备自己种紫苏。劳动人民永远这么勤劳朴实、踏实肯干，即使耄耋之年，仍然停不下劳作的脚步。

远山含黛近水含烟，我们继续在村子里穿行，路过傍山而建、颇具原生态风味的古树公园；路过堆满纸烟灰、香火缭绕的社稷土地之神位；路过苍翠郁绿、树影婆娑的竹林。晌午的微风中，一只白蝴蝶蹁跹飞舞，好像在迎接我们。

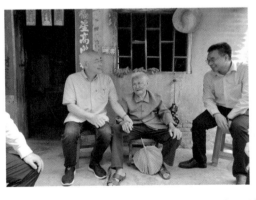

"老人家，我们来看望您啦！"在一群人的簇拥下，我步入了严老家的庭院。

严老面容安详柔和，脸颊沟壑纵横，爬满了岁月的斑纹。她的白发根根分明，高耸的发际线上几缕发丝朝天直立。她穿着紫色衬衫、藏青色布裤，一双大手粗糙黝黑、青筋暴出。她四平八稳地端坐在木窗棂下的木板凳上，脚边放了把麦秆编扇。见我们进院子，她的眼角弯成月牙一样，嘴角上扬含着浓浓的笑意。

"老人家，您有几个子女啊？"我问道。

"我母亲不会说普通话。"旁边的中年女子笑容可掬地回答，"她生育了3个子女。"

"您是她第几个孩子啊？"我追问。

"我是母亲最小的女儿，我都69岁啦！"

"老人家年轻时做什么工作呢？"我继续问。

"我母亲年轻时耕田种地，也在四保林场打过散工。"

"您有几个兄弟姐妹啊？"我转头问老人。

老人喃喃地说："5个兄弟姊妹，现下只有我一个了。"

"您这个辫子，是谁帮您梳的呀？"我捋了捋严老的马尾辫。

"我自己咯。"老人脸上每一丝皱纹、每一个斑块都堆满了笑意。

"您真厉害啊！这么大年纪了还能自己扎辫子。平常是谁照顾您的饮食起居呢？"

老人的女儿见母亲有点没听懂，接着回答："母亲一个人住在这里，她生活能自理。我每天买菜带过来，她自己做饭吃。"

"老人家一个人住，晚上起夜上厕所怎么办？"我疑惑地问。

"晚上用便桶，好方便。"严老乐呵呵地说。

我指着老人脚边的木棍，问："这个是拐杖吗？"

"是啊，从前这个木棍好长，现在都用短了一寸啦！"老人爽朗地说。

"老人家这么长寿，有什么秘诀吗？她的生活习惯是怎样的？"我虔诚地发问。

老人的女儿寻思片刻后回答："也没什么特别的，我母亲每顿吃一碗饭，她不抽烟不喝酒，比较喜欢睡觉，冬天从晚上7点睡到第二天早上8点，夏天从晚上7点睡到第二天早上6点半。"

我看着老人颀长的身形，不禁问道："您年轻时有多高啊？感觉您现在腿都很长。"

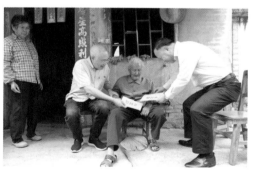

严老听后，扑哧一笑，满面春风地回答："哇，好高哦！"

临别之际，我把慰问金交给老人，她喜笑颜开地说："今天是个好日子哦！多谢大家！"爽朗乐观、欢乐愉悦的氛围深深感染着小院里的每一个人。

老人小『资』卡	姓名：严更娇
	性别：女
	出生年月：1920 年 10 月
	民族：汉族
	户口登记地：佛山市高明区

189　诀/茶

茶，有茶多酚，清肝明目。老人年轻时候就喝茶，喝了几十年。我们一踏进屋，就望见茶盘。从闭目到睁开眼那一刻，放出耀眼的目光，可能多半是与喝茶有关，与茶文化相融。

从塘下村出来，我和赵海副市长一行人匆匆作别，马不停蹄地，又驱车前往广州市越秀区洪桥街道，拜访今天最后一位百岁老人。

车辆在高速公路上疾驰，一轮硕大的夕阳悬在西边的天际线上方，经过一个多小时的风驰电掣，我们到达小北路。住在这里的老人叫蔡柳，101岁，是位女性。

小北路毗邻省府大院，时值下午5点半，穿着校服放学归家的孩童、川流不息接送的车辆、熙熙攘攘叫卖的商贩，像决堤的江水一般涌入这条老城区的街道，弥漫出浓厚的烟火气息。

我不承想，从2020年11月聚焦百岁老人数据核实开始，利用时间间隙紧锣密鼓地展开拜访工作，近半年来兜兜转转，跨越迢迢千里，走遍岭南大地，穿梭秋冬春夏，寻遍乡野城市，今日竟然在省府大院一墙之隔的地方，再次觅见珍贵的期颐生命。

沿着狭窄逼仄的楼道，我们步入蔡柳老人的家，这是一间典型的广州老城区居民住宅。一扇工艺精湛、红绿相间、古朴清幽的满洲玻璃屏风散发着浓郁的岭南风味，把厅堂分隔成两间，让本不宽裕的空间显得越发局促。屏风一侧简单供奉着神龛，内里还放置着一颗金黄的蜜柚。

"老人家，我们来看望您啦！"社区工作人员热情地说道。

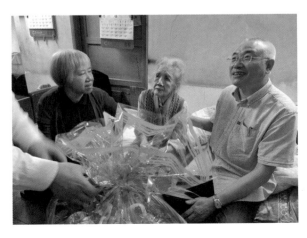

我见蔡老躺在另一侧的床榻上，时值4月，她仍旧盖着厚厚的被子。"老人家是睡觉了吗？"我小心翼翼地问道。

"没有没有，她只是坐累了躺一下。"旁边一位满头白发的女人说道。

"您是老人的什么人？"

女人用地道的粤语回答：

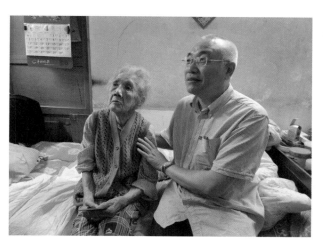

"我是她女儿。"

她一边说，一边掀开被褥，凑近蔡老耳畔，嘀咕着："妈妈，领导来探你啦！"

然后，她慢慢扶着蔡老坐起来，这时，我才仔细打量了老人一番。她的头发蓬松而凌乱，眼角向下耷拉，目光有些许呆滞，面颊皮肤松弛下垂但仍然白皙。她穿着一件淡蓝色格纹家居服，外套浅灰色针织背心。起身后，蔡老一直双手合十。

"老人家是哪里人啊？"我继续问。

女儿柔抚着母亲的银发回答道："妈妈是广州荔湾人。"

"老人家有几个子女啊？"

"母亲生了两个女儿，我是小女儿。"

"老人家年轻时从事什么工作呢？"我追问。

"我母亲年轻时在万宝电器厂当工人，之后在万宝电器退休。"

彼时，蔡老把目光投向我，放空的眼神中突然闪现一道微光："带你去饮茶啊！"老人喃喃地说。

一阵暖流涌上我的鼻尖，我被老人的好客和善意感动："老人家是有喝茶的习惯吗？"

"有啊，我母亲喝了一辈子的茶。"说着，女儿指向床尾的圆桌，"这就是我们家的茶具。"

我顺着望过去，一盏红木的茶盘上，散放着茶壶、茶碗、茶滤、茶托等青瓷茶具。湿漉漉的盏面，似乎散发着温热甘醇的怡人清香。

"原来，老人是齿颊留有香兰之气的！怪不得她能活至百岁！"我不禁感叹。

"老人家现在身体怎样啊？"我继续问。

女儿轻声回答："母亲这两年有点脑萎缩，有时候间歇性失忆，发作了会不认得人。她生活不是太规律，偶尔容易烦躁，总是要人来看她，陪她聊天。"

这个时候，蔡老拉住女儿的手，缓缓地絮叨些什么，我问道："老人家说什么？"

"她说见着家里来这么多人，有点害怕。"女儿说道。

为了不打扰蔡老宁静的生活，我便匆匆和她告别。从蔡老家出来，夜色逐渐笼罩大地，城市华灯初上、晚风轻拂。我慢慢往省府大院走，一路上有骑行的赶路

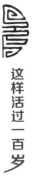

人，有遛狗的散步者，车辆也因为晚高峰的到来而走走停停，时光好像突然回到半年前我从这条路出发的时候，一切都是这么自然而踏实，一切都充满了生命的气息和力量！

老人小『资』卡	姓名：蔡柳
	性别：女
	出生年月：1920 年 1 月
	民族：汉族
	户口登记地：广州市越秀区

律劳造功
修和强灿
睦童信勇
茶平忘苦

常住人口第一大省：1.26亿人的"七变七因七用"

第七次全国人口普查结果显示，广东户籍人口近亿，常住人口达到1.26亿人，为全国常住人口第一大省。

第六次全国人口普查是在2010年。10年之后，同样是11月1日零点，广东常住人口继续位居全国首位。通过全面梳理人口数据，解构人口盘数，从中可得到"七大变化、七个成因、七方面思考"。

"七大变化"

变化之一，人口数量变大。

（一）人口总量持续上升，占全国人口比重上升明显。第七次全国人口普查初步汇总结果表明，2020年11月1日零时，广东常住人口达12601.25万人，与2010年第六次全国人口普查比较，全省常住人口增加2170.94万人，增长20.81%，平均每年增加217.09万人，年平均增长率为1.91%，增速与上一个10年的年均增速（1.90%）基本持平。自2007年以来，广东连续14年人口规模居全国首位，占全国总人口的比重从2010年的7.61%提高到8.94%，提高1.33个百分点。

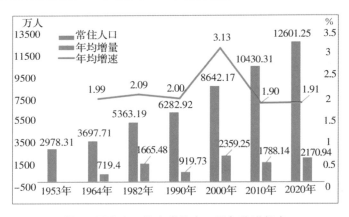

图1　历次人口普查常住人口及年均增长率

自1953年第一次全国人口普查以来，广东常住人口总量呈持续上升的趋势，人口规模不断扩大，虽然每次人口普查年均增速高低不一，在1.90%～3.13%之间波动，但总的来看，人口年均增量基本呈上升态势。特别是2000年、2010年及2020年近三次全国人口普查，其中2000年和2020年常住人口年均增量均超过2000万人，

2010年常住人口年均增量也在1800万人左右，广东常住人口规模出现大幅扩展的现状，一举跃居并保持全国人口总量第一位，成为名副其实的人口经济大省。

表1　2010年、2020年广东各市常住人口

单位：万人

地区	2020年	2010年
全省	12601.25	10430.31
广州	1867.66	1270.08
深圳	1756.01	1035.7
珠海	243.96	156.02
汕头	550.20	539.10
佛山	949.89	719.43
韶关	285.51	282.66
河源	283.77	295.30
梅州	387.32	424.01
惠州	604.29	459.70
汕尾	267.28	293.57
东莞	1046.66	822.02
中山	441.81	312.09
江门	479.81	444.89
阳江	260.30	242.18
湛江	698.12	699.33
茂名	617.41	581.78
肇庆	411.36	391.81
清远	396.95	369.84
潮州	256.84	266.98
揭阳	557.78	587.70
云浮	238.34	236.01

（二）常住人口往大城市"堆积"的现象正在进一步凸显。从各地市人口规模看，全省常住人口超过500万人的地市有9个，比2010年增加1个。继广州、深圳之后，东莞首次突破1000万人口大关，步入"千万"人口的超级大市，从而使广东人口超级大市由2010年的2个增加到3个。在500万～1000万人之间的城市有汕头、佛山、惠州、湛江、茂名、揭阳等6个。全省常住人口最多的5个市分别是广州、深圳、东莞、佛山和湛江，常住人口合计6318.34万人，占全省常住人口比重超过一半，为50.14%。大规模人口地市数量的增长，充分体现出广东常住人口往大城市"堆积"的现象正在进一步凸显。

变化之二，流动性人口变大。

（一）人户分离人口明显增加，广深增量超千万。全省常住人口中，人户分离人口达6063.51万人，其中，市辖区内人户分离人口为856.88万人。与2010年第六次全国人口普查相比，人户分离人口增加2382.85万人，增长64.74%；其中，市辖区内

人户分离人口增加608.14万人，增长2.4倍。人户分离人口总量快速增长，主要受广深两地影响。10年间，广州和深圳人户分离人口增量超千万，分别增加537.55万人和559.08万人。

（二）珠三角地区人户分离现象普遍，深莞两地更明显。全省超八成人户分离人口聚集在珠三角地区，深莞两市尤为突出。珠三角地区人户分离人口为5004.47万人，占全省人户分离人口的82.53%，人户分离人口占常住人口比重达64.15%，远高于粤东西北地区（22.06%）。珠三角地区中5个市人户分离人口占常住人口比重超六成，其中深圳、东莞分别为80.33%和79.38%，中山、广州和珠海分别为62.60%、61.70%和60.52%。

表2　分地区人户分离人口情况

单位：万人、%

地区	2020年		2010年	
	人户分离人口	占常住人口比重	人户分离人口	占常住人口比重
全省	6063.51	48.12	3680.66	35.28
广州	1152.29	61.70	614.74	48.40
深圳	1410.58	80.33	851.50	82.20
珠海	147.65	60.52	72.92	46.67
汕头	97.63	17.75	76.90	14.27
佛山	556.51	58.59	387.04	53.78
韶关	89.62	31.39	53.76	19.02
河源	100.99	35.59	36.87	12.50
梅州	103.52	26.73	46.87	11.06
惠州	333.24	55.15	205.76	44.75
汕尾	69.60	26.04	25.65	8.74
东莞	830.86	79.38	658.35	80.09
中山	276.56	62.60	176.15	56.44
江门	192.42	40.10	111.06	24.95
阳江	83.71	32.16	30.28	12.50
湛江	158.48	22.70	74.18	10.60
茂名	101.47	16.44	40.42	6.95
肇庆	104.36	25.37	58.81	15.02
清远	132.90	33.48	69.37	18.76
潮州	45.29	17.63	41.26	15.46
揭阳	27.97	5.01	28.20	4.79
云浮	47.85	20.07	20.59	8.70

变化之三，年龄中位数变大。

2020年，全省常住人口中，年龄中位数为34.37岁，其中男性33.64岁、女性35.28岁，与2010年第六次全国人口普查相比，广东常住人口年龄中位数提高了3.51岁，男性提高3.18岁，女性则提高3.98岁，年龄中位数不断推高。

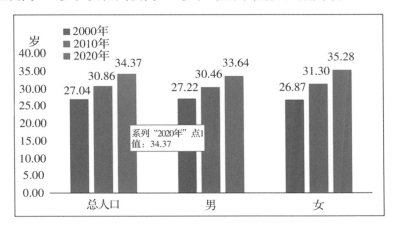

图2　历次人口普查常住人口年龄中位数

（一）广东人口年龄结构已经进入老年型。从表3判断人口年龄构成类型的4项指标变化趋势可以看出，经过1982年、1990年和2000年三次人口普查各项指标的过渡，2010年，广东常住人口结构类型的4项指标，除65岁及以上人口比重外，其他3项指标已经进入老年型状态，人口基本步入老年型早期。到2020年，全省0～14岁人口比重为18.85%，65岁及以上人口比重8.58%，年龄中位数34.37岁，人口老少比为45.52%，4项指标均达到老年型标准，广东人口已经完全进入了老年型社会。

表3　近五次人口普查全省人口年龄结构情况

单位：岁、%

年份	0～14岁人口比重	65岁及以上人口比重	年龄中位数	老少比	类型
1982	33.61	5.46	22.35	16.25	成年型
1990	29.92	5.93	24.54	19.82	成年型
2000	24.17	6.05	25.40	25.03	成年型
2010	16.89	6.75	30.86	39.96	老年型早期
2020	18.85	8.58	34.37	45.52	老年型

（二）人口金字塔呈现"两头收缩，中间鼓起"的腰鼓形现状。在常住人口各个年龄段中，30～34岁年龄段人口占总人口的10.46%，比重位于峰值。同时，位于该年龄组附近的20～24岁、25～29岁、35～39岁、40～44岁4个年龄组，分别占总人口的7.45%、9.45%、8.79%和7.16%，均处于较高比重的水平。上述5个年龄组人口合计占总人口的43.32%。位于30～34岁峰谷上方的各个年龄段人口比重，随着年

龄的增加而呈逐渐减少趋势，到55～59岁及以后，出现快速下降的现象；在峰谷下方，各年龄组比重随年龄的下降而下降，到15～19岁出现最低谷，之后缓慢回升。

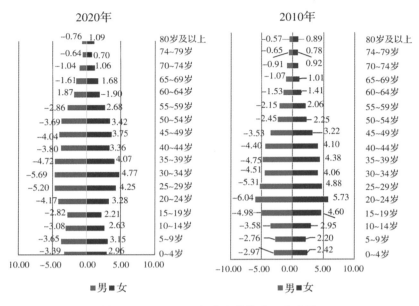

图3 2010、2020年广东常住人口金字塔

（三）各种年龄人口的现状及变化。从各类特殊人口的年龄构成看，与2010年相比，2020年广东常住人口年龄结构出现明显变化：

1.学前、学龄儿童人口数量及占比均明显上升。0～6岁学前儿童人数增加360.98万人，7～12岁学龄人口则增加296.05万人，占总人口比重分别比2010年增加了1.59个和1.22个百分点，说明全面两孩生育政策对新生婴儿数量的增长起到积极的推进作用。

2.育龄妇女总量基本持平，但占总人口比例有所下降。2020年，全省育龄妇女为3237.03万人，与2010年的3230.29万人基本持平，但占总人口比重下降5.28个百分点，其中，生育旺盛期妇女（20～34岁）人数为1550.15万人，比2010年略有增加，但占比下降了2.36个百分点，生育旺盛期妇女比重的降低，对未来广东人口再生产造成一定冲击。

3.劳动力资源人口规模扩大，总负担系数迅速上升。按照我国现行退休政策计算，2020年，广东劳动年龄人口为8212.74万人，其中男性（16～59岁）4598.35万人、女性（16～54岁）3614.40万人，与2010年人口普查相比，劳动力资源人口增加939.01万人，男性增加711万人、女性增加228.03万人，但劳动力资源人口占总人口比重由69.72%下降到65.17%，达4.55个百分点。从人口负担系数看，按国际现行方法计算，广东2020年适龄劳动人口总负担系数为37.79%，其中少年抚养系数为25.97%，老年抚养系数为11.82%，分别比2010年上升6.81、3.88和2.93百分点。

4.老年人规模进一步扩大，比重继续攀升。从近几次人口普查数据看，2000

年、2010年和2020年三次全国人口普查，广东60岁及以上人口分别为747.87万人、1015.24万人和1556.51万人，老年人口不断增加，老年人规模进一步扩大。同时，老年人口占总人口比重也由2010年的9.73%上升到2020年的12.35%，出现稳步上升的态势，其中80岁及以上高龄老人也由2010年的1.45%上升到2020年的1.85%。

表4　全省各类人口年龄构成及变化状况

单位：万人、%

各类人口	2020年		2010年	
	人数	占总人口比重	人数	占总人口比重
学前儿童（0～6岁）	1133.79	9.00	772.81	7.41
学龄儿童（7～12岁）	980.56	7.78	684.51	6.56
育龄妇女（15～49岁）	3237.03	25.69	3230.29	30.97
生育旺盛期妇女（20～34岁）	1550.15	12.30	2009.24	19.26
劳动年龄人口	8212.74	65.17	7273.73	69.72
男（16～59岁）	4598.35	36.49	3887.35	37.26
女（16～54岁）	3614.40	28.68	3386.37	32.46
退休适龄人口	1894.78	15.04	1230.53	11.80
男（60岁及以上）	749.32	5.95	493.52	4.73
女（55岁及以上）	1145.47	9.09	737.01	7.06
60岁及以上人口	1556.51	12.35	1015.24	9.73
80岁及以上人口	232.63	1.85	151.37	1.45

变化之四，受教育平均年限提高。

平均受教育年数是对人口接受教育程度的高度概括，反映一个人的受教育水平与状况。2020年第七次全国人口普查数据显示，广东15岁及以上的常住人口平均受教育年数为10.38年，即大致相当于国内学制设置的高中低年级教育水平，与2010年第六次全国人口普查相比，平均受教育年数提高0.83年。

（一）受教育人口规模不断扩大。2020年，广东接受各种程度教育的人口共有

11351.66万人，比2010年增长19.39%，年均增长1.79%。在广东常住人口中，大学（指大专及以上）文化程度的人口为1978.29万人，占15.70%；高中（含中专）文化程度的人口为2296.51万人，占18.22%；初中文化程度的人口为4471.42万人，占35.48%；小学文化程度的人口为2605.44万人，占20.68%。与2010年相比，高中（含中专）及以上文化程度的人口快速增长，尤其是大学（指大专及以上）文化程度的人口增长迅猛。其中高中文化程度人口增加约515万人，增长29%；大学文化程度人口增加约1121万人，增长2.3倍。相反，初中及以下文化程度的人口增速放缓。其中，初中文化程度人口略有减少；小学文化程度的人口增加211万人，增长8.8%。

表5　全省常住人口各类受教育状况

单位：万人、%

受教育程度	2020年		2010年		2000年	
	人数	比例	人数	比例	人数	比例
小学	2605.44	20.68	2394.43	22.96	2864.00	33.14
初中	4471.42	35.48	4475.99	42.91	3171.00	36.69
高中	2296.51	18.22	1780.68	17.07	3111.00	12.88
大学	1978.29	15.70	856.73	8.21	308.00	3.56

（二）较高文化程度人口比重提高。各种文化程度人口比例是指某一时点某一文化程度的人口占总人口的比重，通常以十万为单位，也称为每十万人口中某一受教育程度的人口数。广东常住人口每十万人中各类受教育程度人口分别为：大学（指大专及以上）15699人、高中（含中专）18224人、初中35484人、小学20676人。与2010年相比，每十万人中拥有大学（指大专及以上）和高中（含中专）的人数分别增加7485人和1152人，而初中和小学的人数分别下降7429人和2280人。

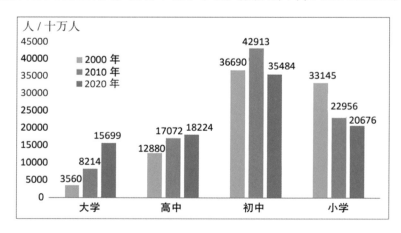

图4　近三次普查广东每十万人各类受教育程度人数

（三）文盲率下降，大学文盲比提高。文盲人口是指15岁及以上不识字的人

口。根据2020年第七次全国人口普查初步汇总数据显示，广东15岁及以上的常住人口中，文盲人口为182.63万人，一般文盲率为1.79%。与2010年第六次全国人口普查相比，文盲人口减少21.54万人，一般文盲率下降0.56个百分点。

大学文盲比是指某一时点大学文化程度的人口与15岁及以上文盲人口之比。文盲人口比例反映了教育的普及程度，大学文化程度人口比例则代表了高等教育水平，两者结合可以反映出人口的总体受教育水平。2020年，广东常住人口的大学文盲比为1083.22%，是2010年的5.2倍。

变化之五，人口集中度变大。

进入21世纪，广东城镇化水平实现跨越式发展，城镇人口规模在"九五"时期（1996—2000年）的超速发展基础上，全省人口城镇化率保持稳步增长的同时，也改变了经济社会的格局。2020年，广东常住人口中，居住在城镇的人口有9343.61万人，占74.15%；与2010年第六次全国人口普查相比，广东居住在城镇的人口增加2440.83万人，增长35.36%，年平均增长3.1%，超过同期常住人口增幅（2170.94万人）和年均增速（1.91%）。

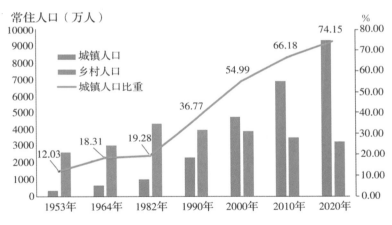

图5　历次人口普查城乡人口及比重

（一）城市人口快速增长主导着城镇化的发展进程。

1.城市人口规模扩大，镇人口占比相对下降。2020年，广东常住人口中，城市人口7638.77万人、镇人口1704.84万人，分别占总人口的60.62%和13.53%。与2010年第六次全国人口普查相比，城市人口增加2399.93万人，增长45.81%，年平均增长3.8%，占总人口比例提高10.42个百分点；镇人口增加40.65万人，增长2.44%，年平均增长0.2%，占总人口比例减少2.47个百分点。2010年城市人口占城镇人口的比例为75.89%，而2020年这一比例提高至81.75%。可见，广东人口城镇化有五分之四以上是在城市中实现的。

表6 广东城镇常住人口构成

单位：万人、%

城镇别	2000年		2010年		2020年	
	人口数	占城镇人口比例	人口数	占城镇人口比例	人口数	占城镇人口比例
合计	4743.24	100.00	6903.03	100.00	9343.61	100.00
城市	3026.37	63.80	5238.84	75.89	7638.77	81.75
镇	1716.87	36.20	1664.19	24.11	1704.84	18.25

2.地区城镇人口规模相差悬殊。2020年，广东城镇人口规模居前4位的市依次为深圳1747.92万人、广州1609.67万人、东莞964.49万人和佛山904.25万人，分别容纳全省18.71%、17.23%、10.32%和9.68%的城镇人口，合计占全省城镇人口的55.94%，超过半数；其中广州、深圳两个超大城市的城镇人口远多于其他市，深圳城镇人口规模首次反超广州，成为广东城镇人口最为集中的地区。城镇人口规模居后的3个市分别为云浮104.33万人、河源137.62万人和阳江140.98万人，合计仅占全省城镇人口的4.10%。

地区城市、镇人口规模与比例差异明显。2020年广东城市人口规模排序与城镇人口规模基本一致，居前4位的地市仍是深圳1743.83万人、广州1487.84万人、东莞955.76万人和佛山853.89万人，而深圳城市人口规模是继2010年第六次全国人口普查后再次超过广州，保持广东城市人口规模第一大城市的位置。城市人口占本地区总人口的比例超过60%的依次有：深圳99.31%、东莞91.31%、佛山89.89%、广州79.66%、珠海77.80%和中山62.08%；低于30%的则有：汕尾19.75%、河源22.25%、云浮24.04%、梅州24.60%、揭阳25.74%、湛江28.48%和茂名29.48%。镇人口规模及其比例排序完全不同于城市人口，广东镇人口规模居前4位的市分别为惠州173.04万人、揭阳138.93万人、汕头135.94万人和广州121.84万人。镇人口占本地区总人口的比例居广东前4位的地市分别为汕尾37.37%、惠州28.64%、潮州27.84%和梅州26.98%。镇人口规模小于10万人的市只有深圳和东莞，仅占本地区总人口比例的0.23%和0.83%。

综上所述，2020年广东城市人口规模远大于镇人口规模，深圳、广州两个超大城市（城区常住人口1000万以上）和东莞、佛山两个特大城市（城区常住人口500万以上1000万以下）的城市人口占绝对优势，一些城镇人口规模较小的地区的城市、镇人口所占比例互有高低。这些特征表明，城市人口在超大城市和特大城市的大量聚集主导了广东城镇化发展进程，而镇人口只不过是发展过程中的一种补充。

表7　2020年广东省各地区城镇人口规模及城镇化水平

单位：万人、%

地区别	城镇人口	占本地区总人口比例	城市人口	占本地区总人口比例	镇人口	占本地区总人口比例	2010年城镇人口占本地区总人口的比例
全省	9343.61	74.15	7638.77	60.62	1704.84	13.53	66.17
广州	1609.67	86.19	1487.84	79.66	121.84	6.52	83.78
深圳	1747.92	99.54	1743.83	99.31	4.09	0.23	100.00
珠海	220.71	90.47	189.80	77.80	30.91	12.67	87.65
汕头	389.02	70.70	253.08	46.00	135.94	24.71	68.46
佛山	904.25	95.20	853.89	89.89	50.36	5.30	94.09
韶关	163.69	57.33	95.22	33.35	68.46	23.98	52.53
河源	137.62	48.50	63.14	22.25	74.48	26.25	40.04
梅州	199.78	51.58	95.27	24.60	104.51	26.98	43.01
惠州	439.93	72.80	266.89	44.17	173.04	28.64	61.84
汕尾	152.67	57.12	52.80	19.75	99.87	37.37	54.18
东莞	964.49	92.15	955.76	91.31	8.73	0.83	88.46
中山	384.19	86.96	274.28	62.08	109.91	24.88	87.82
江门	324.49	67.63	282.12	58.80	42.37	8.83	62.30
阳江	140.98	54.16	100.52	38.62	40.46	15.54	46.81
湛江	317.35	45.46	198.80	28.48	118.55	16.98	36.68
茂名	268.96	43.56	182.07	29.48	86.89	14.07	35.06
肇庆	209.86	51.02	125.41	30.49	84.45	20.53	42.39
清远	216.32	54.50	123.81	31.19	92.51	23.31	47.54
潮州	164.86	64.19	93.36	36.35	71.51	27.84	62.75
揭阳	282.52	50.65	143.59	25.74	138.93	24.91	47.31
云浮	104.33	43.77	57.29	24.04	47.03	19.73	36.96

（二）城镇化发展不同步，珠三角核心区引领着进程。

1.地区城镇化水平差异较大。各地区的城镇化发展速度有所不同。2020年，人口城镇化率高于全省平均水平的依次有深圳、佛山、东莞、珠海、广州和中山，分别高出25.4、21.1、18.0、16.4、12.1和12.9个百分点；城镇化水平未达到基本实现阶段（城镇化率50%以上）的则有河源、湛江、茂名和云浮，分别比全省平均水平要低25.6、28.6、30.5和30.3个百分点。若与2010年第六次全国人口普查相比，人口城镇化率升幅超过全省同比增加7.98个百分点的有惠州、湛江、肇庆、梅州、茂名和河源，分别高出11.0、8.8、8.6、8.6、8.5和8.5个百分点。

2.珠三角核心区城镇化水平领先于广东。根据2020年第七次全国人口普查初步

汇总数据显示，广东按三大功能区域划分的人口城镇化率均有不同程度的上升变化，其中珠三角核心区人口城镇化率达到87.23%，高出全省平均水平约13.1个百分点，比沿海经济带东西两翼及北部生态发展区分别要高约26.6、41.0和35.6个百分点。从城镇人口构成与常住人口构成看，珠三角核心区人口占全省总量的61.91%，其城镇人口则占全省城镇人口的72.84%，相对于常住人口而言，城镇人口还是更多地喜欢在珠三角核心区集聚，而沿海经济带东西两翼及北部生态发展区的城镇化水平与其相比明显落后，且分别低于全省平均水平约13.5、27.9和22.5个百分点，常住人口占全省总量由2010年的46.19%下降至2020年的38.09%，城镇人口占全省城镇人口的比例也由2010年的32.74%下降到2020年的27.16%。可见，广东城镇化分布较为明显地体现出常住人口聚集城市群都市圈的特征。

表8　广东按区域划分常住人口城镇化情况

单位：万人、%

区域别	2010年			2020年		
	常住人口	城镇人口	城镇化率	常住人口	城镇人口	城镇化率
全省	10432.05	6903.03	66.17	12601.25	9343.61	74.15
珠三角核心区	5612.73	4643.01	82.72	7801.43	6805.51	87.23
东翼	1687.86	973.90	57.70	1632.11	989.08	60.60
西翼	1523.41	573.90	37.67	1575.82	725.29	46.15
北部生态发展区	1608.05	712.22	44.29	1591.89	821.74	51.62

珠三角核心区始终引领广东城镇化发展进程。2020年，位于区域内的广州、深圳、珠海、佛山、东莞和中山城镇化水平进一步实现自我完善阶段（城镇化率80%以上），其人口城镇化率超过80%，早在2010年城镇化水平已名列全省前茅。而位于区域内的惠州、江门和肇庆城镇化水平虽未达全省平均值，但10年间城镇化水平实现高度发达阶段（城镇化率60%以上）和基本实现阶段（城镇化率50%以上），尤其是惠州城镇化率提升10.96个百分点，为全省人口城镇化率增幅最快的地区，大幅提高了广东城镇化水平。

相比之下，沿海经济带东西两翼及北部生态发展区10年间的城镇化水平上升变化显得尤为明显。首先是人口密度相对较高的东翼，城镇人口增长1.56%，高于常住人口同比增长4.86个百分点；区域内的汕头、汕尾、潮州和揭阳人口城镇化率分别为70.70%、57.12%、64.19%和50.65%，普遍低于全省平均发展水平，且其增幅均低于全省同比增幅。其次是传统农业的西翼，尽管城镇人口增长26.73%，远超同期常住人口增幅23.29个百分点，且城镇化率增幅略超全省增幅0.5个百分点，以及区

域内湛江和茂名人口城镇化率加速发展，为全省城镇化水平增长较快的地区之一，然而其发展水平与全省人口城镇化率相比始终还有距离；区域内的阳江、湛江和茂名人口城镇化率分别为54.16%、45.46%和43.56%，均低于全省平均发展水平。最后是城镇化水平基本实现的北部生态发展区，城镇人口增长15.38%，高出常住人口同期增幅16.38个百分点，区域内河源和梅州人口城镇化率同样加速发展，城镇化水平差异进一步缩小；区域内的韶关、河源、梅州、清远和云浮人口城镇化率分别为57.33%、48.50%、51.58%、54.50%和43.77%，仍低于全省平均发展水平。

变化之六，性别比、民族人口与家庭户均规模变化大。

（一）人口性别比大幅上升，为历次普查最高。自第一次全国人口普查以来，广东常住人口性别比基本呈上升趋势。2020年，总人口性别比（以女性为100，男性对女性的比例）由2010年第六次全国人口普查的109.00上升为113.08，提升4.08个百分点，为历次普查最高。全省常住人口中，男性人口为6687.36万人，占53.07%；女性人口为5913.88万人，占46.93%。

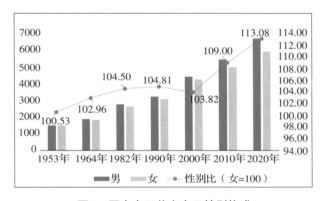

图6　历次人口普查人口性别构成

分年龄看，2020年，广东0～14岁少儿人口出生性别比为115.88，比2010年（122.78）降低6.9个百分点；15～64岁性别比为115.56，比2010年（108.09）提高7.47个百分点，其中15～19岁、20～24岁、25～29岁性别比分别为127.99、127.09和122.35，比2010年分别提高19.7、21.7和13.5个百分点，上述三个年龄组性别比提高幅度最大；65岁及以上老年人口性别比为89.26，比2010年（89.40）略降低。

分地区看，与2010年相比，全部21个地市除韶关、阳江、湛江性别比略有下降外，其余18个地市都有不同程度上升。其中东莞、珠海、惠州性别比提高较大，分别提高12.25、6.18和5.06个百分点。21个地市中，人口性别比在110以上的地市有7个，在105～110之间的地市有8个，在105以下的地市有6个。

表9 广东各市人口性别构成

单位：%

地区	2020年	2010年	2020年比2010年增减（百分点）
全省	113.08	108.98	4.10
广州	111.98	109.53	2.45
深圳	122.43	118.31	4.12
珠海	114.87	108.69	6.18
汕头	101.85	100.68	1.17
佛山	119.12	116.73	2.39
韶关	103.56	103.86	−0.30
河源	104.27	100.00	4.27
梅州	101.65	100.44	1.21
惠州	116.32	111.26	5.06
汕尾	107.48	105.16	2.32
东莞	130.06	117.81	12.25
中山	117.12	113.11	4.01
江门	107.47	104.72	2.75
阳江	109.78	110.88	−1.10
湛江	108.95	109.19	−0.24
茂名	109.63	108.24	1.39
肇庆	108.57	104.92	3.65
清远	108.00	105.02	2.98
潮州	103.44	103.16	0.28
揭阳	104.68	103.62	1.06
云浮	107.16	104.63	2.53

（二）少数民族人口快速增长，占比提高。广东为56个民族成分齐全的省份，汉族人口为12126.04万人，占96.23%；各少数民族人口为475.21万人，占3.77%。与2010年第六次全国人口普查相比，各少数民族人口增加268.87万人，占比上升1.79个百分点。少数民族人口较快增长，年均增长8.70%，增长速度是汉族人口的5倍。其中42个少数民族人口年均增长率高于汉族，17个少数民族人口年均增长率高达10%以上，特别是东乡族、保安族、德昂族人口年均增长率分别为27.67%、22.61%和22.06%。

表10 历次人口普查广东常住人口民族构成

年份	人口数（万人）	汉族			少数民族		
		人口数（万人）	占总人口比重（%）	年均增长（%）	人口数（万人）	占总人口比重（%）	年均增长（%）
1953	2978.31	2972.84	99.82	—	5.47	0.18	—
1964	3697.71	3688.86	99.76	1.98	8.85	0.24	4.47
1982	5363.19	5344.98	99.66	2.08	18.21	0.34	4.09
1990	6282.92	6247.87	99.44	1.97	35.05	0.56	8.53
2000	8642.17	8518.75	98.57	3.05	123.42	1.43	12.96
2010	10430.31	10223.97	98.02	1.84	206.34	1.98	5.27
2020	12601.25	12126.04	96.23	1.72	475.21	3.77	8.70

（三）家庭户规模首次降至3人以下。全省共有家庭户4246.92万户、集体户422.25万户，家庭户人口为11167.18万人、集体户人口为1434.07万人。全省家庭户规模持续缩小，2020年，全省平均每个家庭户的人数为2.63人，比2010年第六次全国人口普查的3.20人减少0.57人。

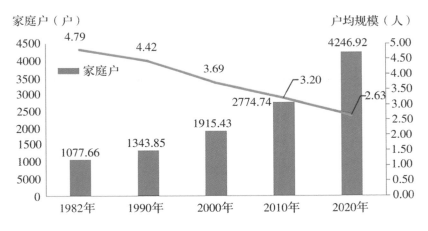

图7 近五次人口普查家庭户规模

分地区家庭户规模的明显特点是：东翼地区家庭户户均人口规模比较大，珠三角地区户均人口规模较小，珠三角、东翼、西翼和北部生态发展区户均人口规模分别为2.32人、3.63人、3.25人和3.01人。揭阳、汕头、潮州、汕尾户均人口在3.41～3.81人/户之间，仍居全省前4位。

表11　2020年广东各市家庭户和集体户户数

单位：户、%、人/户

地区	家庭户			集体户	
	户数	占全省比重	家庭户户均规模	集体户户数	占全省比重
全省	4246.92	100.00	2.63	422.25	100.00
广州	718.50	16.92	2.22	82.27	19.48
深圳	642.46	2.28	2.76	106.26	1.02
珠海	83.67	15.13	2.25	12.40	25.17
汕头	136.43	1.97	2.46	7.13	2.94
佛山	332.70	3.21	3.66	44.88	1.69
韶关	96.94	7.83	2.41	4.32	10.63
河源	87.46	3.78	2.76	4.88	1.96
梅州	119.88	4.72	3.30	4.67	2.12
惠州	189.66	4.15	3.28	21.98	1.65
汕尾	74.66	3.11	2.87	2.43	1.72
东莞	438.83	4.47	2.74	66.91	5.20
中山	169.70	2.82	3.06	14.18	1.11
江门	160.68	1.76	3.41	8.26	0.58
阳江	80.47	2.06	3.01	3.00	1.16
湛江	200.44	1.89	3.05	8.93	0.71
茂名	176.33	2.84	3.06	6.95	1.65
肇庆	131.98	10.33	1.95	7.26	15.85
清远	120.81	4.00	2.33	6.96	3.36
潮州	71.77	1.69	3.42	2.55	0.60
揭阳	141.86	3.34	3.81	3.26	0.77
云浮	71.69	1.69	3.14	2.77	0.66
按经济区域分					
珠三角核心区	2868.18	67.54	2.32	364.39	86.30
东翼地区	424.72	10.00	3.63	15.37	3.64
西翼地区	457.24	10.77	3.25	18.88	4.47
北部生态发展区	496.78	11.70	3.01	23.60	5.59

变化之七，与经济增长关联度变大。

20世纪80年代以来，广东经济在体量上和质量上得到飞速发展，除受实行改革开放政策、推进以经济建设为中心的发展战略等体制政策因素的推动以外，毫无疑问广东的人口变动也是一个不可忽视的重要因素，而人口"红利"是推动广东经济增长的重要动力之一。

（一）广东经济增长的同时，人口大省的地位进一步确立。经历改革开放40多年的发展，广东从一个原来比较落后的边陲省份，一跃成为全国经济最发达的省份之一。1978年，广东地区生产总值为185.85亿元，2020年达到110760亿元，按当

·429·

年价格计算，42年间净增加约595倍。按可比价格计算，广东地区生产总值年均增长12.0%，比同期全国平均增速（9.2%）快2.8个百分点。广东经济总量自1989年超越江苏成为全国第一，至今连续32年稳居首位，占全国经济总量的比重从1978年的5.1%提升到2020年的10.9%。人均地区生产总值从1978年的370元提高到2020年的88715元，折12860美元，已经迈入中等偏上发达国家或地区水平。

在成为经济强省的同时，广东作为人口大省的地位得到进一步加强。1978年，广东常住人口总量5064.15万人，2020年增加到12601.25万人，42年间共增加7537.10万人，增长1.49倍，年均增长2.19%，常住人口的年均增速远高于全国平均水平（0.91%）。从2007年起，广东成为全国人口第一大省，常住人口占全国总人口的比重从1978年的5.26%提高到2020年的8.94%，提高了3.68个百分点。

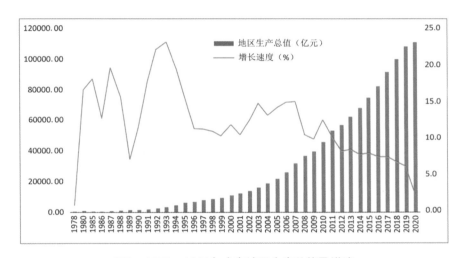

图8　1978—2020年广东地区生产总值及增速

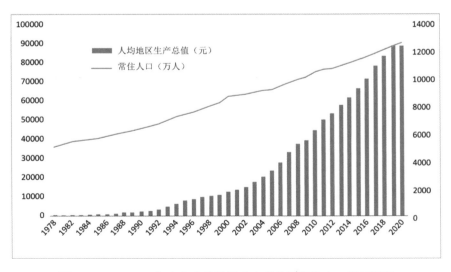

图9　1978—2020年广东人均地区生产总值及常住人口增长情况

（二）经济发展对人口增长的作用。改革开放初期，广东经济发展处于起步阶段，人口的大量快速流动尚未形成，这一时期是以人口自然增长为主，1978—1992年，全省自然增长人口数为1264.65万人，占同期总增长人口数的77%。随着改革开放的不断深入，大规模流动人口向珠三角等地集聚，形成劳动力供给规模效应，使其在低端制造业迅速形成较强的竞争优势，广东人口增速迎来增长最快的时期。1992年，全省常住人口为6706.45万人，2012年增加到10594万人，20年间共增加3887.55万人，增长57.97%，这一时期，自然增长人口数为1441.45万人，占总增长人口数的37.08%。流动人口快速增长。广东省外流动人口从1990年的393万人增加到2010年的2150万人，占比也从1990年的6.26%提高到20.61%。1991—2000年，广东地区生产总值年均增长15.3%，省外流动人口年均增长28.2%，均为改革开放以来最快增速。2010年前后随着中西部地区开发，省外流动人口出现回流中西部，流动人口增速明显回落，流动人口总量仍创新高。党的十八大以来，经济进入新常态，广东经济从高速增长转为中高速增长，珠三角等地进一步发挥其在各类人才、资本、创新资源集聚等方面的优势，促进先进制造业集群和现代服务业集群融合发展，形成协同集聚的合理空间布局。2011—2020年广东地区生产总值年均增速为7.2%，比全国年均增速快0.3个百分点。过去10年，广东常住人口共增加2170.94万人，比2000—2010年期间常住人口增量多382.63万人。其中，省外流动人口占常住人口的比重提高到23.81%，反映新常态以来广东经济保持快速发展，对省外流动人口的吸引力仍不断增强。从增长速度看，过去10年广东常住人口年均增长率为1.91%，与2000—2010年的年均增速（1.90%）基本持平，比全国年均增速（0.28%）快1.63个百分点，占全国人口比重比2010年上升1.33个百分点。

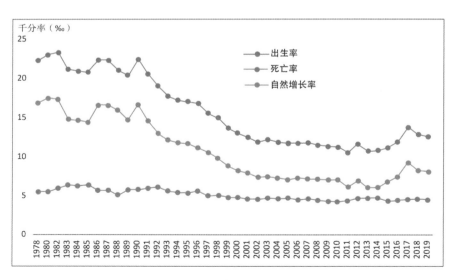

图10　1978—2020年广东常住人口自然增长率情况

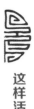

表12　不同时期广东经济增长与人口变化情况

指标	1982—1990年	1991—2000年	2001—2010年	2011—2020年
地区生产总值增速（%）	13.38	15.27	12.76	7.29
人口增量（万人）	919.73	2359.25	1788.14	2170.94
人口增速（%）	2.00	3.13	1.90	1.91
自然增长率（‰）	16‰～17‰	8‰～16‰	7‰～8‰	6‰～9‰
流动人口增量		1712	1023	
#省外流动人口		1381	643	812
流动人口增速		18.27	4.04	
#省外流动人口		28.19	3.62	3.26

注：流动人口指户口登记地在其他县（市、区）且离开户口登记地半年以上的人口。

与2000年和2010年相比，珠三角地区尤其是广州、深圳、惠州、佛山和东莞等经济较发达地区，常住人口均出现了较大幅度的正增长。尤其是深圳、广州作为全国一线城市，其经济实力吸引人口不断向大城市聚集。2011—2020年，深圳、广州人口增量分别为720万人和598万人，合计占人口增量的60%以上。各市人口增长的速度、方向存在显著差异，虽然受人口年龄结构、生育水平、死亡水平、迁移流动等因素的影响，但与经济发展的关系必然紧密相关，珠三角地区经济发展迅速，其对劳动力的需求日益扩大，吸引了大量外来人口从省外、省内粤东西北地区向珠三角聚集。

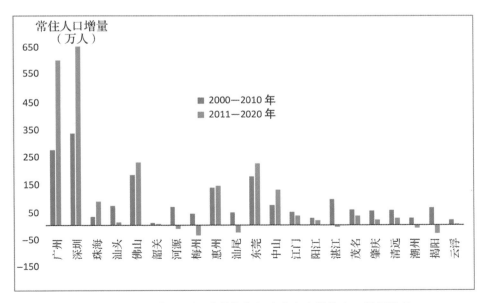

图11　"六人普"和"七人普"期间广东各市常住人口增量情况

表13　2020年广东各市经济增长与人口变化情况

地区	人均地区生产总值（元）	常住人口（万人）	占全省人口比重（%）	2011—2020年地区生产总值年均增速（%）	2011—2020年常住人口年均增速（%）
全省	88715.45	12601.25	100.00	7.2	1.91
广州	136636.19	1867.66	14.82	8.0	3.93
深圳	161351.16	1756.01	13.93	8.4	5.42
珠海	146099.29	243.96	1.94	8.8	4.56
汕头	49618.18	550.20	4.37	7.9	0.21
佛山	115402.22	949.89	7.54	7.6	2.81
韶关	47306.17	285.51	2.27	7.1	0.10
河源	38649.19	283.77	2.25	7.7	-0.39
梅州	30848.29	387.32	3.07	7.3	-0.90
惠州	70824.40	604.29	4.79	8.7	2.77
汕尾	41643.84	267.28	2.12	9.1	-0.93
东莞	93405.76	1046.66	8.31	7.4	2.45
中山	72714.52	441.81	3.51	6.3	3.54
江门	66993.84	479.81	3.81	7.6	0.75
阳江	52323.25	260.30	2.06	8.8	0.72
湛江	44313.46	698.12	5.54	7.7	-0.02
茂名	53176.50	617.41	4.90	7.9	0.60
肇庆	56206.27	411.36	3.26	7.6	0.49
清远	44928.56	396.95	3.15	6.4	0.71
潮州	42506.78	256.84	2.04	7.5	-0.39
揭阳	37557.30	557.78	4.43	7.8	-0.53
云浮	41966.05	238.34	1.89	8.7	0.07

（三）人口增长对经济的作用机制。改革开放以来，人口变动对广东经济持续增长的推动作用主要体现在以下几个方面：

1.促进消费需求。改革开放以来，随着经济持续的高速增长，人均地区生产总值与人民生活水平都明显提高，居民消费结构也不断升级。规模庞大、收入水平和消费能力都明显提高的地区人口，形成了庞大的市场潜力和消费需求市场。另外，基础设施建设也是广东发展经济和满足公共服务的基本需求。投资是推动经济增长的基本动力之一，超亿人口的巨大消费需求市场，吸引着各方面的投资，有力地推动了广东经济的高速增长。

从社会消费品零售总额看，1979—2020年，广东社会消费品零售总额年均增长16.0%，比全国年均增速（14.1%）快1.9个百分点。广东社会消费品零售总额占全国的比重从1978年的5.1%提高到2020年的10.3%，占比提高5.2个百分点，社会消费品零售总额连续38年居全国首位。2020年，全省社会消费品零售总额前5位的市分别是广州、深圳、东莞、佛山、惠州，这些市除惠州外人口规模也均位列全省前5。

从消费增速来看，2011—2020年，广州、深圳、东莞、惠州社会消费品零售总额名

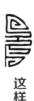

义累计增幅均达9%以上。

2.提供充足的劳动力资源。广东15～64岁的劳动年龄人口比重，在改革开放初期的1982年就在60%以上，此后持续上升，2000年开始超过70%，2010年提高到76%，自2017年起比重开始有所下降，2020年比重为72.57%。比重虽有下降，但总量仍保持增长。广东劳动年龄人口从1982年的3267.68万人扩大到2020年的9144.96万人，年均增长3.45%，明显快于总人口增长速度。广东在改革开放以来工业化初期的经济起飞，每年充足的劳动力增量供给，正满足了低层次劳动密集型产业对劳动力的巨大需求。1978年，广东就业人口为2275.95万人，约占总人口的44.94%；到2010年增长到5870.48万人，占总人口的比重提高到56.23%；2020年全社会就业人员7201.99万人，占年末常住人口的比重进一步提高到57.05%。显然，丰富的劳动力资源和充足的产业投资相结合，形成了巨大的生产力，成为改革开放以来推动广东经济持续高速增长的重要动力。

表14　历次普查广东常住人口年龄构成情况

| 年份 | 0~14岁 | | 15~64岁 | | 65岁及以上 | | 抚养系数 (%) | | |
	人数（万人）	比重（%）	人数（万人）	比重（%）	人数（万人）	比重（%）	总抚养系数（%）	少儿抚养系数（%）	老年人口抚养系数（%）
1982	1802.68	33.61	3267.68	60.93	292.83	5.46	64.12	55.16	8.96
1990	1879.73	29.92	4030.66	64.15	372.58	5.93	55.88	46.64	9.24
2000	2088.56	24.17	6029.96	69.78	523.65	6.05	43.31	34.64	8.67
2010	1760.40	16.89	7963.03	76.36	708.62	6.75	30.96	22.12	8.84
2020	2374.99	18.85	9144.96	72.57	1081.30	8.58	37.79	25.97	11.82

3.促进生产要素的流动。改革开放以来经济发展效果的积累，增大了地区、城乡之间经济收入差异及就业机会的推拉作用，推动中西部人口向东部沿海地区及农村人口向城市地区的迁移流动规模急剧膨胀，人口迁移日趋活跃。广东东部地区是经济比较发达的地区，由中西部及农村地区向东部及城市地区的人口迁移主流，实际上就是劳动力从资金短缺、技术落后、劳动力富余的相对落后地区和生产率较低的产业，迁移集中到相对拥有资金、技术优势的经济较发达地区和生产率较高的产业，这样就实现了生产要素的优化配置，创出和提高了集聚效益，促进了经济的高速增长。集聚效应通过三方面增强地区竞争力：一是规模效应，人口集聚降低企业生产与城市公共服务的边际成本；二是专业化分工，流动人口的多样性带来不同领域的比较优势，通过在不同部门的相互协作实现专业化分工；三是学习效应，不同文化背景、受教育程度的人口集聚，促进知识、技能的共享与传播。

4.积累雄厚的人力资本。首先，6岁及以上人口的受教育程度构成不断提升，

受教育程度众数在1982年为小学，到2000年，受教育程度众数提升为初中并持续至今。其次，受大专、本科和研究生等高等教育的人口比例大幅度提升，1982年只有0.49%，2020年增至15.70%，上升15.21个百分点，是所有受教育程度中增长速度最快的。2020年，全省大专及以上文化程度的人口规模1978.29万人，居全国第一位。第三，15岁及以上成人文盲人口规模和成人文盲率大幅度下降，成人文盲人口规模从1982年的865万人缩减至2020年的183万人，规模缩小近80%，成人文盲率从1982年的24.28%下降至2020年的1.45%，全体人口的综合素质不断提高。人口受教育水平大幅度提高，特别是具有高等教育背景的人口规模的扩大，为广东制造向创造转型、落实创新驱动战略提供了人才资源，为推动经济社会发展积累了雄厚的人力资本。

"七个变大之成因"

广东人口的"七大变化"，既有内在规律的内因，也有人口环境变化带动的外因。

成因之一，人口数量变大，来源于人口仍处于相对出生较大的10年。

（一）"全面两孩"生育政策有效持续发挥作用，使广东生育水平有所回升。从表15可以看出，2011年至2020年的10年时间中，广东出生人数1278.40万人，自然增长人数为785.68万人，其中2016年实行"全面二孩"生育政策至2020年的5年间，出生人口达697.52万人，比2011—2015年增加116.64万人，自然增长人数446.03万人，比前5年增加106.38万人，可见，实行"全面二孩"生育政策效果明显，使广东人口出现良性的循环发展。

表15　2010年以来全省户籍、出生、死亡、自然增长及净迁移数

单位：万人

年份	户籍人口	出生人数	死亡人数	自然增长人数	净迁移人数
2010	8521.55	115.00	43.27	71.73	31.43
2011	8637.19	109.44	45.56	63.88	29.10
2012	8635.89	122.37	49.06	73.31	−14.70
2013	8759.46	113.73	49.80	63.93	20.14
2014	8886.88	115.39	50.21	65.18	25.19
2015	9008.38	119.95	46.60	73.35	7.98
2016	9164.90	129.45	48.17	81.28	14.47
2017	9316.91	151.63	50.10	101.53	47.18
2018	9502.12	143.98	51.22	92.76	64.99
2019	9663.41	143.38	50.99	92.38	63.45
2020	9808.66	129.08	51.00	78.08	54.22

（二）户籍机械变动促进广东人口规模的增长。改革开放以来，为适应日新月异的科技发展和高水平的管理水平，广东各地采取系列的人才引进措施，从各个层次吸引国内外科技、管理和技术人才，户籍机械变动人口净迁入人数保持较高的水平。根据公安户籍机械变动数据显示，2011年至2020年的10年间，广东省户籍外净迁入人口达312.02万人。

（三）跨省流动人口的不断增长推动广东人口规模的扩展。自1990年以来，广东常住人口中，省外流入人口在每次的普查中都发生较大规模的增幅：1990—2000年，省外流动人口由原来的125.75万人上升到1506.49万人，增幅达1380.74万人；2000—2010年、2010—2020年，省外流动人口分别增加643.29万人和812.44万人。在近四次全国人口普查中，省外流动人口占总人口比重分别为2.00%、17.68%、20.61%和23.51%，呈明显上升势头。省外流动人口规模的不断扩大，有效地推动了广东常住人口总量上升。

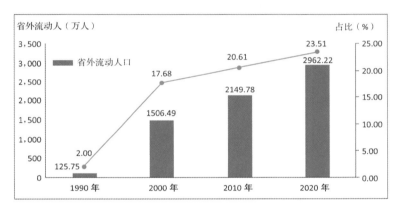

图12　近四次人口普查省外流动人口

成因之二，流动性人口加大，邻省外省周边人口持续流入。

（一）省外流动人口规模大、增长快。广东不仅是常住人口第一大省，也是跨省流动人口最多的省份。普查时点居住在广东的省外流动人口已超3000万，其中，常住的省外流动人口总量为2962.22万人，与2010年人口普查相比，常住的省外流动人口增加812.34万人，年均增长3.26%，继续保持快速增长态势，分别比同期户籍人口和常住人口年均增速高1.84和1.35个百分点。

（二）省外流动人口集聚度高。省外流动人口流入地集中，深圳、东莞、广州、佛山、中山、惠州、江门、珠海等8个珠三角城市省外流动人口为2752.71万人，占全省省外流动人口的93%，总体延续10年前省外人口流入分布情况。其中，深圳、东莞、广州、佛山、中山、惠州仍为省外流动人口超百万的市。深莞两市是省外流动人口流入最集中的区域，省外流动人口分别为822.88万人和619.35万人；其次为广州和佛山，省外流动人口分别为493.50万人和310.68万人。全省超七成省

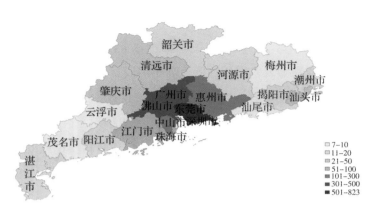

图13　省外流动人口分地区分布情况

外流动人口聚集在深莞、广佛。

（三）珠三角部分城市出现人口"倒挂"现象。省外流动人口大量聚集，使珠三角部分城市的人口构成发生改变，出现本市户籍人口和省外流动人口"倒挂"现象。如东莞、深圳、中山，省外流动人口占常住人口分别为59.17%、46.86%和43.68%，其中东莞、深圳"倒挂"现象持续已久，中山则首次出现人口"倒挂"。东莞省外流动人口是户籍人口的2.35倍，深圳为1.41倍，中山为1.01倍。

成因之三，年龄中位数提高，主要受人口出生率、死亡率、机械变动、省际流动人口变化以及人均预期寿命的影响。

人口年龄构成变化，取决于多方面原因，广东人口年龄中位数较大程度地提升，主要是受到人口出生率、死亡率、机械变动、省际流动人口变化以及人均预期寿命的影响。

（一）人均预期寿命提高。随着广东经济快速发展，人民生活水平逐步提高，医疗条件不断改善，广东人均预期寿命相应提高，老年人口规模逐渐扩大，比重也有所上升，从而有效拉动年龄中位数的提升。

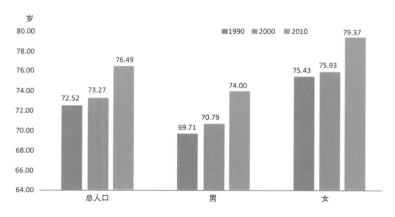

图14　1990、2000、2010年全省常住人口人均预期寿命

（二）人口出生率处于较低水平。育龄妇女数量比重的下降，特别是生育旺盛期妇女数量减少及比重降低，使人口出生率仍然处于较低水平，在死亡人口相对稳定的情况下，低年龄段新增人口增长远低于高年龄段。

（三）年龄构成高峰期后移。2010年人口年龄构成中，20～24岁和25～29岁两组年龄人口分别占总人口比重的第一、第二位，到2020年，这批人口大部分进入30岁以上年龄段，大幅提高了30～39岁人口的比重，促使年龄中位数进一步提升。

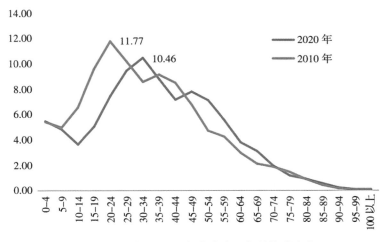

图15　2010年和2020年全省人口年龄构成变化

（四）省外流动人口平均年龄提高。广东常住人口，外省籍流动人口达2962.22万人，占23.51%，其中部分在粤经过多年奋斗，已经具有一定经济条件，举家来粤生活、工作，在一定程度上增加了30岁及以上人口，从而影响年龄中位数变化。

成因之四，文化程度变高，上小学中学的人群达到近百分之百。

（一）教育投入与条件显著改善。教育的发展需要一定的物质基础，经济发展对教育的影响是显著的。2019年，广东一般公共预算支出中教育的支出达到3210.51亿元，占全省支出的18.56%，比2010年（921.48亿元）增加2.48倍，年平均增长13.29%。教育活动的参与者是教育者和受教育者，一方面，广东经济持续健康发展和对教育的投入，提高了教师的福利待遇，是激励其工作热情的重要手段之一。同时，社会的发展使得教师素质也得到了稳步的提高。教育从业人员的受教育程度普遍较高，教育者素质的提高对整体社会产生了重要影响；另一方面，经济的长足发展促进了教育基础设施的改善和校园环境的完善，网络、多媒体等先进教学手段在教育事业中得到充分应用，进一步提高了教育事业现代化水平，对人口文化素质的提升产生了积极影响。

（二）上小学中学的人群达到近百分之百。2020年，3岁以上常住人口中，各种受教育程度（小学、初中、高中、大专及以上）人口为11351.66万人，占比为

93.33%；97.62%的人口上过学（包括学前班），未上过学的只占0.38%。目前，学龄儿童入学率为99.99%，接近百分之百，小学毕业升学率为96.50%，小学与初中阶段的义务教育普及程度几乎达到100%。6岁儿童中超过90%进入小学，小学入学年龄由7岁逐渐提早至6岁。从人口文盲率的年龄差异看，文盲率由低年龄组向高年龄组逐渐提高，低年龄组的文盲率持续下降，文盲率相对较高的是65岁以上年龄组的人口，年轻一代受到更好的教育。

成因之五，人口集中度大，城镇化率逐年上升。

（一）流动人口是城镇人口增长的重要来源。

2020年广东跨省流动人口有2962.22万人，省内流动人口有2244.41万人，分别占流动人口总量的56.89%和43.11%；与2010年第六次全国人口普查相比，广东常住人口中，流动人口有5206.63万人，占41.32%，增加1774.70万人，增长51.71%，年平均增长4.3%，增幅超过同期常住人口和城镇人口增幅。可见，广东流动人口增长的态势与城镇人口增长基本上一致，流动人口是广东城镇人口增长的重要来源。

比较按区域划分的流动人口规模差异，同时也体现出城镇化发展的水平。珠三角核心区始终是全省流动人口规模最大、占比最高的聚集区域，仅仅深圳、广州两个超大城市和东莞、佛山两个特大城市的流动人口数量已超过3000万，庞大的流动人口不但推动了工业和服务业的发展，同时也把人口城镇化率推向了进一步的自我完善阶段，使得广东成为全国城镇化水平最高的省份，珠三角核心区城市群都市圈也成为全国各地乃至港澳台居民和外籍人员高度集中的地方。反观流动人口规模较小的东西两翼，流动人口所占比例相对偏低，而人口城镇化率则分别落后于全省平均水平13.55和28.00个百分点；东翼地区更是10年以来全省人口城镇化率增长较缓慢的区域。因此，庞大的流动人口为广东城镇化发展提供了充沛的劳动力和强有力的经济社会发展支撑，流动人口成为广东人口红利的源泉。（见表16）

表16　2020年广东按区域划分的流动人口状况

单位：万人、%

区域别	流动人口	跨省人数	占流动人口比例	省内人数	占流动人口比例	流动人口占总人口比例
全省	5206.63	2962.22	56.89	2244.41	43.11	41.32
珠三角核心区	4415.31	2781.38	62.99	1633.93	37.01	56.60
东翼	172.85	78.68	45.52	94.17	54.48	10.59
西翼	246.25	33.87	13.76	212.38	86.24	15.63
北部生态发展区	372.22	68.29	18.35	303.93	81.65	23.38

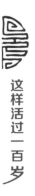

（二）户籍再也不是人口城镇化的衡量标准。

"二元结构"的户籍属地先决条件与多种社会经济政策相关联，公民的户籍身份折射出社会福利待遇的显著不同，从人口层面分析城镇化，无法回避户籍制度的影响。

据有关部门统计数据显示，2020年，广东户籍人口达到9808.66万人，其中城镇人口5676.21万人、乡村人口4132.45万人，分别占户籍人口的57.87%和42.13%。从各市城镇人口占户籍人口的比例来看，深圳100%、东莞95.62%、佛山93.33%、中山88.52%、珠海87.16%和广州80.49%居全省的前列；这六市地处珠三角核心区，常住人口城镇化率均超过86%，同样居全省前列位置，成为对乡村人口颇有吸引力的地区，形成人口城镇化发展水平与户籍城镇人口基本同步增长的局面。反观河源28.42%、湛江37.73%、肇庆38.34%、清远39.62%、云浮40%和梅州40.18%分别为全省居后的6个地级市，其中河源为全省唯一户籍城镇人口占比低于30%的地区，尽管其与清远、肇庆甚至梅州的户籍城镇人口比例和经济发展水平存在着差异，但这四市的户籍乡村人口规模基本相同。由此可见，尽管户籍身份对个人社会经济和福利待遇的影响仍然广泛地存在着，但客观来说广东各地区城镇化发展并没有受到较多的户籍因素制约。2020年，广东户籍人口城镇化率比常住人口城镇化水平低16.28个百分点，一方面反映出户籍乡村人口虽离开户籍登记地，但没有完全进入到城镇中；另一方面反映促进有能力在城镇稳定就业和生活的常住人口有序实现市民化工作依然十分艰巨。

成因之六，性别比、民族与职业韧性变大，来自多样性、包容性的国内外人口众多单元。

（一）广东人口性别比偏高主要受外来人口、出生人口的性别比影响。一方面，从户籍人口看，全省户籍人口性别比为104.97，比2010年下降约1.2个百分点，性别比趋于均衡；而省外流动人口不但比重提高，比2010年提高2.9个百分点，而且性别比也由2010年的125.49大幅提高到2020年的144.60，全省近一半地市省外流动人口性别比超过145。另一方面，人口性别比偏高，还受我省出生人口性别比影响。目前，出生人口性别比近115.5，高于自然生育状态下正常的出生人口性别比103～107之间。

表17 2020年广东常住人口性别构成情况

地区	省外流动人口性别比	户籍人口性别比
全省	144.60	104.97
广州	139.26	98.67
深圳	142.06	106.44
珠海	145.77	98.80
汕头	143.85	97.67
佛山	156.31	101.27
韶关	132.86	94.05
河源	149.70	100.51
梅州	135.05	114.10
惠州	153.03	115.43
汕尾	143.46	108.40
东莞	145.97	100.24
中山	141.10	107.08
江门	145.27	109.29
阳江	140.21	105.87
湛江	127.38	112.96
茂名	120.76	107.88
肇庆	157.86	96.31
清远	151.02	94.22
潮州	141.05	103.07
揭阳	150.44	106.58
云浮	144.95	112.19

（二）少数民族快速增长主要是由于对跨省少数民族劳动力的吸纳能力增强。广东经济社会的快速发展对劳动力的吸纳能力比较强，使得对省外少数民族劳动力的吸纳能力也比较强，少数民族中，流动人口占比超过八成。2010年，广东实现56个民族"大团圆"，成为各民族汇集的多民族省份。2020年，广东常住人口仍全覆盖55个少数民族，其中壮族人口达201.73万人，占少数民族人口总量比重为42.45%。与10年前相比，常住在广东且人口达20万人以上的少数民族由4个变为6个，除壮族（201.73万人）、瑶族（61.27万人）、苗族（51.44万人）、土家族（43.09万人）等少数民族外，新增加侗族（24.18万人）和布依族（22.94万人），分别居少数民族人口数的前六位，第七至第十位的分别是彝族（14.19万人）、回族（8.83万人）、满族（6.67万人）、畲族（4.21万人）。

表18　广东历次人口普查少数民族变化情况

年份	民族个数	少数民族人口数（万人）	占全省常住人口的比重（%）
1953	17	5.47	0.18
1964	28	8.85	0.24
1982	45	18.21	0.34
1990	52	35.05	0.56
2000	55	126.91	1.49
2010	56	206.34	1.98
2020	56	475.21	3.77

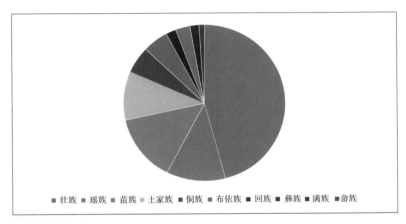

■ 壮族　■ 瑶族　■ 苗族　■ 土家族　■ 侗族　■ 布依族　■ 回族　■ 彝族　■ 满族　■ 畲族

图16　广东人数较多的少数民族分布情况

（三）家庭户均规模缩小主要受生活水平提高和生活方式日益现代化影响。2020年，广东家庭户均规模明显缩小，首次降到3人以下，主要受经济发展和生活水平提高的影响。一是随着家庭观念变化、单人家庭户比重提高，生活水平提高和生活方式现代化等经济社会发展因素，推动家庭规模小型化趋势。二是持续的大规模人口迁移流动成为珠三角地区家庭规模缩小的重要推力，东莞、广州、深圳、中山为全省户均人口较小的市，家庭户户规模均不足2.4人/户。

成因之七，人口与经济增长关联度大，劳动力、年轻强劳动力比例高，经济增长快。

（一）劳动年龄人口结构分析。改革开放以来，广东人口出生率得到有效控制，随着人口死亡率早期的迅速下降以及后期的相对稳定，人口自然增长率不断降低，人口转变带来人口年龄结构的变化，从而使得劳动年龄人口比重上升，抚养率逐渐降低。根据人口金字塔观察全省劳动年龄人口的变化，从1990年、2000年、2010年和2020年的人口金字塔图可以看出，1990年人口金字塔呈现出较为标准的金字塔形，低年龄组人群基数较大，高年龄组人口较少，即扩张型，表现为下宽上窄，此时属于成年型人口结构。2000年人口金字塔的形状明显与1990年的不同，

2000年人口金字塔中劳动人口占比较大，出现中间年龄阶段扩张的趋势，不再是标准的人口金字塔形。随着出生率和死亡率的下降，2010年人口年龄金字塔出现橄榄形结构。2020年人口年龄金字塔同样出现"两头小，中间大"的橄榄形结构，与2010年相比，低年龄组人群进一步减少，老年组人口增多，人口结构向老年型纵深发展，属于老年型人口结构。

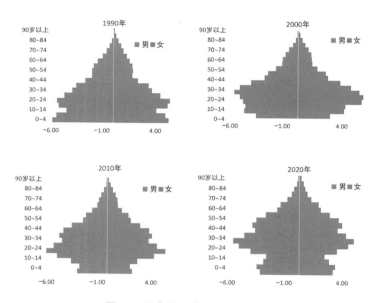

图17　历次普查人口年龄结构变化

　　劳动人口也可分为青年劳动人口、壮年劳动人口和老年劳动人口。本文将15～24岁划分为青年劳动人口，25～44岁划分为壮年劳动人口，45～64岁为老年劳动人口，其中青壮年劳动人口即15～44岁是就业的重要群体。可以看出，15～24岁年龄人口占比呈下降趋势，1990年为21.04%，2000年、2010年大体保持稳定，2020年明显下降，占比为12.49%，下降8.55个百分点；25～44岁年龄人口占比提高，从1990年的28.58%提高到2010年的36.38%，2020年略有下降，为35.86%；45～64岁年龄人口呈现逐步上升趋势，从1990年的14.53%上升至2020年的24.23%，增加9.70个百分点。

表19　历次普查劳动年龄人口结构变化

单位：万人，%

年份	15～64岁		15～24岁		25～44岁		45～64岁	
	人口	比重	人口	比重	人口	比重	人口	比重
1990		64.15		21.04		28.58		14.53
2000	5941.39	69.78	1817.95	21.33	2925.39	34.33	1198.06	14.06
2010	7963.03	76.34	2226.50	21.35	3795.42	36.38	1941.11	18.61
2020	9144.96	72.57	1573.48	12.49	4518.78	35.86	3052.70	24.23

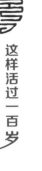

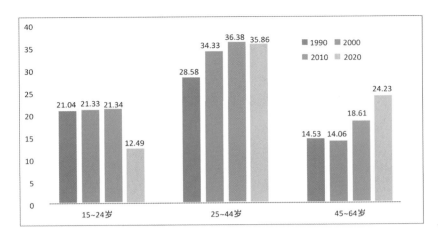

图18　历次普查劳动年龄人口结构变化

　　从全省劳动年龄人口各年龄组的占比变化可以看出，2000年、2010年、2020年青壮年劳动年龄人口规模持续扩展，分别为约4743万人、6022万人和6092万人，占总人口比重分别为55.66%、57.73%和48.35%，分别占全部劳动年龄人口的80%、76%和67%，全省劳动年龄人口绝大部分仍为青壮年，青壮年劳动力资源丰富，给广东经济社会的发展带来巨大的推动作用。但需引起注意的是，2020年受青年人口比重下降的影响，全省青壮年人口比重下降明显。其中：15～24岁青年人口比重和数量均明显下降，比例从2010年的21%左右下降到2020年的约12%；人口数从约2227万人下降到约1573万人，减少超过650万人。壮年劳动人口比例略有下降，但人口数仍保持增长。

　　从各市情况看，珠三角劳动年龄人口绝大部分是青壮年劳动力。2010年，深圳、广州、珠海、东莞、中山、佛山青壮年劳动年龄人口比重分别为77.19%、62.19%、62.97%、78.58%、67.90%和64.90%，占全部劳动年龄人口的比重均在75%以上。2020年，上述各市青壮年劳动年龄人口比重有所下降，但仍在50%～60%之间。青壮年劳动力处于人生劳动力强的阶段，将吸收的知识转化为劳动技能的速度比较快，能够很好地适应珠三角转型升级的要求，有利于经济社会的稳步发展。与全省情况一致，各市15～24岁青年劳动年龄人口占比和人口数与2010年相比均出现明显下降的趋势，这将给未来经济增长的活力带来影响。

表20　2010年和2020年各市常住人口年龄构成

单位：%

地区	2020年			2010年		
	15～64岁	15～24岁	25～44岁	15～64岁	15～24岁	25～44岁
全省	72.57	12.49	35.86	76.33	21.34	36.38
广州	78.31	15.52	39.43	81.86	22.30	39.89
深圳	81.67	13.37	48.71	88.31	26.44	50.75
珠海	77.48	14.24	38.24	81.43	22.42	40.55
汕头	67.05	12.69	29.73	70.80	21.19	29.55

（续表）

地区	2020年			2010年		
	15～64岁	15～24岁	25～44岁	15～64岁	15～24岁	25～44岁
佛山	77.54	11.63	40.31	82.87	20.45	44.45
韶关	65.29	9.09	25.29	71.43	14.39	31.83
河源	62.97	10.10	26.39	66.43	16.04	30.19
梅州	62.09	9.50	24.25	69.10	17.18	28.48
惠州	72.41	12.32	36.21	76.66	21.60	38.27
汕尾	63.52	12.62	27.83	68.59	22.63	28.45
东莞	83.35	13.92	46.90	89.43	28.90	49.68
中山	78.33	11.64	41.49	83.87	23.26	44.64
江门	70.97	9.81	31.82	76.63	17.61	34.52
阳江	65.04	8.72	28.51	71.56	17.40	32.43
湛江	61.99	11.28	27.20	68.19	20.97	27.50
茂名	60.85	11.93	25.14	64.68	20.09	24.76
肇庆	66.03	11.90	27.17	69.87	16.91	30.94
清远	65.05	9.60	28.38	71.11	17.09	31.66
潮州	67.43	10.23	28.00	73.18	18.18	30.92
揭阳	63.16	13.93	26.59	68.29	22.50	26.85
云浮	62.38	10.03	26.04	67.75	17.63	27.98

（二）劳动适龄人口的变化趋势。在劳动人口方面，劳动人口平均年龄将会上升，趋于老化。我国的劳动就业年龄确定为男16～59岁、女16～54岁，按照此标准，2020年广东劳动适龄人口为8212.74万人，占总人口比重由2010年的69.72%下降到65.17%，下降达4.55个百分点。与按国际标准15～64岁划分的劳动年龄人口相比，劳动力比例下降更为明显，主要是60～64岁人口比重提高。2020年，广东劳动适龄人口年龄中位数为35.64岁，比2010年的32.72岁提高了2.92岁。目前，常住人口年龄组5～9岁、10～14岁、15～19岁的人数占比分别为6.80%、5.61%和5.03%，年龄组40～44岁、45～49岁、50～54岁的人数占比分别为7.46%、7.79%和7.12%。劳动人口将陆续出现更替，年龄处于5～9岁、10～14岁、15～19岁的人口将陆续替代年龄处于40～44岁、45～49岁、50～54岁的人口。从数据可以看出，5—14岁年龄人口占比在12%左右，35～44岁人口占比在16%左右。由于青壮年劳动力资源供给减少，而老年劳动力资源供给增加，未来10年，广东适龄劳动力资源比例仍会下降，劳动适龄人口的平均年龄也会继续上升，趋于老化。在跨省劳动力增速平稳放缓的情况下，随着壮年劳动年龄人口步入老年劳动人口，青年劳动人口步入壮年劳动人口，青壮年劳动年龄人口比重将趋于下降。

"七方面之思考"

应用一，常住人口基数变大，适时重新调整教育卫生警力诸项公共服务保障。

常住人口基数大，流动人口多是广东人口的一大特点，人口总量快速增长，在

为广东经济发展提供丰富劳动力资源的同时，也进一步加剧了人口与社会资源配置、人口与自然资源开发的矛盾，如何应对这些问题，合理利用"人口红利"，促使人口均衡化发展是目前面临的亟待解决的问题。

（一）加大教育资源均衡化配置的力度，以应对日益增多的适龄儿童入学难问题。目前我省城镇的基础教育设施基本按户籍人口规模和"一孩"或"一孩半"生育政策进行配置，大部分地区存在学位短缺的现象，特别是优质学位短缺现象更为突出。数据表明，"全面二孩"生育政策5年间，新生婴儿比前5年增加超过100万人，同时由于大量流动人口的涌入，广东学前、学龄儿童规模迅速扩大，教育资源将面临巨大压力。

（二）广开就业门路，有效解决劳动力就业问题。广东是全国的经济大省，吸引了全国各地大量劳动力入粤求职，但由于各种产业结构不尽完善，加上各类劳工素质、技能参差不齐，出现了"招工难""入职难"的现象。近年来，部分企业招工出现了人员紧缺，招不到人或招不满人的局面，同时，部分求职者由于各种原因，找不到合适的岗位，迟迟未能入职。因此必须合理调整产业结构、广开就业门路，科学安排劳动力的就业，有效解决劳动力就业问题。

（三）强化医疗卫生基础和卫生技术队伍建设，以应对大规模人口看病难的问题。近年来，广东卫生健康事业取得巨大的发展，但是与全国水平相比，仍有不小的差距。从近5年数据看，广东医疗卫生机构数量在全国总量所占比重维持在5%左右，远低于同期常住人口所占比重（8%左右）。2019年，在每千人口拥有的卫生技术人口中，广东卫生技术人员、职业（助理）医师、注册护士分别为6.88人、2.53人、3.09人，分别低于全国平均水平0.38人、0.24人、0.09人。同时，根据2020年的全国人口普查初步汇总结果，广东人口总量有较大的突破，这一差距将会进一步拉开，医疗卫生压力也将进一步加大。因此，适时加大医疗卫生投入，合理调整医疗卫生资源，合理解决由于人口总量大幅增长给医疗卫生工作带来的巨大压力将任重而道远。

应用二，因应人口流动变化，梳理新的流动人口管理政策办法。

（一）广佛、深莞等珠三角城市积极探索利用政府部门公共数据资源，实现人口有效监测。广佛、深莞人口总量、人口密度和人户分离人口比重，对人口有效管理和服务提出更高要求。初步测算，深圳、东莞、广州、佛山人口密度高于北京、天津等城市，其中深、莞人口密度比上海还高。且近年来这些城市人户分离现象更普遍，人户分离、人口规模快速增长对人口管理服务提出新的挑战。未来实现城市或更小区域公共服务资源以常住人口数据为基础的科学精准规划和智能化高效运转，都需要准确的各类区域人口数据支撑。目前，随着各部门信息化和智能化水平的提高，人口在城市都会留有印记，多部门形成合力，充分开发利用目前已有政府公共数据资源，是实现低成本城市人口监测的有效途径。

（二）继续吸引并留住高素质劳动年龄人口，拓展人口质量红利。广东省外流动人口增长已基本进入平稳调整阶段。10年间，全省省外流动人口年均增长率3.26%，与2000—2010年年均增长率（3.62%）相比，略下降0.36个百分点。其中，东莞、佛山作为省外流动人口集中的市，近10年年均增长速度分别仅1.51%、2.19%。广东经济高质量发展，构建现代产业体系，都迫切需要从要素驱动转换到人才支撑的创新驱动。人才是创新驱动的根基，目前正是调整结构、吸引并留住高素质劳动年龄人口、拓展人口质量红利的机遇期。其中，广州、深圳、佛山、东莞，根据本地区现代产业发展需求，着力提升区域创新能力，重点对科技创新类顶尖人才、核心团队成员加大引进和培育力度。

（三）珠三角部分市在继续深化户籍制度改革中要充分研判城市公共财政负担，增强基础公共服务承载能力。《中共中央关于制定国民经济和社会发展第十四个五年规划和二〇三五年远景目标的建议》在"完善新型城镇化战略　提升城镇化发展质量"中指出，深化户籍制度改革，全面取消城区常住人口300万以下的城市落户限制，确保外地与本地农业转移人口进城落户标准一视同仁；全面放宽城区常住人口300万～500万的I型大城市落户条件。初步测算，珠海、中山、江门、惠州等城区常住人口不足300万或处于300万～500万之间的市须提早研判基础公共服务承载能力，从公共财政的预算中测算人均落户成本，评估目前各类教育资源的人口承载量和未来投入情况。

应用三，人口老龄化进程加快，积极适应老人社会出现的各种挑战。

根据2020年人口普查结果，广东人口年龄结构已经步入老年型社会，随着改革开放的不断深入，广东经济保持稳定发展，未来广东人民生活水平、卫生医疗条件将得到进一步的改善，人口预期寿命也将逐渐提高，人口老年化程度将进一步加剧，如何应对老年人的养老保障问题，是关系到广东社会经济和谐发展、建设幸福广东成败的关键。

（一）进一步发展老龄产业，做到"老有所为"。目前，我省退休适龄人群（男60岁、女55岁）已经高达1894.78万人，根据第七次全国人口普查资料，未来每年将会有近100万人口步入退休年龄，而这个群体中，身体状况较好且有继续工作愿望的人占有一定的比例，老龄人口在劳动力市场仍占有一定的地位，可以缓解部分行业劳动力供需矛盾，成为另一个经济增长点。因此，合理充分了解老年人物质和精神需求，调整相关产业结构，鼓励和引导老年产品市场的发展，为老年人口提供力所能及的工作岗位，做到"老有所为"，是一个值得研究的问题。建议政府制定一些必要的优惠政策，扶持具有福利性质为老年人服务的产业的发展。

（二）完善社会保障体系，提升社会保障水平。由于我国养老制度改革较晚，多层次养老保险体系仍没完善。因此，未来必须健全重大疾病医疗保险和医疗救助

制度，完善社会保障待遇确定和调整机制，同时全面推进新型农村社会养老保险制度，使社会保障得到全面覆盖。

（三）充分发挥社区服务、机构养老的作用，大力推举家庭养老与社会养老相结合的养老模式。广东目前养老方式主要以家庭养为主，老年日常起居生活主要还是依靠子女及亲戚照顾。随着20世纪80年代出生的城镇独生子女家庭的增加，家庭养老模式将给年轻一代增加严重的负担。因此，必须运筹帷幄，发挥政府统一领导的优势，广泛募集社会资金，采用政府与个人结合的方法，采取多种渠道的养老方式，促使各种养老服务各显其能，以适应日益增多的老年人口养老的需求，使老年群体能更好地安度晚年。

应用四，针对人口受教育程度，规划新的各种教育规划布局。

纵观以上变化与成因，对于广东这样一个经济和常住人口大省来说，不断提高人口的文化素质至关重要。人力资源竞争我们不能仅靠引进以满足发展需求，需要引进与优化人力资本存量并举，注重培养适应广东多层次发展需要的各类人才，是发挥广东人才优势、实现"十四五"规划蓝图的关键所在。

（一）进一步加强教育资源的辐射效应。目前，学前教育和九年义务教育基本上还是按照户籍所在地就近入学的原则，为了寻求优质教育资源，不少家庭就会在学校附近买房，出现了"学区房"，导致这一地区的房价上涨，同时也会带来交通拥挤。优质教育资源的分布不均衡将会带来众多的社会问题。针对不同区域的教育资源现状，不同的区域在教育资源的发展上需要有不同的发展方向。例如，沿海经济带东西两翼，除了要根据人口规模和分布的变化，适时调整学校数量外，可以充分利用已有的优质资源，在此基础上进一步提升服务的档次，发挥带头示范作用，树立未来发展方向；北部生态发展区，要建立长效的帮扶机制，建立点对点的支援，如建立分校，定期把好学校的教师放在一般学校授课，将其优质的资源辐射到更广的地方；对于珠三角核心区公共资源相对较为薄弱的地方来说，人口的大量流入使本来就压力较大的教育负担变得更重，这些地方应将基础配套设施的建设放在首位，促进其延伸和发展，进一步完善教育资源的分布，进而提高教育的质量。教育资源相对优质的地区要重视资源的辐射效应，带动其他地区的完善和发展，进而实现全社会进步和提高。

（二）继续加强劳动适龄人口的教育与培训。经济发展的实质是人的全面发展，所谓经济发展的失衡实质上是人的发展失衡。因此，要提升劳动适龄人口整体文化素质水平，一方面，继续重视基础教育，尽早实现将义务教育延伸至高中阶段，并坚定不移地普及高等教育，加快培养本地专业技术人才；另一方面，优化人力资源配置管理，对于已经进入劳动力市场的从事人员，通过在职培训或职业技能培训等方式，继续学习新的知识和掌握新的技术，进而激发劳动者的创新能力，以

适应产业结构的优化升级和劳动生产率的提高。

广东是流动人口较多的省份之一，广东作为全国经济大省，提供了大量的就业岗位和就业机会，良好的投资环境和发展机遇吸引了较多的外来人口来粤务工经商，并已成为广东建设发展的主要力量。但同时也应注意到，外来人口各类受教育程度的水平参差不齐，这在一定程度上将会影响到产业结构的优化升级，因此还需继续促进外来人口的教育培训。此外，为使更多的外来务工者能够落户城镇，促进劳动力资源配置，获得全要素生产率的提高，还需进一步完善外来务工人员的子女教育等配套政策，实现其应该享受与当地城镇居民同样的权利和义务，享受与当地城镇居民均等的社会公共服务，防止产生新一代的文盲人口。

应用五，人口稠密集中度增强，引导走出适合地区的新型城镇化发展道路。

回顾40多年的发展历程，广东城镇化是在改革开放领先于全国的情况下，工业化快速发展，特别是出口加工制造业的持续高速发展，推动了城市超常速度、超常规模的扩张，从而使城镇化达到了全国领先水平。但是，随着广东经济与社会发展进入转型期，城市化超速发展遇到了新的关口；再加上突如其来的疫情更是暴露出大城市中心城区人口密度过高、抗风险能力不强等问题，如何在城市化发展的道路上继续稳步前进已成为摆在面前的现实问题。因此，要根据广东的经济社会发展实际，科学地制定未来城镇化发展目标，走适合于自己的城镇化发展道路，从而促进经济和社会和谐稳定发展。

（一）人口进一步集聚会带来更大的效益。粤港澳大湾区或将成为中国乃至世界的一个新的增长极，深圳将有可能成为与硅谷并肩的高科技创新中心；粤东西两翼要继续依托汕头和湛江两个省域副中心城市作为支撑点，引领当地的城镇化稳步发展。没有必要与其他国家和地区简单攀比城镇化水平，一味追求城镇化的规模扩张，应当清醒地认识到经济发展才是城市化的原动力。

（二）由于"二元结构"的格局短期难以改变，社会层面的城镇化任重道远。2020年脱贫攻坚取得决定性胜利，接下来的目标要从脱贫攻坚转移到全面乡村振兴的长期战略上。乡村振兴的核心并不是要大力发展农业，2020年广东第一产业对地区生产总值增长的贡献率仅占6.40%，但居住在乡村的人口占常住人口的总量还有25.85%。因此，未来的全面乡村振兴，必须通过产业转移方能实现城镇化进一步发展，乡村振兴才有根基，才能实现城乡一体化，为乡村居民提供较高质量的非农就业机会和生活品质，扶贫攻坚所取得的成果才能得以巩固。

（三）加快推进政府管理和服务职能的转变，提倡城市化的人文关怀。常住人口进一步向城市聚集，需要做好一些配套措施，比如户籍制度改革、公共服务均等化、高考改革等。要弱化户口所属附带的公共服务属性，拉平公共服务。公共服务的均等化是"十四五"期间一个非常重要的方向，而高考是户籍制度下最大的福

利，建议地方高考与全国统考结合，全国统考面向那些户籍和学籍分离的学生，这将有利于大城市开放户籍的执行。

（四）大中城市要完善功能，发挥综合成本相对较低的优势，主动承接超大特大城市产业转移和功能疏解，提升城市服务功能和生活品质。对于县城的发展，要加快补齐短板弱项，推进以县城为重要载体的城镇化建设。"十四五"时期要支持东部地区基础较好的县城建设，重点支持北部生态发展区的城镇化县城建设，合理支持农产品主产区、重点生态功能区县城建设。积极推进公共服务、环境卫生、市政公用、产业培育等4大领域17方面设施提级扩能，增强县城综合承载能力和治理能力。此外，还需警惕盲目撤县所带来的"消化不良"。大城市要划定并坚守城市开发边界，慎重撤县设区；有序地疏解非核心功能，引导过度集中的资源要素逐步有序转移，合理降低中心城区开发强度和人口密度；与周边中小城市、郊区新城等联动发展，通过推进交通一体化，培育发展一批现代化都市圈。

应用六，从人口分布多样性出发，研制新的性别民族平等团结和谐稳定政策。

（一）关注个别地区低龄人口性别比持续偏高存在的潜在社会风险和社会问题。近年，随着全面放开二孩政策等国家重大人口战略实施和性别治理工作推进，低龄人口性别比持续偏高态势明显缓解。2020年，全省常住人口中0～5岁人口性别比较10年前下降7.8个百分点。但部分地市低龄人口性别比有上升趋势，初步测算，潮州、汕尾、汕头上升2个百分点左右；河源、揭阳、云浮、梅州上升1.5个百分点左右；惠州、茂名上升1个百分点左右。肇庆、茂名、清远、云浮、湛江、阳江等市0～5岁低龄人口性别比居全省前六位。

出生人口、低龄人口性别比长期偏高，会使全社会人口出现性别失衡。性别失衡的长久累积，将加大个别群体的潜在社会风险，引发社会治理问题。如高出生性别比队列人口陆续进入婚姻市场，出现男性婚姻挤压问题；省内个别地区涉及越南等国家的跨境婚姻合法性问题；甚至可能催生贩卖妇女、非法入境、婚姻欺诈和犯罪等社会风险，这些问题都不容忽视。

（二）促进畲族等广东世居少数民族人口持续均衡发展，研究、挖掘和传承少数民族传统文化价值。广东世居少数民族有壮、瑶、畲、回、满族，其中畲族人口总量最少，且增长最慢。全省常住人口中，畲族人口仅4.2万人，2010—2020年人口年均增长率3.60%，年均增长1000人左右。畲族是中国人口较少的少数民族之一，我省东源县漳溪畲族乡和畲族少数民族特色村寨所在地韶关、河源、惠州、梅州、潮州，正积极合力研究、挖掘和传承畲族少数民族特色村镇的文化内涵和价值。特别是潮州，挖掘畲族的发源地，研究畲族文化与潮汕文化的结合影响和渊源，传承保护潮州本地畲族文化，对促进各民族和谐稳定、均衡发展，对中国的畲族同胞意义深远。

（三）有效增加保障性住房供给，探索完善长租房和租购并举等政策。10年间，全省家庭户数增量最大的是广州，共增加339.97万户；其次是深圳和东莞，分别增加283.76万户和207.68万户。从家庭户户数增长看，东莞、广州、中山、深圳、珠海等市，增长率均超过75%。随着城市家庭户规模持续变小，家庭户数量不断增加，加大了城市住房刚性需求，在目前城市高房价压力下，城市人口住房压力越来越大。人口聚集城市，特别是外来人口集中流入地区，需加大保障性租赁住房供给，扩大保障房和公共租赁住房覆盖面，探索完善长租房和租购并举等政策。

应用七，以人口与经济增长强相关为切入，主动有为探索试水出台新的劳动就业年龄政策。

随着人口老龄化的深化，劳动力资源优势弱化，劳动年龄人口占比下降，特别是青壮年劳动年龄人口比例下降较快，总抚养比上升，改革开放以来推动广东经济持续高速增长的人口因素及其作用将发生变化。为实现经济的长期持续增长，必须从推动广东经济持续增长的动力机制出发，注意抓好以下几个方面：

（一）要坚定不移地推进改革开放，实施以经济建设为中心的发展战略。通过坚持改革开放和以经济建设为中心的战略方针，为实现经济持续增长创造更加有利的制度环境和战略保障。

（二）要调整推动经济增长的动力结构，逐步将目前以要素投入为主的数量扩张型转变为以技术进步为主的质量效率型。必须以创新为驱动，推动经济结构转型升级，从要素积累的增长模式转向以改善经济效率为主的经济增长方式，提高经济增长质量。产业结构上，要以资本、技术、知识密集型的新型产业替代传统的劳动密集型产业。

（三）要调整和完善人口政策，保持人口可持续发展。一要保持生育水平。要对生育树立全过程管理的观念，对整个过程中涉及的各项政策逐项梳理，在婚恋促进、住房保障、婚育假期、生育保险、妇女就业权益保障、儿童照料、减轻家庭教育负担和养老负担等方面系统设计，尽量减小家庭生育成本。二要通过提高劳动参与率来减缓劳动人口平均年龄上升的影响。目前，制约劳动参与率提高的主要因素是强制性的退休年龄规定，其导致女性从50岁开始、男性从60岁开始劳动参与率出现快速下降。因此，如果要提高劳动参与率，必须延迟退休年龄。建议新的退休年龄规定将保持一定的弹性，允许人们可提前或延后一定年限退休，考虑到女性目前退休年龄较低，可以适当扩大女性的弹性区间下限。2040年以后再根据人口结构和预期寿命变化等因素自动延迟退休年龄。三要加强对教育和培训的投入，以提高劳动者素质和促进劳动参与。发展教育和培训一方面可通过提高劳动者素质，以质量替代数量；另一方面，减少教育不平等现象，有利于促进人们的劳动参与，减缓劳动力下降。

基于百岁老人的"五最七律五护"

第七次全国人口普查于2020年11月1日零点正式启动。第七次全国人口普查是我国人口发展进入关键期开展的一次重大国情国力调查，可以为编制"十四五"规划，为推动高质量发展，为完善人口发展战略和政策体系、促进人口长期均衡发展提供重要信息支持。广东作为全国第一人口大省，做好第七次全国人口普查，搞清核准人口数据具有更加重要的意义。

人生七十古来稀，千金难买百岁来。第七次全国人口普查数据显示，广东在现住地居住的100岁及以上人口共7287人。觅百岁之密有着非凡的意义。以探访"百岁老人"作为第七次全国人口普查数据质量的切入口，脚踏实地，从庚子跨年辛丑，用脚丈量广东百岁老人之分布区域，用手叩握百岁老人生命，以独特视角和细腻笔触探寻180多位百岁老人之百岁秘诀，多视角揭秘人类长寿之诀之律之道。

本次探访过程充盈着"四个性"：真实性，十年一普查，由专业人士入户面对面登记；纪实性，面对活生生的百岁老人，拉家常、叙人生、谈养生；珍贵性，分布南粤大地，一人一访谈，十年一遇；多样性，尽管人们活到百岁，生命皆一样，但鲜见百岁秘诀，丰富而多样。

从全省7287位百岁老人的年龄构成看，平均年龄为101.9岁，其中：100～104岁为6401人，占全部百岁老人的87.84%；105～109岁748人，占10.26%；110～114岁104人，占1.43%；而115岁及以上34人，仅占百岁老人的0.47%。可见，广东百岁老人年龄绝大部分在110岁以下。

表1　第七次人口普查百岁老人年龄分布

单位：人、%

年龄	合计	男	女	各年段比重
—	7287	1434	5853	100
100～104	6401	1286	5115	87.84
105～109	748	124	624	10.26
110～114	104	22	82	1.43
115～119	32	2	30	0.44
120+	2	0	2	0.03

亲眼所见："五个之最"

百闻不如一见。在百岁老人探访过程中，深入21个地级以上市，与180多位百岁老人每一位都手握手，仔细拉家常，贴心问冷暖，感受每一位百岁老人度过的百年岁月，亲眼所见"五个之最"。

一是夫妻，双百之最。在一个家庭中，出现一位百岁老人，已经是非常难得。夫妻双方都过百岁，更是十分稀少。有幸的是，在探访过程中，一共遇到过3对都是百岁老人的夫妻。

第一对是清远佛冈县的曾金桥和黄玉休夫妇。曾金桥是丈夫，102岁；黄玉休是妻子，100岁。两位老人的百寿诀是"同"：夫妻本非同根生，却是同林鸟。同甘共苦，一同历经磨难。命运同相连，共呼吸，知冷暖，幸福成双对，百岁成双在，实罕见。两位老人以前一起干活卖菜，一直到2015年以后才没卖了；啥都吃，不挑食，比如豆豉咸鱼，吃了饭以后就一起喝喝茶，普洱什么的，也不挑种类，都喝，大家边喝边聊天；两位老人平常很开朗，对事情看得很开，夫妻之间扶持体谅，笑看时间，度过这百年漫长岁月。

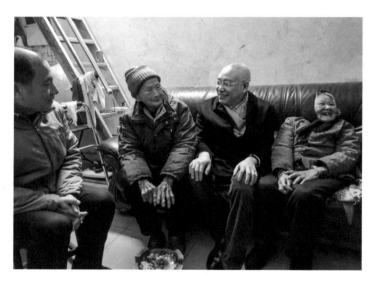

第二对是江门鹤山市的李沛良和黄春好夫妇。李沛良是丈夫，生于1913年，107岁；黄春好是妻子，生于1914年，106岁。两位老人的百寿诀是"伴"：老来伴，老来拌。一对夫妻，1314，一生一世，何其难得？每天见到伴，又相拌，拌嘴说话亦生命，得长命。两位老人年轻时以务农为生，勤劳干活补贴家用，80岁后较少下地；平时吃咸菜咸鱼，不挑肥拣瘦，吃啥都很香；生活作息规律，晚上早睡，但是觉少，平时早上5点多就会醒；以前爱出去喝早茶，现在就在家，吃完早饭自己冲茶来喝。

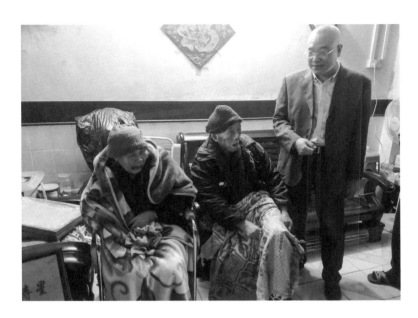

第三对是湛江市吴川市长岐镇的何就珍和柯桂兰夫妇。何就珍是丈夫，柯桂兰是妻子，两人均生于1916年，104岁。两位老人的百寿诀是"薯"：问这对百岁老人长寿秘诀，他们异口同声，以前日子苦，吃不饱，吃粥都没几粒米，主要吃番薯，靠它吃饭，长年累月如此。不过现在好了，有吃的了。两位老人务农，有6～8亩地，种水稻、花生，丈夫耕田，妻子帮忙采摘，年轻时辛苦；生活规律，晚上八九点睡觉，早上8点起床；不抽烟、不喝酒、不挑食。

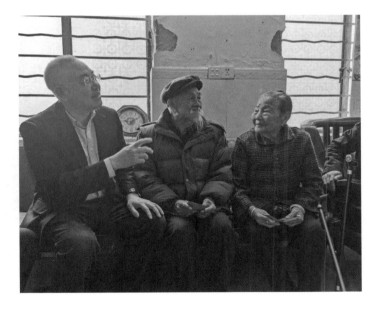

二是年龄，120岁之最。全省7287位百岁老人中最高年龄为120岁，共2人，分别居住于肇庆市怀集县和清远市清新区。

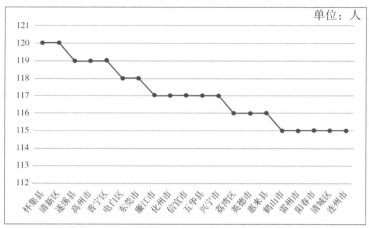

广东"七人普"拥有115岁及以上人口的县（区）

在探访过程中，有幸探访到两位120岁老人中的一位，清远市清新区浸潭镇五一村委会罗洛村的刘执老人。刘执老人的百寿诀是"简"。简，像风一样自由。抓住了，就是你的，就是生命的无价构件。人生，不仅仅开始加法，后面减法。其实，加法与减法能并着用，生命大道至简。天地之间本无院，门亭楼阁不争高。老人务农一生，年轻时是生产队的劳动模范；平常很忌口，觉得不能吃的都不吃，饮食简单清淡，只吃青菜与猪肉；作息规律，每天准时晚上8点睡觉，夜间也不用起来上洗手间，早上7点自然醒；很乐观，不喜烦忧，遇事能简则简。

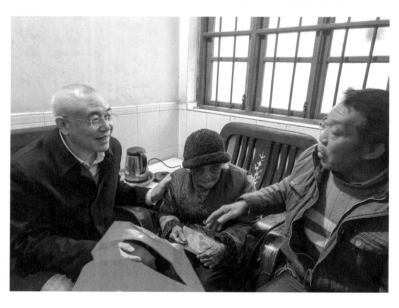

三是男士，未婚百岁之最。在探访中，还遇到一位特殊的百岁老人。但凡百岁老人，想到的都是儿孙满堂，四代或五代同堂，享受天伦之乐。但河源市源城区的肖何先老人终身没有结婚，膝下没有子女，是个"五保户"。肖何先老人的百寿诀是"寡"：一生未娶，清寡人生。他参加过东江纵队，又回到农村。跟随侄儿大半生，一直是个"五保户"，感恩党和政府一辈子。老人有一位侄子，30多年来一直

精心照顾；老人生活朴素，吃东西比较讲究，不吃油炸食物，喜欢吃素，抽烟但不喝酒；老人想得开，心胸打开，活得开心，让自己从不开心中走出来，享受孤独并笑看人生。

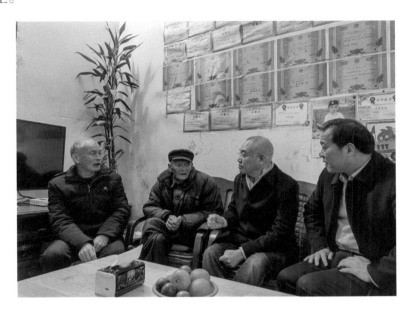

四是分布，密集之最。从百岁老人的分布情况来看，全省各地市也存在较大差异。根据"七人普"数据，每十万常住人口中拥有的百岁老人人数，最多的是湛江市，为13.85人。据分析，湛江位于海滨，空气优良，环境污染少，老人多以海鲜鱼虾等为食，或许为百岁老人较多的原因。最少则为深圳市，每十万常住人口中拥有的百岁老人人口仅1.30人。深圳作为一个新兴城市，不过40年历史，居民多为外来移民，平均年龄较低，百岁老人较少。

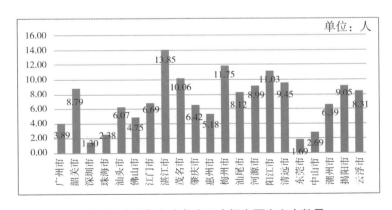

广东"七人普"各市每十万人拥有百岁老人数量

从绝对人数看，拥有百岁老人最多的地级市为湛江市，共967人，占全省百岁老人总量的13.27%。本次探访中，在湛江市一共探访9户10位百岁老人，其中吴川市2户3位、坡头区2位、遂溪县5位。最少的为汕头市，58人，仅占全省的0.8%。本

次探访中，在珠海市一共探访3位百岁老人，全在珠海市香洲区。

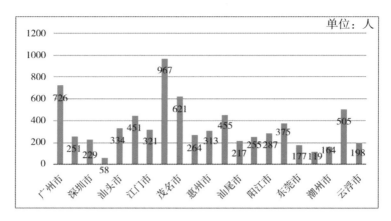

广东"七人普"各市每十万人拥有百岁老人数量

百岁老人最多的县（市、区）为湛江的雷州市，共223人，占全省的3.06%。本次在湛江探访途中，计划到雷州市多看望几位百岁老人，但临时遇到重要公务，紧急返回广州，未能成行，颇为遗憾。

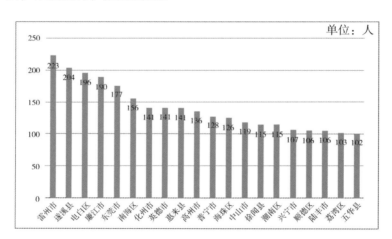

广东"七人普"百岁老人数量前20县（区）

五是邻省，边陲之最。本次探访之行，走遍广东21个地级市，多次深入到与福建、广西、湖南、江西等省份相邻的边陲县区，探访第一手百岁老人资料。2021年1月2日，前往与福建交界的梅州蕉岭县，拜访103岁的徐福招老人、102岁的蔡碧玉老人、101岁的黄群秀老人、102岁的赖玉凤老人；1月6日，来到与广西交界的湛江遂溪县，探访102岁的陈玉英老人、100岁的郑氏老人、100岁的黄泉老人、103岁的邹后昌老人、102岁的陈氏老人；2月3日，来到与湖南交界的韶关乐昌市，拜访101岁的谢来苟老人、107岁的刘思杨老人、108岁的林火生老人；2月4日来到与江西交界的韶关南雄市，拜访102岁的罗简善老人、100岁的吴桂英老人、101岁的郭香凤老人、102岁的钟历秀老人。

观察所得：发现"七个规律性"

180多位百岁老人，有不同也有相同。面对一个个经历各异的百岁老人，在探访中以统计人的专业视角，通过深入观察所得，从具体到一般，总结归纳出"七个规律性"。

规律一：女性多，男性少。女性由于生理原因，一般较男性寿命更长。据世界上多国人口统计，女性一般寿命比男性长5～10年。从广东"七人普"百岁老人的性别构成看，也是女性数量远高于男性。广东第七次人口普查100岁及以上人口中，女性人数为5853人，占80.32%，男性1434人，占19.68%，其中女性最高年龄为120岁，男性最高年龄为117岁。与历次人口普查结果相比，女性寿星比例虽然有所下降，但百岁老人中，女多男少的现象依然没有改变。

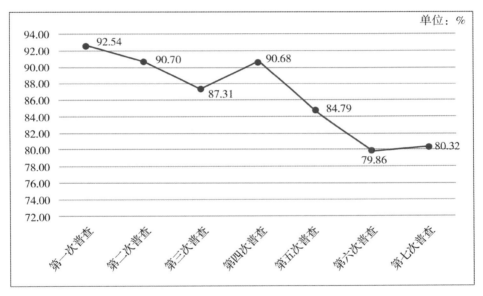

广东省历次人口普查各市百岁老人女性比重

规律二：农村多，城里少。从百岁老人居住地的城乡分布看，居住在乡村的百岁老人占主导位置，同时全省最高年龄的两位百岁老人（120岁）均居住在乡村。据分析，农村环境好，生活相对简单，压力小，老人寿命相对较长。第七次人口普查中，全省居住在乡村的百岁老人为3469人，占47.61%，居住在城区、镇区分别为2434人和1384人，占百岁老人总量的33.40%和18.99%。可见，居住在乡村的百岁老人比例最大，这种现象与第四、五、六次全国人口普查结果基本相似，百岁老人居住在乡村的人数相对较多的现状没有改变，但比例有所下降。

表2　广东省人口普查100岁及以上人口城乡分布

単位：人、%

普查年份	城乡分布				比重		
	合计	城区	镇区	乡村	城区	镇区	乡村
第四次普查	644	154	74	416	23.91	11.49	64.60
第五次普查	1893	553	369	971	29.21	19.49	51.29
第六次普查	4300	1395	794	2111	32.44	18.47	49.09
第七次普查	7287	2434	1384	3469	33.40	18.99	47.61

　　规律三：**体力劳动多，脑力劳动少**。一般而言，受教育程度越高，生活条件较好，人均寿命也相对较长。但中国目前的百岁老人基本上都出生于20世纪20年代旧社会，受制于当时的社会经济条件，没有太多的机会接受较高层次的教育，因此广东百岁老人中体力劳动者较多，脑力劳动者较少。其中受教育程度为大学本科，共26人，占百岁老人的0.35%；受教育程度人数最多为小学，共2871人，占百岁老人的39.4%。

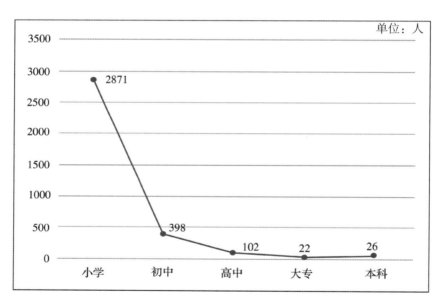

广东省"七人普"各类受教育程度的百岁老人数量

　　规律四：**多子女多，少子女少**。从探访的180多位百岁老人的家庭情况来看，多子女的百岁老人多，少子女的百岁老人相对较少。绝大多数的百岁老人都是大家庭，膝下子女环绕，至少四代同堂，也有相当数量的百岁老人五代同堂。但也有例外，如上文所述，河源市源城区的肖何先老人终身没有结过婚，没有子女，由一个侄子来照顾。一般来说，子女较多的百岁老人家庭人丁兴旺，子女可以相互帮助，家庭条件相对较好，老人也会相应受到更好的照顾，具有长寿的基本物质保障。此外大家庭其乐融融，共享天伦之乐，老人的生活也相对快乐开心，更容易长寿。

规律五：**百姓多，干部少**。从探访的百岁老人身份来看，普通老百姓人数较多，干部身份较少，主要原因是普通老百姓的绝对数量大，百岁老人总数也多。此外，从历次普查来看，百岁老人识字率也有明显提升，"七人普"百岁老人识字率为52.1%，与1982年"四人普"相比，识字率上升近43个百分点。第四、第五、第六次人口普查百岁老人识字率分别为9.63%、26.57%和45.00%，相邻两次普查结果比较，百岁老人识字率出现逐步提升现象。

表3　广东省人口普查100岁及以上人口识字率

单位：人、%

普查年份	是否识字		
	是	否	识字率
第四次普查	62	582	9.63
第五次普查	503	1390	26.57
第六次普查	1935	2365	45.00
第七次普查	3796	3491	52.10

规律六：**欠发达地区多，发达地区少**。从分市数据看，超过全省每十万人拥有5.78位百岁老人平均水平的地市有湛江（13.85人）、梅州（11.75人）、阳江（11.03人）、茂名（10.06人）、清远（9.45人）、揭阳（9.05人）、河源（8.99人）、韶关（8.79人）、云浮（8.31人），以及汕尾（8.12人）等14个地市，低于全省平均水平的有惠州（5.18人）、佛山（4.75人）、广州（3.89人）、中山（2.69人）、珠海（2.38人）、东莞（1.69人）、深圳（1.30人）等7市。粤北山区5市，全省每十万人拥有百岁老人数量均位于全省前十的位置，而低于全省平均水平的均为珠江三角洲地市。

从区域绝对数量看，百岁老人数量居首位为珠三角9市，共有2658位，其次为

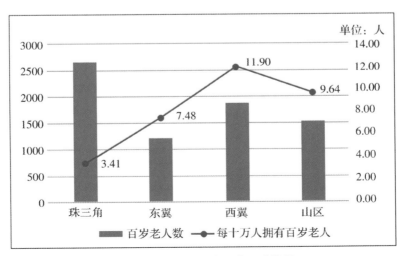

广东"七人普"百岁老人区域数据

西翼1875人，第三为山区5市1534人，最少的则为东翼1220人。但从每十万人拥有百岁老人平均数量看，西部沿海地区每十万人口拥有百岁老人11.9人，居首位；山区5市为9.64人，居第二；最少的为珠三角9市，仅3.41人。

规律七：每新一次人口普查多，而上一次少。 从历次人口普查数据汇总结果看，广东百岁老人数量保持高速增长的态势：2020年第七次全国人口普查，全省经核实并居住在现住地的百岁老人总量达7287人，是1964年第二次人口普查129人的56.5倍，年平均增长率为7.61%，其中男寿星从12人增加到1434人，年平均增长率高达9.09%。与同期总人口平均增长率2.25%相比，广东百岁老人年增长率高出5.36个百分点，可见，百岁老人增速远快于同期常住人口。从第二次全国人口普查至今，每次人口普查相比于上次普查的百岁老人数量，几乎保持70%以上的增长率；同时，每十万常住人口拥有的百岁老人一直保持上升的趋势，与第二次人口普查相比，2020年，广东每十万人口中拥有百岁老人的数量为5.78人，增加4.43人，其中以第五、第六次普查之间增幅最大，增加1.9人，其次为第六、第七次普查间的增幅，增加1.7人。

表4　广东省历次人口普查100岁及以上人口

普查年份	常住人口（万人）	百岁老人						
		合计（人）	男（人）	女（人）	女性比重（%）	两次人口普查间增加人数（人）	两次人口普查间增长率（%）	每十万常住人口拥有的百岁老人（人）
第一次普查	2978.31	67	5	62	92.54			0.22
第二次普查	3697.71	129	12	117	90.70	62	92.54	0.35
第三次普查	5363.19	394	50	344	87.31	265	205.43	0.73
第四次普查	6282.97	644	60	584	90.68	250	63.45	1.02
第五次普查	8522.50	1893	288	1605	84.79	1249	193.94	2.22
第六次普查	10432.05	4300	866	3434	79.86	2407	127.15	4.12
第七次普查	12601.25	7287	1434	5853	80.32	2987	69.47	5.78

注：第一次人口普查资料包括海南数据。

从各地市百岁老人情况看，与2010年第六次全国人口普查相比，2020年广东百岁老人人数增加最多的地市是湛江市，共增了578人；增幅最大的则为深圳市，达213.70%。

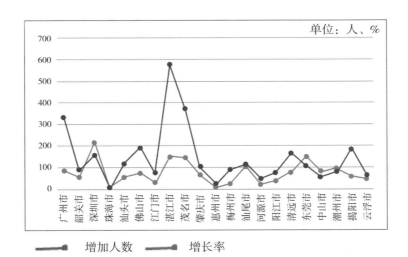

单位：人、%

增加人数 增长率

广东省第六、第七次人普各市百岁老人增长情况

表5 第五、第六、第七次人普百岁老人分市数据

单位：人、%

地区	五人普（2000年）		六人普（2010年）		七人普（2020年）		第六、第七次人口普查间百岁老人增量	两次人口普查间增长率	第七次人口普查每十万常住人口拥有的百岁老人
	常住人口	百岁老人	常住人口	百岁老人	常住人口	百岁老人			
总计	8522.50	1893	10432.05	4300	12601.27	7287	2987	69.47	5.78
广州市	994.20	237	1270.19	395	1867.66	726	331	83.80	3.89
韶关市	273.54	64	282.62	162	285.51	251	89	54.94	8.79
深圳市	700.88	37	1035.84	73	1756.01	229	156	213.70	1.30
珠海市	123.54	29	156.25	54	243.96	58	4	7.41	2.38
汕头市	467.13	105	538.93	217	550.2	334	117	53.92	6.07
佛山市	533.77	175	719.74	262	949.89	451	189	72.14	4.75
江门市	395.68	160	445.07	248	479.81	321	73	29.44	6.69
湛江市	607.07	132	699.48	389	698.12	967	578	148.59	13.85
茂名市	523.84	132	581.75	254	617.41	621	367	144.49	10.06
肇庆市	337.31	84	391.65	160	411.36	264	104	65.00	6.42
惠州市	321.61	77	459.84	292	604.29	313	21	7.19	5.18
梅州市	380.22	117	423.85	367	387.32	455	88	23.98	11.75

（续表）

地区	五人普（2000年）		六人普（2010年）		七人普（2020年）		第六、第七次人口普查间百岁老人增量	两次人口普查间增长率	第七次人口普查每十万常住人口拥有的百岁老人
	常住人口	百岁老人	常住人口	百岁老人	常住人口	百岁老人			
汕尾市	245.35	47	293.55	106	267.28	217	111	104.72	8.12
河源市	226.64	61	295.02	210	283.77	255	45	21.43	8.99
阳江市	216.89	50	242.17	214	260.3	287	73	34.11	11.03
清远市	314.67	108	369.84	213	396.95	375	162	76.06	9.45
东莞市	644.58	34	822.02	71	1046.66	177	106	149.30	1.69
中山市	236.33	43	312.13	66	441.81	119	53	80.30	2.69
潮州市	240.21	47	266.95	85	256.84	164	79	92.94	6.39
揭阳市	523.74	90	588.43	325	557.78	505	180	55.38	9.05
云浮市	215.29	64	236.72	137	238.34	198	61	44.53	8.31

析研所启：益寿"五个护"

在探访过程中，在感受到生命的强大的同时也感受到生命的脆弱。每一位百岁老人，随着年龄的增长和身体机能的退化，90%都面临着耳聋、驼背和眼弱等问题。在析研的过程中，我们得到很多启迪，老年人益寿要做到"五个护"。

一是耳聋，护耳。根据探访的180多位百岁老人来看，90%的老人的听力都不好，稍好的也需要凑近耳朵大声说话才能听见。老年性耳聋是因为听觉系统衰老而引发的听觉功能障碍。男性约从45岁开始出现听力衰退，女性稍晚。随着人类寿命的延长、老龄人口的增多，老年人耳聋的发病率也有所增加。老年性耳聋虽然无法防治，但如果能在日常生活中注意预防保健，则可大大延缓听力老化进程。要保护好耳朵，减轻听力衰退，一是养成良好的饮食习惯，注意营养，多补充锌、铁、钙等微量元素；二是保持情绪稳定，情绪激动很容易导致耳内血管痉挛，同时避免在噪声很大的地方长久工作生活；三是尽量戒烟戒酒，尼古丁和酒精会直接损伤听神经，长期大量吸烟、饮酒还会导致心脑血管疾病的发生，致内耳供血不足而影响听力；四是适当加强体育锻炼，促进全身血液循环，内耳的血液供应也会随之得到改善，保护听力。

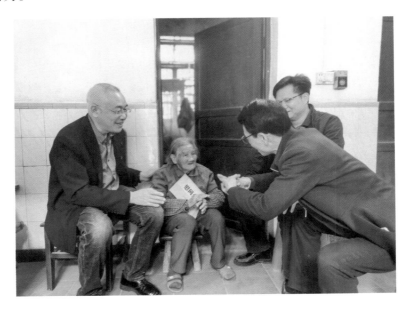

二是拐走，护膝。大多数的百岁老人腿脚都不甚灵便，其中一个重要的原因就是膝关节的问题。人到中老年以后，膝关节的肌腱、韧带开始发生退行性改变，关节腔的滑液分泌减少，关节骨面长期摩擦形成骨质磨损，关节周围组织由于炎症等原因易发生纤维粘连，在受凉或过度活动时会诱发疼痛、肿胀、关节腔积液，严重

的还会使老年人关节畸形，形成残疾。保护好膝关节，一是要注意运动损伤，做大运动量的锻炼和负重，不做膝关节的半屈位旋转动作；二是要注意保暖，可以穿长裤、护膝来保护膝关节；三是要穿合适的鞋子，少穿高跟鞋，多穿有缓冲减震功能的软底运动鞋；四是注意饮食，多吃含有维生素K（如豌豆、椰菜）的食物或服用一些葡萄糖胺补剂，都对膝关节健康有好处。

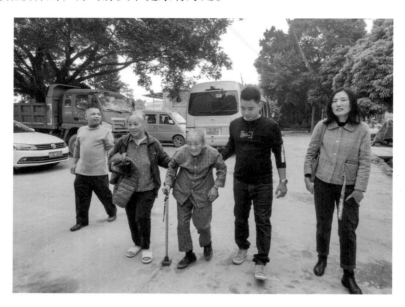

三是驼背，护背。驼背在百岁老人中也是一个普遍现象，90%都有驼背问题。在年龄的增长过程中，老年人的骨质疏松会逐渐加重，由于在日常生活中还有一定的负重作用，会导致椎体各个部分都有隐匿性骨折，随着时间的推移会导致脊柱椎体高度的改变，最终导致驼背。要减少驼背问题的出现，一是要养成良好的坐姿，

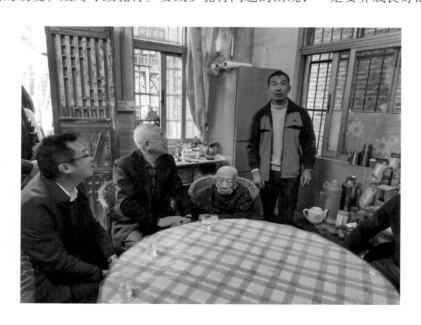

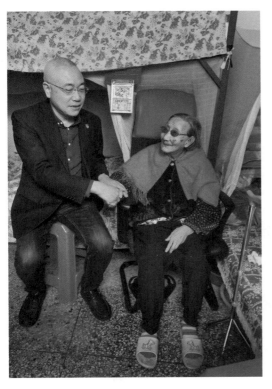

平时一定不要经常性低头；二是要尽量选择硬床板，不要睡软床垫，在睡觉的过程中也可以保持一个直立的状态；三是要坚持适当的运动锻炼，平时可以打太极、慢走，长期坚持对于保护背部都会有一定的效果。

四是眼弱，护眼。 随着年龄的增加，视力也会大幅下降，90%的百岁老人的视力都相对较差，个别老人双目已完全看不清楚。老年性视力下降主要原因是老年视觉器官老化或眼疾等原因造成的，从而使在一定距离分辨物体细节的能力减退。白内障在老人的眼疾中占有重大比例。要保护好眼睛，一是要定期去正规的大医院进行检查，发现视力有问题要及时进行对应诊断医疗，不能拖延贻误病情；二是要经常补充一定的营养，叶黄素和维生素A都是眼睛必需的营养物质，对保护眼睛具有一定功效；三是要注意休息和用眼卫生，尽量少看电视、平板等电子产品，防止眼睛过度疲劳，对视力造成损伤。

五是跌摔，护走。 通过探访百岁老人发现，老年人由于肌体功能退化，平衡感和反应能力会减弱，十分容易跌倒。多数老年人骨质疏松、骨骼强度低，摔倒后容易导致骨折。骨折后恢复健康比年轻人要慢很多，如果老年人合并慢性疾病，加之骨折后需要卧床休息，不但会加重原有的疾病，甚至还会出现其他并发症，严重影响生活质量，有时甚至是致命的。老年人防止跌倒一是要对老年人居住环境进行检查，减少有可能影响老人正常行走的物体，浴室放置防滑垫，楼

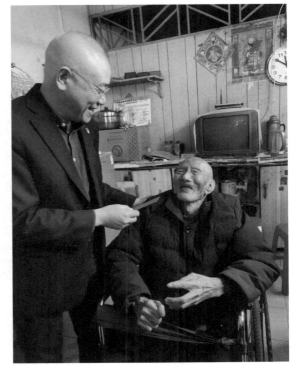

梯拐弯处注意提醒，增加扶手；二是适当补充营养，摄入充足的蛋白质，增加抗氧化营养成分等摄入，保障维生素D和钙的吸收；三是外出不要去危险的地方，注意携带拐杖等辅助防护器具，累了注意休息；四是积极规律地参加力所能及的运动，如慢走、太极拳等，预防骨量丢失，锻炼肌肉，增加机体的平衡性和反应的灵活性，减少跌倒的风险。

表6　广东省第七次人口普查分地区、城乡百岁老人

单位：人、岁

地区	合计	男	女	市区	镇区	乡村	最高年龄
广州市	726	164	562	584	43	99	116
韶关市	251	46	205	46	64	141	112
深圳市	229	35	194	225	0	4	112
珠海市	58	12	46	34	12	12	113
汕头市	334	46	288	139	87	108	109
佛山市	451	58	393	361	42	48	113
江门市	321	63	258	128	29	164	115
湛江市	967	243	724	96	160	711	119
茂名市	621	155	466	104	141	376	119
肇庆市	264	37	227	35	61	168	120
惠州市	313	46	267	67	74	172	110
梅州市	455	83	372	57	140	258	117
汕尾市	217	62	155	23	92	102	110
河源市	255	46	209	15	53	187	113
阳江市	287	78	209	63	44	180	115
清远市	375	69	306	60	84	231	120
东莞市	177	36	141	159	4	14	118
中山市	119	23	96	85	25	9	112
潮州市	164	17	147	51	49	64	109
揭阳市	505	91	414	66	135	304	119
云浮市	198	24	174	36	45	117	112
总计	7287	1434	5853	2434	1384	3469	120

表7 广东省第七次人口普查百岁老人分县数据

单位：人、岁

地址码	县名	合计	市区	镇区	乡村	最高年龄	性别
440103	荔湾区	103	103	0	0	116	女
440104	越秀区	89	89	0	0	108	女
440105	海珠区	126	126	0	0	112	女
440106	天河区	48	48	0	0	106	女
440111	白云区	95	71	7	17	108	女
440112	黄埔区	27	23	1	3	105	女
440113	番禺区	75	61	3	11	111	女
440114	花都区	41	25	1	15	112	女
440115	南沙区	31	13	12	6	111	男
440117	从化区	39	12	1	26	106	男
440118	增城区	52	13	18	21	113	女
440203	武江区	21	12	1	8	110	男
440204	浈江区	22	15	1	6	112	男
440205	曲江区	47	12	11	24	112	女
440222	始兴县	15	0	5	10	105	女
440224	仁化县	17	0	10	7	110	女
440229	翁源县	29	0	6	23	110	女
440232	乳源瑶族自治县	27	0	6	21	107	男
440233	新丰县	22	0	10	12	105	女
440281	乐昌市	35	2	11	22	110	女
440282	南雄市	16	5	3	8	108	女
440303	罗湖区	27	27	0	0	108	女
440304	福田区	27	27	0	0	112	女
440305	南山区	21	21	0	0	105	女
440306	宝安区	44	44	0	0	107	女
440307	龙岗区	58	54	0	4	110	男
440308	盐田区	8	8	0	0	111	女
440309	龙华区	16	16	0	0	109	女
440310	坪山区	10	10	0	0	104	女
440311	光明区	18	18	0	0	106	女
440402	香洲区	24	23	1	0	113	女
440403	斗门区	22	6	4	12	106	女
440404	金湾区	12	5	7	0	105	女
440507	龙湖区	17	17	0	0	106	女
440511	金平区	42	41	0	1	109	女

（续表）

地址码	县名	合计	市区	镇区	乡村	最高年龄	性别
440512	濠江区	27	18	3	6	105	女
440513	潮阳区	77	15	21	41	108	女
440514	潮南区	115	42	33	40	108	女
440515	澄海区	50	6	25	19	108	女
440523	南澳县	6	0	5	1	104	女
440604	禅城区	77	60	17	0	109	女
440605	南海区	156	145	1	10	113	女
440606	顺德区	106	106	0	0	112	女
440607	三水区	88	32	23	33	109	女
440608	高明区	24	18	1	5	107	女
440703	蓬江区	42	41	0	1	111	女
440704	江海区	8	8	0	0	103	女
440705	新会区	63	30	12	21	107	女
440781	台山市	75	17	8	50	110	女
440783	开平市	54	9	2	43	108	女
440784	鹤山市	44	16	5	23	115	女
440785	恩平市	35	7	2	26	109	男
440802	赤坎区	20	20	0	0	105	男
440803	霞山区	22	18	0	4	103	女
440804	坡头区	45	3	7	35	106	男
440811	麻章区	69	15	11	43	112	女
440823	遂溪县	204	4	38	162	119	女
440825	徐闻县	115	0	29	86	114	女
440881	廉江市	190	9	34	147	117	女
440882	雷州市	223	16	22	185	115	女
440883	吴川市	79	11	19	49	111	女
440902	茂南区	68	24	4	40	114	女
440904	电白区	196	23	58	115	118	女
440981	高州市	136	16	29	91	119	女
440982	化州市	141	25	32	84	117	男
440983	信宜市	80	16	18	46	117	女
441202	端州区	16	16	0	0	109	女
441203	鼎湖区	15	6	2	7	108	女
441204	高要区	50	0	11	39	111	男
441223	广宁县	28	0	11	17	109	男
441224	怀集县	62	0	13	49	120	女

（续表）

地址码	县名	合计	市区	镇区	乡村	最高年龄	性别
441225	封开县	23	0	9	14	107	女
441226	德庆县	30	0	8	22	112	女
441284	四会市	40	13	7	20	107	女
441302	惠城区	83	40	6	37	109	女
441303	惠阳区	53	23	4	26	105	男
441322	博罗县	75	3	24	48	109	男
441323	惠东县	82	1	34	47	110	女
441324	龙门县	20	0	6	14	109	女
441402	梅江区	33	25	1	7	106	女
441403	梅县区	78	12	28	38	111	女
441422	大埔县	40	0	16	24	108	女
441423	丰顺县	55	0	25	30	111	女
441424	五华县	102	0	41	61	117	女
441426	平远县	19	0	5	14	106	女
441427	蕉岭县	21	0	6	15	106	女
441481	兴宁市	107	20	18	69	117	女
441502	城区	26	11	5	10	107	女
441521	海丰县	62	0	35	27	107	男
441523	陆河县	23	0	15	8	108	女
441581	陆丰市	106	12	37	57	110	男
441602	源城区	19	15	0	4	107	女
441621	紫金县	92	0	22	70	113	女
441622	龙川县	72	0	16	56	106	女
441623	连平县	27	0	5	22	109	女
441624	和平县	24	0	7	17	107	女
441625	东源县	21	0	3	18	110	女
441702	江城区	97	36	10	51	111	男
441704	阳东区	47	13	7	27	107	女
441721	阳西县	58	0	20	38	109	男
441781	阳春市	85	14	7	64	115	女
441802	清城区	54	27	8	19	115	女
441803	清新区	61	8	10	43	120	女
441821	佛冈县	23	0	14	9	108	女
441823	阳山县	36	0	15	21	108	女
441825	连山壮族瑶族自治县	4	0	2	2	105	女
441826	连南瑶族自治县	4	0	1	3	105	女

（续表）

地址码	县名	合计	市区	镇区	乡村	最高年龄	性别
441881	英德市	141	13	29	99	116	女
441882	连州市	52	12	5	35	115	女
441901	东莞市	177	159	4	14	118	女
442001	中山市	119	85	25	9	112	男
445102	湘桥区	37	24	5	8	104	女
445103	潮安区	57	27	12	18	106	女
445122	饶平县	70	0	32	38	109	女
445202	榕城区	46	28	6	12	105	女
445203	揭东区	95	18	27	50	111	女
445222	揭西县	95	0	27	68	112	女
445224	惠来县	141	0	52	89	116	女
445281	普宁市	128	20	23	85	119	女
445302	云城区	28	16	0	12	107	女
445303	云安区	23	2	7	14	112	女
445321	新兴县	35	0	12	23	110	女
445322	郁南县	34	0	10	24	109	男
445381	罗定市	78	18	16	44	108	女

表8　百寿诀

1	2	3	4	5	6	7	8	9	10
茶	睦	态	基	善	宽	养	劳	律	电
11平	12童	13汤	14笑	15吃	16随	17同	18逆	19足	20勤
21忘	22信	23简	24好	25干	26肉	27聊	28忍	29保	30瘦
31苦	32勇	33唱	34礼	35韧	36孝	37常	38坚	39开	40羞
41虔	42极	43本	44忆	45伴	46连	47欢	48慢	49粗	50趣
51豪	52碌	53身	54境	55硬	56气	57适	58喜	59献	60师
61种	62炼	63走	64自	65束	66穷	67预	68杂	69珑	70聪
71体	72嚣	73梦	74和	75动	76便	77纯	78睡	79贵	80立
81棋	82乐	83依	84爱	85福	86育	87舍	88绣	89艺	90俭
91淡	92拳	93好	94温	95国	96究	97暖	98潮	99辣	100三
101酒	102早	103进	104护	105葆	106定	107粥	108净	109绿	110烟
111小	112寨	113觉	114葱	115诉	116平	117情	118方	119戒	120奶

121顺	122乐	123劳	124淡	125葱	126平	127忘	128开	129随	130拳
131淡	132多	133兵	134苦	135懒	136开	137灿	138鱼	139薯	140医
141巧	142乐	143粗	144律	145孝	126劳	147汤	148粗	149农	150劳
151书	152慢	153酒	154好	155调	156净	157修	158律	159宽	160双
161心	162和	163劳	164劳	165仪	166度	167强	168乐	169静	170动
171乐	172气	173理	174瘦	175清	176动	177乐	178蜜	179劳	180茶
181动	182乐	183苦	184酒	185劳	186养	187自	188乐	189茶	

足行南粤大地，东西南北，纵观百岁老人生态，无疑是一道美丽的风景线。从数据看南粤百岁老人整体长寿状况，存在着"575"之律可循。而从每位百岁老人的长寿秘诀来看，却寻不到一样的答案，百岁老人各有各的活法。我以为，把人生看平，放下自己，也许是另一种"碳中和"。

嬉笑怒骂皆人生，淡定从容甘与苦。笑看觅诀最自然，谁活百岁在心中。

万岁之手（代后记）

2021年3月25日下午，随同马兴瑞省长参加与李克强总理辛丑年开季经济运行研判视频会。这个过程当中，省长对广东各项事务心中有数，坐在省长身后的自己，保持临应状态，总能随时提供省长与总理交流时对数据之需求。整个过程从容淡定、保障有力、顺顺当当。当总理宣布视频会结束时，我长长舒了一口气，便奔向白云国际机场，以赶上当晚最末一个飞往北京的航班。

去京的自己随身携带不少资料，其中有本新鲜出炉的《这样活过一百岁》清样书。我在揣测，估摸因此一切都变得顺畅、吉祥、喜乐。这当中"取机牌、过安检、吃简餐"，登上南航CZ3107波音787宽大而舒适的机舱，仿佛皆来自百岁这个因。

在万米高空，我冥想后落指开写。食指不停地晃动，在手机备忘录留下"白屏黑字"。这次进京主要任务，是向宁吉喆局长汇报广东统计"7＋n"改革创新情况，从7项至n个上不封顶，目前已达29项。另一项任务是请宁局长为该书作序。他是我的领导，也是我的人生导师，亦师亦友。我特别敬重他，也特别感激他对我的知遇之恩，感谢他赋予我们"改革上不封顶，广东统计敢为中国统计之先"的使命。

我不止一次问身边的朋友同事，看一百个老人，去握一百只手，一百乘以一百，结果是多少？答案毫无疑问是一万这个数据。这样一看，自己的手，实实在在是个"万岁之手"。

大家听后，觉得言之有理，都争着要同我握一握这只"万岁之手"。这说明大家对待自己和他人的生命，是怀着一种敬重而热爱的心情。

"一打纲领，不如一个行动。"拜访百岁老人的意义，不仅仅是觅百岁之密，更重要的是寻觅这个过程。

每见到一位百岁老人和其家人，我都要问长问短，面上让人觉得在嘘寒问暖。其实，我是有意在不声不响中核实第七次全国人口普查广东百岁老人登记质量，于无声处核查人头是否存在，人头的指标信息是否属实，这些关乎着调查偏差与疏漏大小。这既是一项人文关怀，更是职责所在，对数据质量的无限追求，让方法靠近科学，让数据接近真实。

见证一个个百岁老人，如同见证一个个奇迹，有很多的不可思议，让我感动不已、惊喜不已，收获满满。

而这一过程，前前后后花了我足足半年之久，从庚子跨年辛丑，脚踏南粤大地，足行"一核一带一区"21个地级以上市。2021年元旦期间，我同我的夫人一起在梅县长寿之乡，马不停蹄拜见百岁老人，辛苦并快乐着。我想，自己对一个个生命的崇敬，也许是自己这辈子最佳的跨年过节礼物。

"过程就是结果。"面对结果时，我要特别致谢《羊城晚报》的社长、总编辑、副总编辑及相关副刊主任与编辑们，每隔两三天，他们就安排刊登出一位我所访问的百岁老人生命之诀及里面的人生故事，令人感动；我要特别致敬谢有顺教授，在2021年"两会"期间，我们聊到广东百岁老人这个有意义的题材，作为花城出版社的顾问，他希望在这个有实力的平台出版。之后，他记得这件事，并相约了社长、总编辑一同见面。花城出版社的领导、老师们很真诚，很知心、真心、用心，知行合一，真情实意跟进，令我感动。这个过程当中，之所以没有点到具体人名，只怕挂一漏万，特别的感动还是感动，那些为铭记广东百岁老人而无私奉献者，当然亦包括了自己与夫人，我的夫人非常乐意与我同行致敬百岁老人。

面对面拜访，既有一口气走一线，也有因时间冲突，断续与持续并行，先后以广州为中轴，东南西北地跑了半年之久，非常值得付出，十分有意义。这当中，同事惜君、田明、李雪、警文、清蓉轮着随我入户，在当地领导与统计部门同事悉心安排下，他们或以平板记录，或用手机录音，记录描述我与百岁老人及其家人交流对话中的一个个细节与

问答，不失时机抢拍镜头并整理出文字，尤其令我感慨感谢，向他们致敬，与有荣焉。

对自己而言，拜访每位百岁老人，无论她（他）是什么样子、什么状况，不论是干净，还是脏兮，我总是在见面那一瞬间，就把自己的手伸向她（他）。每次握住老人的手，或暖或冷，都挡不住自己的倾心与心甘。而每次见面访谈后，自己总是不放过那一刻对生命福寿绵长的思索与诠释，第一时间提炼并写出老人的百寿之诀。

的确，走访南粤大地一百多位老人之后，自己的手成了"万岁之手"。在夜深人静的时候，自己常常为能有此荣幸而深深地感动。感动之余，总能油然而生丝丝叩入心扉的幸福。

觅百岁之密，除上述提及的人外，还得益于南粤总管、分管"人普"的领导李希书记、马兴瑞省长与林克庆常务副省长的厚爱支持，有南粤干"人普"工作涉"人普"的遂文、骁婷、智华、梁彦、丽莹、少浪、德国、国新、国祥与王彪、映川、李晶、晓东等同事的配合支持，他们不辞辛苦，按我对南粤百岁老人访谈的构策与框架，为我加工提供相关数据与数据文字化，还有其他未点到的同事们，哪怕是司机等人员，也无一例外地会刻记在我的心头。

这是因为，十年仅一次的人口普查，机会难得，寻觅百岁之密，意义非凡。仅仅这一次，我终于完美铸成了一只由自己一次次握上百余位百岁老人的手的"万岁之手"。

此时此刻，我特别愿将此传播至每位与百岁老人有缘、愿缘、结缘者，他无疑是一次仁者福者寿者不期而遇的幸福美满到达。

这里，谨以"万岁之手"，作为后记，喜之、乐之、亦共勉之。

生命诚可贵，百岁喜无忧。"万岁之手"谨以此，最诚挚地向所有百岁老人致敬！祝福、祝愿他们对生命的热爱与对自己生命的伟大尊崇。